腰腿病

特效自疗全书

主编 ■ 赵鹏 于雅婷

U0235974

江苏凤凰科学技术出版社　凤凰含章

腰病常见误区

错误一	发生突发性疼痛，立刻去医院就诊。
正确的认识	突发性疼痛时首先要安静休息，可以进行冷敷，在即使躺着还是越来越痛，或冷敷也没有减轻痛感的时候，再去医院。

错误二	穿着护腰睡觉。
正确的认识	睡觉时穿着护腰，会使呼吸不顺畅，肌肉酸痛，而且在翻身的时候，被护腰固定着的腰部很难扭转，会造成腰部的疼痛。

错误三	无论哪种疼痛下都泡热水澡。
正确的认识	腰部疼痛在没有发炎的情况下可以浸泡全身，但如果发炎的话，浸泡热水会使腰部肌肉肿胀，可能会使疼痛加剧。

错误四	腰部疼痛时，对着疼痛点用力按揉。
正确的认识	在疼痛点上直接施加压力进行按摩的话，反而会使肌肉过度收缩，引发更剧烈的疼痛感。

错误五	床垫硬一点对腰椎间盘突出症所致的腰痛有好处。
正确的认识	床垫过硬，脊柱的曲线会被迫弯曲成直线，也会迫使肌肉维持在紧张的状态，加重腰部的疲劳，产生痛感。

错误六	认为床垫柔软可以缓解腰部慢性疼痛。
正确的认识	床垫过软，会让腰臀部过度下沉，使脊柱的曲线过度弯曲，而且人体不易翻身，可能会在翻身扭转时伤到腰部。

腰部日常保护

睡觉姿势 　　侧睡时脊柱呈弓形，所承受的压力较小；腿间夹个枕头，会提高舒适感。

起床方式 　　让身体侧躺，用双手支撑起上半身，接着双脚先着地，再慢慢站起来。

洗漱姿势 　　洗漱时，微微屈膝，用膝关节顶着洗漱台，能分散体重，减轻腰部负担。

开车姿势 　　靠椅与座椅接近90°，人体坐好后，弯曲的膝关节要高于腰部。

正确坐姿 　　椅子靠背较硬，伸直背肌，在脚下放1个踏板，尽量让膝关节高过腰部。

背包方式 　　走路时，因为双肩背包的压力会让身体微微向前弯曲，可以缓解腰部压力。

中医治疗方法

穴位疗法　命门穴对治疗腰痛、腰扭伤有明显疗效。

按摩疗法　掌心按摩法可治疗腰椎间盘突出症。

拔罐疗法　针罐法可以治疗坐骨神经痛。

刮痧疗法　平面按揉法可以治疗急性腰扭伤。

艾灸疗法　艾条灸可以治疗腰肌劳损。

药膳疗法　肉桂山药板栗粥可以治疗女性腰痛。

现代治疗方法

抬臀运动 两膝弯曲竖起，呼气时将臀部尽量向上抬起，可治疗腰椎压缩性骨折。

挺胸运动 双手在身后交相握，拉伸双臂使双肩向后伸展可治疗骨质疏松症所致的腰痛。

椅子操 把椅子作为"道具"，做一些轻松的小动作，可预防和缓解腰背疼痛。

自体牵引 双手紧握单杠使双脚离地，身体悬空，此牵引可治疗腰椎间盘突出症。

冷敷法 冷敷可缓解突发性腰痛症状，但冷敷后要擦干身体，以免让腰部受凉。

泡澡热疗 泡澡热疗可缓解慢性腰痛，在肩膀盖上1条热毛巾，避免肩部受凉。

脊椎结构图

第1颈椎

第2颈椎

第3颈椎

第4颈椎

第5颈椎

第6颈椎

第7颈椎

第1胸椎

第2胸椎

第3胸椎

第4胸椎

第5胸椎

第6胸椎

第7胸椎

第8胸椎

第9胸椎

第10胸椎

第11胸椎

第12胸椎

第1腰椎

第2腰椎

第3腰椎

第4腰椎

第5腰椎

骶骨

尾椎

常见腰椎病变

① 腰椎滑脱

指在椎弓上下关节突之间的部分也就是峡部发生断裂，使腰椎分为两部分。

② 腰椎变形突出

椎间板老化失去弹性，再因为脊柱的压力而逐渐被压扁，使椎体四周的骨质增生，小刺突出，引发慢性腰痛。

③ 脊椎管狭窄

脊椎管出现异常变窄，骨髓就会压迫马尾神经，导致腰痛麻木、脚痛等。

④ 腰椎分离

椎骨关节的一部分出现骨折或分离的状况时，人体会感到腰部沉重酸痛，严重的话还会出现脚部麻木疼痛。

下肢的结构

髋部

侧臀

大腿后肌群

后膝

小腿

脚趾

阿基里斯腱

股四头肌

阔筋膜张肌

股二头肌

比目鱼肌

腓肠肌

阿基里斯腱

下肢疾病是腿部和脚部所患的疾病。在现代社会中，由于缺乏运动或运动不当等原因，许多人有下肢方面的疾病，这也为他们的工作和生活带来了许多不便。

认识和治疗下肢疾病，应先从认识下肢的结构开始，只有正确认识人体下肢的结构，才能更好地保护它，让它更好地为我们的生活服务。

股骨

髌骨

软骨

关节囊

胫骨

腓骨

下肢常见疾病及治疗

● 坐骨神经痛

因椎间盘突出压迫坐骨神经所致的坐骨神经通路及其分布区域的疼痛。

将食指、中指、无名指放在患者的承扶穴上，用力按揉穴位，每次左右各（或双侧同时）按揉 1～3 分钟。

● 梨状肌综合征

梨状肌发生病变而引起的一侧臀部及下肢酸胀、疼痛的病症。

两拇指重叠，深压肌肉，用力按揉臀部痛点，然后来回拨动患者的梨状肌 10～20 次。

● 膝关节疼痛

由于各种原因导致的以关节痛、麻木、肿胀为主要表现的病症。

两手分别握住患者膝部和踝关节，一手用力按压髌骨，用一只手的拇指点、揉、拨、刮髌骨旁脂肪垫区痛点。

● 类风湿性关节炎

以关节病变为主的一种慢性全身性疾病，其典型表现是晨僵。

食指指腹放在阳陵泉穴上，垂直按揉，每次左右各按揉 1～3 分钟，会有酸、胀、痛的感觉。

● 膝关节滑膜炎

因膝关节病变导致的以关节肿胀、疼痛和关节腔积液为主要表现的病症。

俯卧，缓慢屈曲一侧膝关节，将小腿抬起，使脚跟尽可能接近臀部，坚持 3 ~ 5 秒后放松。

● O型腿

两侧踝关节内侧并拢时，双膝之间的距离在 2 厘米以上的病症。

两脚并拢坐在椅子上，背部挺直，在地上铺 1 块 30 ~ 40 厘米长的毛巾，用脚趾抓住毛巾，慢慢拉到脚边。

● 踝关节扭伤

由扭伤导致的踝关节局部组织肿胀、疼痛和活动受限的病症。

坐在椅子上，双脚夹住 1 个篮球或足球，用双脚反复顺时针和逆时针转动该球，可帮助恢复踝关节的功能。

● 下肢肿痛

由于血液循环不良而导致下肢水肿、疼痛的病症。

边用鼻子吸气，边抬高一条腿，用毛巾从脚心套住一只脚，两手抓住毛巾的两端，向胸部方向拉毛巾，保持 15 秒。

下肢疾病的重要疗法

● 按压穴位

　　当下肢酸胀、疼痛时，可以按压下肢的穴位，以消肿止痛。如能长期按摩一些穴位，对腿部的各种疾病都很有疗效。

● 按摩疗法

　　促进血液循环的手法，不仅能使腿部肌肉和关节变得柔软而有弹性，还能让亢奋的神经缓和下来。

● 运动疗法

　　通过运动达到健身、治病目的的治疗法，包括步行、跑步、跳跃、游泳、体操和武术等多种方法。

足的结构

● 足弓

　　足弓由内侧纵足弓、外侧纵足弓、横足弓这 3 个足弓组成，它们各自对人体起着不同的作用。

横足弓
横贯整个脚掌。

内侧纵足弓
从脚的内侧，一直向前延伸到前 4 个脚趾，承受着身体的大部分重量。

外侧纵足弓
承受着身体的小部分重量，同时起平衡身体的作用。

● 足的支撑点

　　人体足部主要有 3 个支撑点，它们各自承受着人体不等的重量。

第 1 趾骨头
承受人体的重量仅次于足跟。

第 5 趾骨头
承受最少的重量。

足跟
承受人体大部分重量。

骨质增生与半月板损伤

骨质增生和半月板损伤是引起下肢疾病的重要原因，下图所示为正常关节和因骨质增生而导致病变的关节，以及半月板受损的情况。

● 骨质增生与正常关节的对比

骨质增生是骨关节的一种退行性变化，又称骨性关节炎，由于骨头增生成尖刺状，所以俗称"骨刺"。

正常的关节

病变的关节

关节囊

软骨

滑膜

关节囊增厚

软骨旁的骨头硬化，与增生
关节的软骨发生磨损。

滑膜增厚

● 半月板损伤的种类

半月板损伤是造成下肢疾病的一个重要原因，常见半月板损伤的种类有以下几种：

纵裂　　　　　　　斜裂　　　　　　横裂（又称放射裂）

提篮样裂　　　　　层裂　　　　　　复杂裂

下肢的坐骨神经支配

　　坐骨神经痛是下肢比较常见的一种疾病，下图所示为支配下肢的坐骨神经，了解这些神经，对认识坐骨神经痛很有好处。

● 下肢的坐骨神经支配

　　坐骨神经发生病变后，疼痛会沿坐骨神经通路即腰、臀部、大腿后、小腿后外侧和足外侧向下传递。

膝关节的负重

膝关节是下肢重要的组成部分，下肢许多疾病的出现，如 O 型腿，都与膝关节的负重和变形有关。

● 上下楼梯时膝关节的负重

上楼梯时，膝关节平均弯曲 50°；下楼梯时，膝关节平均弯曲 65°。这个过程中会给膝关节增加约 7 倍体重的压力。

约65°　　　　　　　　　　　　　　约50°

● 加在O型腿上的负担

正常的腿和 O 型腿所承担的重量是不同的，如图所示：

正常的腿　　　　　　　　　　　　　O 型腿

正常的腿

- 负重线
- 股骨中轴
- 负重线与股骨中轴所成角度约5°
- 股骨与胫骨所成角度为 175°～177°
- 膝关节的内侧
- 胫骨中轴

O 型腿

- 负重线
- 股骨中轴
- 股骨与胫骨所成角度为 183.3°
- 膝关节的内侧
- 负重线偏向膝关节的内侧，容易促使膝关节变形
- 胫骨中轴

序言

我的下肢我做主，彻底摆脱疼痛困扰

● 什么是腰痛病

在传统意义上，腰痛代表了一种衰老现象，但现在，随着生活节奏的加快，工作强度的加大，腰痛病成了现代人的一种"时尚病"。种种的原因都造成了腰痛病患者数量的急剧增长，据不完全统计，每10个人里面就有8个人患腰痛病。如此高的患病率使疼痛的危机时刻潜伏在我们身边，如此一来，清醒认识腰痛，是预防和治疗的基础。

腰痛病的频繁出现，跟我们日常生活中的各种行为姿势都有关系，我们身体的腰椎间盘时刻都在承受着大小不一的压力，正是由于这些压力的增加或累积才造成了腰痛，这也就有了突发性腰痛与慢性腰痛之分。突发性腰痛在疼痛前期并没有任何征兆，突然间就疼痛起来，这很容易在搬东西、身体弯曲、突然站起时出现。而慢性腰痛，常常带有沉重感、无力感，并且人经常会觉得疲惫，这基本上都是在长期累积下形成的。

● 什么是下肢病

在现代都市生活中，许多中老年人，下肢部位特别是膝关节非常容易出现各种各样的毛病，这是因为随着年龄的增加，腿部肌肉的力量也会渐渐减退。如果不注意保养，这些支撑着身体的重要肌力就会逐渐减弱，这样势必造成腿部和膝关节独自承担全身的重量，久而久之，腿部和膝关节就会产生酸痛的感觉，严重时会有剧烈的疼痛，甚至无法正常行走，严重影响了日常的生活和工作。

● 腰痛及下肢病的治疗

本书主要从中医传统疗法和现代疗法两方面告诉您如何解决腰痛和下肢病，其中包括穴位疗法、按摩疗法、拔罐疗法、刮痧疗法、艾灸疗法、中药药膳疗法、运动疗法、温冷疗法和放松疗法等九大疗法的近百种方法；并详细介绍了治疗各种腰痛及下肢病症的操作步骤，不管您是哪种病痛，都能从这本书里找到解决之道。

近几年来，现代人健康养生的观念越来越强烈，"是药就有三分毒"的认识让人们开始更多地选择中医治疗。穴位、按摩、拔罐、刮痧、艾灸、中药药膳作为中国传统医学的重要组成部分，也因为它们的方法简单、疗效显著、无毒副作用等优势而越来越受到人们的重视，腰痛病及下肢病症的治疗自然也离不开它们了。

伴随着"养生热""中医热""运动热"和"瑜伽热"的迅速发展，运动疗法也理所当然地成为本书的一大重点。针对不同病症、不同人群、不同体位的运动方法里，您总会找到一种适合自己的方法，只要持之以恒，相信您会拥有一个健康的腰部及下肢。此外温冷疗法和放松疗法，也会让您从中收获不少，您会发现原来远离疼痛可以这么简单。

● 关于本书

本书共分为两篇，第一篇主要介绍腰部的结构和引起腰痛的原因，使读者对腰痛病有一个感性的认识，并为读者详细讲述了保养腰部的诀窍，按中医疗法和现代疗法介绍了治疗腰痛病的有效方法。第二篇则主要介绍了引起下肢病的原因，日常生活中保护下肢的小诀窍，让读者随时随地都可以保护下肢，同样按中医及现代疗法介绍了治疗下肢痛的疗法。

在形式上，本书最大的特点是采用了大量的图片，为方便读者使用，本书在每一部分中，都采用了图片或真人照片做图解，让读者可以一看就懂，一学就会。例如将各个穴位的位置通过图片的形式表达出来，将刮痧顺序、按摩方法、运动动作通过图解直观地展示出来等，读者自己在家就可以照着书本上所说的去操作，既方便又快捷地达到治病的目的。

由于时间仓促，编者的知识有限，在编写这本书的过程中，难免会存在一些疏漏之处，敬请广大读者原谅。最后，我们真诚地希望，《腰腿病特效自疗全书》能真正成为您治疗腰痛和下肢痛的好帮手。

Contents 目录 ▶

腰椎的结构

　　人体椎骨的形态结构基本相似，都是由1个椎体、2个椎弓根、2个椎板、2个横突、2对关节突和1个棘突组成，腰椎骨也不例外。

使腰部舒服的姿势

　　微微屈膝，用膝关节顶着洗漱台，能有效将体重分散，让腰部舒适。

腰椎真性滑脱

    这是指在椎弓上下关节突之间的部分也就是峡部发生断裂，使腰椎分为两部分。

第三章 专家答疑解惑

第四章 中医疗法治疗腰痛

命门穴

    在第2腰椎棘突下，肚脐正后方即是。主治腰扭伤、坐骨神经痛。

面刮法

　　刮痧板向刮拭的方向倾斜30°~60°，将刮痧板长边接触皮肤，自上而下或从内到外地向同一方向直线刮拭。

针罐法

　　针刺与拔罐相结合的综合方法，多用于治疗时体位变动不大以及局部疼痛且病程较长的患者。

腰腿病特效自疗全书

对抗牵引法

此方法主要是利用一对平衡的作用力,对患者的第4、第5腰椎进行牵引,舒筋活血。

第五章 现代疗法治疗腰痛

腰痛热敷

将热毛巾敷在腰部疼痛处,能有效缓解慢性腰痛。

泡脚疗法

泡脚的时候，一定要坐在椅子上，为了保证热水的温度，应在旁边放着备用热水，坚持泡20分钟。

下篇

睡觉的时候

将疼痛的一侧肢体轻轻屈起，把1条卷好的毛巾垫在下面，这样睡觉就会比较轻松。

第六章　清楚认识您的下肢

第七章　保养下肢小诀窍

委中穴

　　委中穴在腘横纹中点，当股二头肌腱与半腱肌肌腱的中间。长期按摩此穴，对下肢疼痛有良好的疗效。

阳陵泉穴

　　阳陵泉穴位于人体的膝关节斜下方，小腿外侧之腓骨小头稍前凹陷中，对肩关节痛、膝关节痛、腰腿疼痛等有很好疗效。

第八章　专家答疑解惑

第九章　中医疗法治疗下肢痛

一手从腘窝向大腿　一手扶住腘窝起固
根部摩擦　　　　　定作用

摩擦大腿

　　大腿的摩擦方向是从膝关节向大腿根部，以皮肤稍微感到温热的力度按摩。摩擦时，要一手固定大腿，一手从膝关节向大腿根部摩擦。

抓住腘窝处的肌肉，
以画圆的方式慢慢扭
转5~6次

扭转按摩

　　膝关节后侧肌肉的疲劳可以通过扭转按摩和提拉肌肉的方式来放松。

大豆的药性药效

属性：味甘，性平。

功效：主治疳积泻痢、腹胀羸瘦、妊娠中毒等，还能抗菌消炎，对咽炎、结膜炎、口腔炎等也很有效。

香菇的药性药效

属性：味甘，性平。

功效：补肝肾、健脾胃、益气血、益智安神，主治食欲不振、身体虚弱、小便失禁、大便秘结、形体肥胖、肿瘤疮疡等。

第十章　现代疗法治疗下肢痛

膝髋运动

呈盘腿打坐的姿势，双足置于对侧小腿下，双手置于两侧膝关节上，逐渐用力压膝关节，使其尽量贴近床面，坚持1~5秒后放松。

● 阅读导航

我们在此特别设置了阅读导航这一单元，对内文中各个部分的功能、特点等作一说明，这必然会大大地提高读者在阅读本书时的效率。

针对病症

治疗方法的副标题，主要指出此种方法针对哪种病症，让读者对它有初步的认识，起到提纲挈领的作用。

治疗方法

75

71 背肌、腹肌运动 缓解腰部疼痛

运动疗法是指人体通过运动的方式，达到治病强身目的的一种治疗方法。它既包括个体行走、跑步、跳跃、体操、游泳等主动运动方式，也包括在别人的帮助下进行的被动运动。这里介绍一些常用的、也方便操作的运动，让您可以在工作之余从中选择适合自己的动作，多加锻炼，保护好自己的腰部。

腰痛虽然表现为局部性疼痛，但其疼痛原因与全身都有关系，尤其是与背部和腹部的关系更加密切。而1个简单的小动作就可以缓解腰部疼痛，只要您长期坚持一下2个动作，腰部疼痛一定会有所缓解。

正文内容

此种治疗方法的具体动作的详细介绍。

● 背肌运动

背肌运动主要是锻炼背部到腰部的肌肉，通过运动的方式加强这一部位肌肉的伸展收缩，进而达到缓解疲劳、疼痛的目的。这里给您介绍1个简单的动作：趴在地板或稍硬的地方，双腿伸直，双手伸直到头顶上方，全身放松，自然呼吸。接着，弯起手肘，把肩膀往上提，注意头和胸部不要抬起来，只是感觉身体在往上拉，维持10秒钟再恢复初始姿势，如此重复动作。

每天做10～20次上面的动作，刚开始做的时候，您可能不太清楚腰部的状况，可以只做5次，再慢慢增加次数；如果运动完的第2天觉得腰部无力或疼痛，可能是运动过度了，这时要适当地减少动作次数。

● 腹肌运动

引起腰痛最重要的一个原因就是腹肌肌力的减弱，所以每天挤出一小段时间做一下腹肌运动，就可以为您的腰椎减少负担。

首先，平躺在地板或稍硬的地方，双腿并拢，双脚分开，膝关节弯曲，双手放在腹部上；然后轻轻抬起头部，让肩胛骨稍微离开地面，直到眼睛看到肚脐为止，维持该动作10秒钟再恢复初始姿势，如此重复动作。每天做10～20次的锻炼腹肌的小动作，就可以强健腹部肌肉，加大腰部的负重力。在腰部沉重、身体不适或之前运动过度的情况下，可以适当减少动作次数，以身体可承受为度。

肩胛骨微微抬起

疗法分类

标示出此种治疗方法属于九大疗法中的哪一类。

动作详解

对疗法中的每个动作进行详细描述，并与图一一对应，只要结合文字与图示，读者一看就懂，一学就会，方便简单。

力 缓解腰部沉重

同体位所锻炼的侧重点也有所不同。俯卧位时，沉重等症状都会得到缓解。

，将上半身抬离床面；需要注意的是，在不能跟着上抬，要有意放松腰部肌肉，使该方法对腰椎后方移位综合征和腰椎不稳定

动
床面，用力伸直双肘将上半身抬离床面，运动5~10次。每组俯卧撑的力度可适当加~5秒钟。该方法有牵引作用，主要用于治不良综合征。

肢放在身体前侧。按摩者跨在患者身体两的两侧，双手对腰椎疼痛部位施以柔和压此重复做10~15次。注意每次加压的力度治疗腰椎后方移位综合征引起的腰部沉重疗效。

动
侧。按摩者站在患者身旁，一只手手掌根掌压在该手掌之上；上身前倾，双手肘伸达到极限后，再施加一次瞬间的、小幅度于腰部一侧沉重、疼痛的患者，有一定的

俯卧位运动疗法

在俯卧位运动的刺激下，腰椎、背部肌肉的疼痛、疲劳、沉重等症状都能得到缓解，还能保持腰部的健康。

俯卧伸展运动

患者俯卧，用双肘和前臂支撑，将上半身抬离床面，放松腰部肌肉，使腰部下陷。

俯卧撑伸展运动

患者俯卧，双手掌心向下，用双肘支撑上半身，同时腰部放松下陷，做俯卧撑运动。

脚尖着地，支撑身体重量　手指朝前，掌心着地

被动伸展运动

患者俯卧，头转向一侧，双臂放在体前。按摩者跨在患者身体两旁，双手掌根部放在疼痛腰椎节段的两侧，双手对称地施以压力。

掌根施力

伸展位加压运动

患者俯卧，按摩者站在患者身旁，两手掌叠放在疼痛腰椎一侧，然后按摩者上身前顿，双手肘伸直，双掌缓慢施压。

双掌根叠加施力

（75）

171

第五章　现代疗法治疗腰痛

上半身抬起时，放在身体两侧的手会不自觉地抓住床面以借力帮助抬起

×

（71）

163

图片展示

生动形象的人物动作展示，直观、准确地将动作展现在读者面前，方便读者对照着练习。

本章看点

- **腰部的生理结构**

  腰椎、骶骨和两侧的髂骨共同构成人体腰部骨骼

- **腰痛病的自我检测**

  使用简单的方法检测一下自己是否有腰痛病的危机

- **腰痛病的生理原因**

  脊椎、椎间盘、韧带等部位承受着较大的作用力

- **腰痛病的形成**

  造成腰痛病的具体生理原因

- **突发性腰痛的形成**

  发病前没有任何征兆，腰部突然疼痛

- **慢性腰痛的形成**

  常伴有腰部沉重、无力感，且经常疲惫

上 篇

第一章
清楚认识您的腰

随着生活节奏的加快，工作强度的增大，繁忙紧张的生活使人们患上了不同程度的腰痛病。据不完全统计，每10个人里面就有8个人患有腰痛病，但是很多人觉得腰痛不是大病，而不注意防治，以至于病痛越来越严重。那么，怎么知道自己是不是也有腰痛症状以便及早治疗呢？下面就让我们从认识自己的腰部开始吧。

腰部的生理结构

我们大家都知道，腰部是支持身体和运动系统的重要组成部分，我们日常生活和工作中的种种要求都有赖于腰部的灵活运动来完成。但腰部中任何一个组织器官的器质性改变，或附近脏器的疾病都是引起腰痛的原因。

腰部在一般意义上来说是指人体的脊背，也就是医学上所指的胸椎下方至骨盆上方能伸展的部位。下面，我们先来了解一下腰部的结构吧。

● 腰部的骨骼

腰椎、骶骨和两侧的髂骨共同构成了人体腰部的骨骼，其中最重要的是腰椎，它上接胸椎，下连骶椎，共同构成人体躯干的中轴线，成为人体的支柱。同时，腰椎还肩负着支持髋部和下肢的重任，对身体有缓冲、运动、平衡的作用。

● 腰椎间的连接

椎间盘和关节突关节是人体脊柱运动的基础，其中任何部分的受损，都可能导致疼痛症状的出现。所谓椎间盘，就是腰椎每2个椎体之间夹有的那层与椎体紧密结合的纤维软骨垫，它连接着椎体和前、后纵韧带，在脊柱中起着缓冲的作用。除了椎间盘之外，还有2个后关节突关节联系着相邻的2个腰椎，其主要作用是防止脊柱滑脱或过伸，以稳定脊柱。此外，脊柱的每个椎骨之间都有很多韧带相联系，它们共同肩负着调节腰部屈曲和伸展功能的责任。

● 腰部的软组织

腰可以说是人体活动的枢纽，但它周围没有其他骨骼的保护，只有腰椎本身及其周围附属的软组织。所以这个部位的关节比全身任何关节所承受的压力都要大，同时关节的各项活动都需要肌肉的参与。因此，稳定及保护腰椎的角色就归于腰部的软组织了，也有人形象地把腰部软组织比喻成腰椎的坚强护卫者，其重要性可见一斑。

除此之外，腰椎中还包括椎间孔以及从中通过的脊神经，它们也可能成为是腰痛发生的原因。

腰腿病特效自疗全书

腰部生理结构

从腰部不同部位的结构图中，您可以更直观地认识和了解自己的腰。

腰椎的结构

人体椎骨的形态结构基本相似，都是由1个椎体、2个椎弓根、2个椎板、2个横突、2对关节突和1个棘突组成，腰椎骨也不例外。

上面观

- 棘突
- 下关节突
- 上关节突
- 椎板
- 横突
- 椎弓根
- 椎孔
- 椎体

侧面观

- 横突
- 椎弓板
- 前纵韧带

腰椎韧带的分布

- 后纵韧带
- 黄韧带
- 椎间盘
- 棘间韧带
- 前纵韧带
- 棘上韧带

前纵韧带形成坚固的膜状韧带；后纵韧带构成椎管的前壁；黄韧带处在相邻的椎板之间；棘上韧带连接相邻棘突的深部，主要保持躯干的直立。

腰肌及腰部软组织

- 竖脊肌
- 背阔肌
- 髂肋肌
- 腹外斜肌
- 腹内斜肌
- 胸腰筋膜

在腰部里，参与和支配脊柱运动的肌肉、肌腱腱鞘，连接椎体的韧带、腰背筋膜、滑膜及关节囊等统称为腰部软组织。

①

② 腰痛病的自我检测

腰痛病在我们的生活中变得如此普遍，而我们在忙碌的工作中又没有时间去医院做检查。所以在这里，我们介绍几种方便的方法，让您检测一下自己是否有患腰痛病的危机。

● 方法一：手掌观测法

手掌中的腰椎区主要反映腰肌、腰骶椎的病症，从中我们可以看出自己是否患有腰椎间盘突出症、腰痛病、腰扭伤等病。

● 方法二：身体检视法

1.身体平躺，眼睛直视上方，手脚伸直，请别人将您的脚跟并拢，看是否有长短脚。

2.身体平躺，眼睛直视上方，手脚伸直，看胸部是否有倾斜或不对称。

3.趴在床上，头与身体保持同一高度，手脚伸直，看屁股是否不对称。

上述情况中，如果您发现任何一种不妥，且您没有跌倒或腰部受撞击的病史，那么您很可能有髋骨错位，也就是骨盆歪斜，要及时治疗。

● 方法三：摸清疼痛规律

95%的腰椎间盘突出症患者都会出现从腰到腿闪电似的疼痛。随着打喷嚏、咳嗽、用力排便等动作的进行，疼痛会加剧；走路、弯腰、屈膝等也会使疼痛更剧烈，但屈膝或屈髋躺卧休息时疼痛会减轻，这很大程度上是腰椎间盘突出症引起的。

● 方法四：直腿抬高测试

测试者躺在床上，双手自然垂放在身体两侧，然后腿伸直向上抬，膝关节不能弯曲。另一个人记录测试者的抬高角度，即下肢与床面的角度，正常人直腿抬高的范围在80°~90°。如果抬高不到60°，同时腿后侧出现放射性疼痛，则记为阳性。阳性率达到95%以上者，就很可能患有腰椎间盘突出症。

腰痛病自我检测法

从下面的这些图中，我们可以更直观地掌握检测自己是否患有腰痛病的方法，以便更好地运用于实际。

手掌观测法一

出现凌乱的"十"字纹，表示腰痛可能是由腰椎骨质增生引起的

腰椎区位于无名指与小指指缝下面，如果此区出现凌乱的"十"字纹，就表明可能会有腰椎骨质增生引起的腰痛。

手掌观测法二

该线过度向下延伸，则表明会有肾虚引起的腰痛

如果图中圈注的线过度延长，并延伸到腰椎区则提示可能有肾虚引起的腰痛。

手掌观测法三

右腰

左腰

如果图中所示的手中腰椎区出现白色且凸出的情况，则表明患有腰痛病；如果出现白色呈凹陷状，则是有腰扭伤或腰椎变形。

直腿抬高测试

正常人的抬高角度是80°～90°

下肢抬高不到60°时，大腿后侧出现放射性疼痛，就表示患有腰椎间盘突出症。

腰痛病的生理原因

为什么患腰痛病的人越来越多，而且也不再局限于老年人？腰痛病到底是怎么一回事呢？下面就让我们来了解一下腰痛病的生理原因吧。

腰痛病在我们的生活中频繁出现，跟我们日常生活中的各种行为和姿势都有关系。我们身体的腰椎间盘时时刻刻都在承受着大小不一的压力，都潜伏着产生腰痛病的危机，正是由于这些压力的出现和累积才造成了腰痛病。

单纯地从人体生理构造来说，腰部到脚所产生的疲劳感远远重于身体的其他部位，即使是经常扛举物品的手臂也远不及腰部的疲劳。人类是以双脚为支撑点进行行走的，要想保持腰背部和头部的直立姿势，必须有一对平衡力在人体前后作用。这就好像一个梯子，您要保持它的平稳，维持中立状态而不倾斜，那必须从梯子两侧施加相同大小的力，否则一旦失去平衡就会倾倒。相同的道理运用在人体上，我们就不可能通过外力来维持身体的直立平衡，只能通过来自身体内部的腰背部的背肌、臀肌、胸腹部等肌群的力量来维持身体的直立姿势。可见，肌肉是腰部运动和产生力量的主要部分。

如果背部、腹部的肌肉逐渐衰弱，就无法再继续支撑脊柱和上半身的重量，这样的话身体的重量就不得不向其他部位的肌肉寻求支撑，而这样自然也就容易造成不正常的站立姿势，甚至会造成身体的倾斜。无论是哪种情况，时间久了都会造成腰部椎间盘受损和腰部扭曲，疼痛自然就不可避免了。

当我们走路时，身体的前后两组肌群就会自行通过大脑、小脑进行调整，以寻求这种动态的平衡。而这个时候前后两组肌群作用力的合力就会通过脊柱向下传递，致使脊柱、椎间盘、韧带等部位承受着较大的作用力，这就是腰部容易受伤，产生疼痛感的根本原因。

腰椎可承受的压力

腰椎一旦承受超负荷的压力，就会出现腰痛。那么在不同姿势下，腰椎所能承受的压力又是多少呢？让我们来了解一下吧。

腰椎间盘承受压力表

我们把人体直立站姿时腰椎间盘所承受的压力定为100，以此为参照系，列出其他各种姿势状态下腰椎间盘承受压力的大小。

直立时的腰部作用力

腹肌的支撑力量所占比重为3

直立姿势下腹肌与背肌所支撑力量的比例呈3:7时，才足以承受上半身的重量，维持身体平衡。

如果人体站立维持身体平衡时所需要的力量为10，那么背肌的支撑力量所占比重为7

这种比例一旦被打破，就会破坏平衡，导致腰痛。

③

④ 腰痛病的形成

在传统意义上，腰痛代表了一种衰老现象，但现在，腰痛病已经成为现代人的一种"时尚病"，种种的原因都造成了腰痛病患者的急剧增长。在前面，我们已经知道了腰痛病出现的生理原因，接下来就让我们详细了解一下形成腰痛病的具体原因吧。

● 脊柱的弯曲形状

脊柱的活动方式是造成腰痛病的原因之一。当我们弯腰时，是第4、第5腰椎在弯曲，当上半身弯曲90°时，我们的第4、第5腰椎就要弯曲45°。腰椎活动范围的大小就决定了支撑肌肉压力的大小，一旦压力累积，弯曲度长期大于45°，就会造成腰肌疲劳过度，从而引起腰痛。

● 脊柱的分离

脊柱分离的情况主要发生在进行剧烈运动的人身上，出现这种现象的原因主要是椎骨的一部分出现骨折或分离。在此状况下，人体会感到腰部沉重酸痛，严重的话还会觉得脚部麻木疼痛。

● 腰椎的变形

变形性腰椎疼痛以早上起床时腰痛，腰部僵硬不灵活为主要表现，这主要是由椎间板的退行性改变引起的。椎间板在退行性改变后会失去原有的弹性，再因脊柱的压力而逐渐被压扁，一旦受到刺激，椎体四周的骨质增生，会出现小刺状（骨刺）的凸起。这种凸起使支撑脊柱的肌肉力量变弱时，就会引发慢性的腰痛。

● 脊椎管狭窄

脊椎管是人体腰椎中间血管与神经通过的地方，位于脊柱后，骨髓也从脊椎管通过。一旦脊椎管出现异常、变窄，就会压迫马尾神经、血管，出现腰痛麻木、脚痛等症状。这种腰痛病在脊椎管本来就狭窄的老年人身上比较常见，另外因年龄的增长，脊椎管随之发生变化的老年人也是脊椎管狭窄症的主要发病人群。

腰腿病特效自疗全书

腰痛病的形成

腰部骨骼的各种变化都是造成腰痛的原因，从下面的图中我们可以看到腰部骨骼到底发生了怎样的变化以至于出现腰痛。

脊柱的弯曲形状

第4腰椎

第5腰椎

45°

当上半身弯曲90°时，第4、第5腰椎就要弯曲45°，腰椎活动范围的大小就决定了支撑肌肉压力的大小，一旦压力累积，疲劳过度，就很容易引起腰痛。

脊柱的分离

分离　分离

正面

分离

侧面

椎骨的一部分出现骨折或分离的状况时，会使人感到腰部沉重酸痛，严重的话还会出现脚部麻木疼痛。

腰椎的变形

小刺（骨刺）

椎间板发生退行性改变后失去原有弹性，再因脊柱的压力而逐渐被压扁，受到刺激后，椎体四周的骨质增生，会出现小刺状的凸起。这种凸起使支撑脊柱的肌肉力量变弱时，就会引发慢性的腰痛。

脊椎管狭窄

椎体

椎间板

脊椎管

马尾神经受到压迫

骨髓从脊柱后的脊椎管通过，一旦脊椎管出现异常、变窄，就会压迫马尾神经，出现腰痛麻木、脚痛等。

④

突发性腰痛的形成

突发性腰痛在发病前并没有任何征兆，往往突然间就出现疼痛，很容易在搬东西、身体弯曲、突然站起的情况下出现。仔细研究的话，这类腰痛的形成可以归结为以下几个原因。

● 因某一动作突然引发

这种情况是最常见的，比如人们在搬重物或抱孩子的时候，因为事先在心里对要负担的重量低估了。所以在猛然间负重时，本来预计使出的力气没有能够搬起重物，腰部突然承受过大的负担。这样就会扭伤腰部，或者导致肌肉附近所包裹的筋膜发炎，进而产生疼痛。

● 某一时刻无诱因的突然疼痛

很多时候，我们也会有这样的情况，觉得自己今天没有做什么特别的事，可腰就是莫名其妙地疼痛起来。这个时候您可能要回想一下，自己这几天有没有做什么特别的事了，因为可能是您一两天前做了剧烈的运动或是进行了超负荷的工作，而又没有进行适当的压力放松，所以致使肌肉或肌肉附近的筋膜发炎，引发疼痛感。

● 生活方式或个人体形的变化

个人体形的突然改变也会改变我们的身体状况，例如，体重在突然增长或者突然减轻时，当然这个轻重的变化是针对一两个月前的自己而言的。短期内体重急剧增加的话，已经习惯原本体重的肌肉、关节、韧带等部位在这个时候就必须要承担更重的负荷，因此就会更容易产生腰痛。

缓解突发性腰痛的方法

对于突发性腰痛，有很多方法可以进行缓解，在这里给您介绍几种既简单又方便操作的方法，以供在生活中使用，但疼痛严重时，请及时就医。

侧卧抱膝

取侧卧姿势躺在床上，同时双手抱住膝关节向腰部靠拢，就像猫背部蜷起的姿势一样，可以缓解疼痛。

弯腰坐姿

腰部拱起，呈上半身的重量被怀中的抱枕所承担的姿势

保持坐姿，抱住抱枕或者枕头、坐垫等让上半身前倾

屈膝平躺

平躺在硬度适当的地方，使腰部不会向下低陷，屈起膝关节，并在膝关节下方垫1个枕头。

轻柔按摩

在疼痛的部位，用双手以轻柔的力量由下向上慢慢按摩，可根据疼痛的程度增加或减轻力度

冰袋冷敷

取侧躺姿势，双膝弯曲，然后用毛巾把冰袋或装了冰块的塑料袋包裹住，放在腰后疼痛处，注意不能让冰块直接接触皮肤，且不宜长时间使用。

就地取材

如果在楼梯间行走时突发腰痛，可以一手扶着楼梯扶手，同时将疼痛侧的脚放在高一阶的楼梯上

⑤

⑥ 慢性腰痛的形成

　　慢性腰痛时常伴有一种难以形容的沉重感、无力感，还会经常觉得疲惫。造成这种慢性腰痛的原因有很多，基本上都是在长期累积下形成的，主要因素有以下几方面。

● 长时间保持同样的姿势

　　长时间保持同一个姿势，时间一长会对同一部位造成持续的负担，使疲劳不断累积；如果在身体歪斜不正的前提下养成不良姿势或走路的习惯，也会使身体不断累积疲劳，这就容易导致慢性腰痛。

● 伴随年龄增长而发生的身体变化

　　在人体当中，位于肌肉和椎体之间的椎间盘就是容易累积疲劳的部位，随着年龄的增长，身体不断发生变化，这无疑加重了椎间盘的负担，相应地，也就增加了发生腰痛的机会。

● 体质因素

　　在慢性腰痛的患者中，因为体质因素而导致腰痛的比例也不在少数。比如，冷体质的人。有些人可能天生属于易冷体质，而有些人则是在后天的行为习惯中形成的，如经常穿裙子、天冷不喜欢穿厚衣服的人都容易使身体受凉，形成慢性腰痛。

缓解慢性腰痛的方法

慢性腰痛的缓解需要一个长期的过程，以下这几种方法也是需要长期坚持才会有效果的。

热敷

将暖贴或热毛巾敷在腰部疼痛处

在热敷的同时播放音乐可舒缓紧绷的神经

热敷是缓解慢性腰痛最简便有效的方法，能使身体达到最佳的休养状态。

暖贴产品

外出时可以使用暖贴，持续温暖腰部，减轻沉重感。暖贴产品是由日本发明的，能在10~12个小时内发热，可缓解腰痛、肩痛、关节痛、痛经等，但不能直接接触皮肤，贴在内层衣服上即可。

腹肌运动

双髋双膝屈曲，膝关节尽量向腹部靠拢，与手的推力相抗衡

每天做些腹肌运动，可以改变日常的运动习惯，避免刺激与脊柱平行分布的神经，促进血液循环，进而改善腰部疼痛。

按摩

患者俯卧在床上，另一人用手掌在患者腰部轻轻按摩

腰部紧绷僵硬是由于肌肉运动过度所造成的，因此以放松肌肉为主的按摩疗法是很有效果的。

6

本章看点

第二章
保养腰部小诀窍

很多人在一开始腰痛的时候并不是很在意，觉得没什么大不了，等到疼痛严重、治疗麻烦的时候才去后悔自己平时没有注意保护好腰部。其实，在我们日常生活中的任何一种情境下，都可以轻松方便地保养腰部，而且不会占用太多的时间，工作、生活、身体三不误。本章就给您介绍一些简单的小诀窍。

睡觉的时候

睡觉时，应该是我们身体最放松的状态，但是究竟怎样的睡觉方式才是最有利于缓解腰部疼痛，保护腰部的呢？让我们来看看吧。

● 腰部舒适的睡觉方式

1.脚部稍微垫高。

2.枕头高度适中。

3.床垫硬度适中。

● 造成腰部负荷的方式

1.身体歪斜的姿势。

2.双脚伸直的睡姿。

3.床上用品过于柔软。

仰睡

脚下垫1个软垫可缓解不适

枕头不能过高，以颈部没有悬空为准

床垫高5~10厘米

放松躺下，腿不要伸直，自然弯曲。床垫高5~10厘米，头和脚下各放1个枕头，尤其是脚下，可以减缓腰部疼痛不适。

在公交或地铁上睡觉

身体微微前倾，把包抱在怀里作支撑

在地铁或公交上坐着睡觉，上半身不自觉地往旁边倒，会勉强脊柱弯曲，加重腰部负担，而使用上面的方式就可减轻腰部负担。

侧睡

双腿间夹个枕头，睡觉会更舒服

侧睡时脊柱呈弓形，肌肉也处在放松状态，所承受的压力相对较小。而且在双腿间夹个枕头，会提高睡觉时的舒适感。

在办公室睡觉

椅子后拉，把包、靠垫之类的东西抱在胸前

趴在桌子上睡觉，腰部弯曲程度较大，所承受的负担也大，而使用上面的方式，就可以减轻腰部的负担了。

起床的时候

很多人早上匆匆忙忙地从床上蹿起来，赶着去上学或上班，其实这样的起床方式对腰部有很大的伤害，让我们来了解一下该怎么起床吧。

● 放松腰部的起床方式

1.醒后用一两分钟晃晃手腕和脚腕。

2.可以做一些简单的伸展动作。

3.借助手臂的力量撑起上半身起床。

● 造成腰部负荷的方式

1.时间过于紧凑，精神紧绷。

2.借助腹肌力量，快速坐起。

3.使用腿部力量，起身缓慢。

伸展运动一

小腿伸直，屈膝　　微微弯腰抱住膝关节

双脚伸直　　维持正常呼吸

伸展运动二

右手抱起右膝最大程度地向上半身拉扯，注意速度要缓慢，不宜过快

左右双腿交替着做，两边各5次　　身体仰卧

伸展运动三

身体平躺，双手在身体两侧

左右各扭转5次

将膝关节弯曲同时最大程度地往左倒下，维持几秒后恢复初始状态

正确的起床方式

做完简单的伸展运动，放松好僵硬的肌肉，就可以起床了。

首先让身体侧躺

最后双脚先着地，再慢慢站起来

然后用双手支撑起上半身

第二章　保养腰部小诀窍

洗漱穿戴的时候

　　一般情况下，洗漱穿戴的时候也是最容易让人忽略去保护腰部的时候，其实，稍微改变一下您的习惯，对腰部就大有好处了。

腰腿病特效自疗全书

● 腰部舒适的方式

1. 坐着穿裤子、袜子、鞋。
2. 坐着化妆、系领带。
3. 洗脸时单脚放在踏板上。
4. 穿上衣时要轻缓。

● 造成腰部负荷的方式

1. 站着穿裤子或袜子。
2. 膝关节挺直，站着洗脸。
3. 化妆时双腿挺直弯腰。
4. 穿上衣时身体快速扭转。

腰部舒适的洗漱方式

保持腰背伸直，向前微倾

将一只脚放在踏板上，以减轻腰部承受的负担

洗漱台前放1个10厘米高的踏板

　　在腰部疼痛的时候，把与疼痛在同一侧的那只脚放在踏板上，会让腰部更舒适一些。

加重腰部负担的洗漱方式

　　这种姿势对腰部造成的压力是我们平时直立站着的1.5倍。

上半身向前弯曲

腰部承受过大压力

两腿膝关节挺直，站在洗漱台前

在公共场所的正确洗漱方式

　　在公共场所的洗手间洗漱时，图中的姿势能有效将体重分散，不会对腰部造成过大的负担。

微微屈膝，用膝关节顶着洗漱台

乘坐交通工具的时候

上下班、出差、旅游，这些情况下我们都会选择乘坐公车、地铁、火车或飞机等交通工具，这个时候又该怎样保护好自己的腰部呢？

● 腰部舒适的乘车方式

1. 上下车台阶过高时要利用扶手。

2. 在车厢内正面朝向车子前进方向站立。

3. 下车前做好准备，避免慌张。

● 造成腰部负荷的方式

1. 不抓扶手、拥挤着被推上阶梯。

2. 在拥挤的车厢中横向站立。

3. 匆匆忙忙地下车。

保持身体平衡

在车内站着时，根据惯性和人体的特征，身体常常会往拎着物体的那一侧倾斜，再加上车子行进时带来的外力，倾斜会更加明显，损伤腰部的危险性也就越大，因此要注意保持身体平衡。

双手拎包，背靠着车身，保持平衡

一手拎包一手抓着扶手，维持左右压力均衡

面向车子行进的方向站立

← 车子行进的方向

公交刹车的次数比较多，人体会随着刹车的惯性猛然弯曲，或被后面的人撞击，这对腰部的伤害很大。所以乘车的时候尽量坐在或站在车的后部，手扶或背靠扶手，面向车子的行进方向，这样比较安全。

自己开车的时候

腰腿病特效自疗全书

随着人们生活水平的提高，私家车越来越多，而在外出，尤其是长途时选择自己开车的人更要注意，一定要选择使腰部舒适的开车方式。

● 腰部舒适的开车方式　● 造成腰部负荷的开车方式

1.椅背的角度使坐下后膝关节高过腰部。	1.椅背倾斜使腰背靠后，双脚伸长。
2.腰枕可以达到缓解腰痛的效果。	2.开长途车时做不到间隔性休息。
3.下车之后做一些腰部伸展动作。	3.长时间不更换开车姿势。

正确的坐姿

人体坐好后，弯曲的膝关节要高于腰部

椅背的倾斜角度尽量放小，靠椅与座椅接近90°

错误的坐姿

双脚伸长不利于控制油门

椅背的倾斜角度过大

椅背倾斜角度过大会导致坐姿无法稳定，造成脊柱曲线弯曲，对腰部的压力就会加大。

腰痛时开车

为缓解腰痛，可以把大毛巾卷好放在腰部与座椅中间，或者直接将毛巾围在腰间，另外腰枕的效果也不错。

正确的下车方式

先将整个身体转向车门的方向，然后再下车，如果在脊柱向旁边弯曲时就斜着身体站起来下车，会给腰部带来额外的负担。

步行的时候

经常使用步行方式外出的儿童、老年人，还有在饭后散步的青年人，都要注意以下一些细节。

● 腰部舒适的步行方式　● 造成腰部负荷的步行方式

腰部舒适的步行方式	造成腰部负荷的步行方式
1.选择正确的步行姿势，不弯腰驼背。	1.弯腰驼背，使身体扭曲。
2.步行时用力收腹，保持重心稳定。	2.步伐小而快地急速行走。
3.穿舒适且合脚的鞋子。	3.穿凉鞋或高跟鞋步行。

步行的4个节拍

1 脚跟最先接触地面。

2 让脚跟根部和脚掌内侧着地。

3 连同脚趾全掌一起着地。

4 将重力集中到脚第1趾根部，迈出步伐。

如何选择舒适的鞋

首先鞋子要轻巧，不要太重，其次是鞋码大小要合适，不要在步行的时候出现脚后跟离鞋的情况。

鞋子内部要有让脚第1趾活动的空间

脚跟以1～3厘米的高度最佳

鞋底最好是防滑的

脚弓位置有向上的弧度

（13）提着物品的时候

无论是外出购物、游玩、乘车或是上班，人们都会或多或少地带一些行李物品或是手提包，那么应该怎样拿才是保护腰部的呢？

● 腰部舒适的物品提法

1.单手拎包时，要左右交替着拎。

2.在路程较远时选择双肩背包。

3.左右两边提重量相等的物品。

4.提很重的行李时腰部围上束腹带。

● 造成腰部负荷的物品提法

1.习惯用同一只手拎包。

2.可以放下行李的时候，仍然用手提着。

3.行李的重量过于沉重。

4.用手臂夹着小提包。

单肩背包的弊端

为防止背带下滑，迫使肩膀上提

为防止背包背带滑落，必须将肩膀上提，这会加重身体一侧的压力，造成倾斜，所以在固定的环境中，应尽量将背包放下。

腰部压力不均衡，脊柱倾斜

拿小提包的错误方式

夹在手臂里

腰部一侧肌肉相对停止运动

此姿势下夹包，手臂一侧的其他动作就全部停止，容易造成腰部扭曲，所以要频繁地更换左右臂夹或改为手拿。

保持身体两边平衡

行李物品较多时，最好是分成重量差不多的两份，左右两手各拿1份，以保持身体的平衡，不会对腰一侧产生过重负担。

双肩背包的优势

走路的时候，因为双肩背包的压力，会让身体微微向前弯曲，可缓解腰部压力。

腰部向前微弯，符合腰椎的"S"形弯曲线，可减轻腰部负担

上班的时候

　　站立或坐着基本上是人们上班的两种姿势，长期维持这两种姿势都是腰痛病出现的最大隐患，所以让我们来了解一下，在上班的时候如何让腰部放松吧。

● 腰部舒适的上班姿势

1. 坐下后膝关节的高度高于腰部。
2. 背部挺直。
3. 腰痛时坐着，可以将一腿跷起。
4. 站着工作时一脚放在踏板上。

● 造成腰部负荷的上班姿势

1. 椅子过高。
2. 弯腰坐着。
3. 椅背的倾斜角度大于90°。
4. 站着工作时驼背弯腰。

坐着上班的正确姿势

伸直背部

脚掌平贴地面或踏板

靠背较硬的椅子会更有效地防止腰部弯曲

　　坐着的时候要用力缩腹，并且可以通过改变座椅高度或者在脚下放一个踏板来调整姿势，尽量让膝关节高过腰部。在确保坐姿正确的前提下，最好15分钟调整坐姿一次，以保证背部的直立。

站着上班的正确姿势

　　选择正确的方式站着，不仅使人看起来有精神，而且也不容易造成腰部的压力。站立时，把单脚放在稍高的台阶或踏板上，让腰部轻松一点，两只脚交替着放，但与腰痛同侧的那只脚可以多放置一段时间，同时腹肌要用力收缩。

工作时需要向上看的时候，下颌不要过度上扬

下腹用力收缩

单脚放在踏台上

第二章 保养腰部小诀窍

做家务的时候

对大部分女性来说，长期从事家务劳动，不停地弯腰、站起、蹲下，对腰部的损伤很大，这一部分里就告诉您一些做家务的正确方法。

腰腿病特效自疗全书

● 腰部舒适的做家务姿势

1. 挪动物品时使用正确的姿势。
2. 炒菜做饭时使用脚踏板。
3. 注意左右用力均衡。

● 造成腰部负荷的做家务姿势

1. 用弯腰驼背的姿势扫地。
2. 拿东西时频繁地弯腰、站起。
3. 洗东西时双腿直立、腰部弯曲地站着。

正确的搬物姿势

1 靠近要搬的物品。

2 完全蹲下，手抓牢物品。

3 双脚分开，与肩同宽，用全身的力量搬起来。

洗菜或洗碗时

在洗碗台前放1个可以移动的踏板，在洗菜、洗碗，甚至炒菜时，都可以把单脚放在上面，腰痛的时候把腰痛侧的那只脚放在上面。

— 分散腰部承受的压力

— 踏板高度为10厘米左右

扫地或吸尘时

— 腰背挺直

使用杆子较长的扫帚或吸尘器时，尽量不要弯腰。为了防止长时间使用同一只手造成身体歪斜，最好隔几分钟就换手操作。

双膝微弯，使腰部压力减轻

吃饭的时候

　　吃饭是每个人每天都要进行的，很多人都忽视了在这个时候对腰部的防护。其实做一些简单改变，就可以使您的腰部更舒服。

● 腰部舒适的吃饭姿势

1.坐在餐桌前，腰背挺直、小腹收缩。

2.坐在椅子上吃饭。

3.站着吃饭时单脚放在稍高的台阶上。

● 造成腰部负荷的吃饭姿势

1.蹲着吃饭的姿势。

2.费力扭转腰部，拿取左右两侧的食物。

3.随意伸直双腿，坐在地板上吃饭。

站着吃饭的姿势

一只脚放在稍高的台阶上，可减轻脊柱的压力

腰背部和肩部伸直，保持腰椎的自然曲线

小腹用力收缩，防止骨盆扭曲

双脚分开，支撑腰部力量

　　站着吃饭时尽量选择有稍高的台阶可以放脚的地方，单脚放上去能让腰部轻松一点。如果没有台阶或场合不适合做出这种姿势时，要保持肩部和腰背的挺直，双腿微分开，下腹用力收缩，防止骨盆扭曲。

第二章　保养腰部小诀窍

运动或劳动的时候

运动或劳动时不恰当的方式会很容易造成腰部扭伤或疼痛，这个时候就更加需要采用正确的方法来保护自己的腰不受伤害。

● 腰部舒适的劳动姿势

1.运动前做热身运动。

2.使用正确的运动动作。

3.户外劳动时根据季节改变穿着。

● 增加腰部负荷的劳动姿势

1.忽略运动后的缓和运动。

2.做不了的动作还逞强去做。

3.穿着凉鞋劳动、做运动。

运动前的热身

在运动前先做一些热身运动，舒缓一下僵硬的肌肉和关节，避免运动中拉伤肌肉。

运动后的放松

运动结束之后做一些缓和动作能让运动中升高的身体温度恢复到正常体温，也能放松运动后的肌肉。

劳动时注意的问题

户外劳动，天热的时候要戴帽子，天冷要多加衣服

双腿轮流替换地蹲坐，避免压力集中在身体一侧

选择1双平底鞋

在户外进行劳动时，首先要穿一双合适的鞋，凉鞋或高跟鞋都会让身体的蹲坐姿势不自然，不断增大腰部的压力，引发疼痛。劳动后如果身体有疲劳感，可做一些伸展运动或者按摩。

女性生理期的时候

生理期时的腰部疼痛是困扰大多数女性的一个重要问题，在配合药物治疗的同时，不妨做一些小的防护措施，同样能达到缓解疼痛的目的。

● 腰部舒适的预防行为　　● 造成腰部负荷的行为

1.日常做一些伸展运动。	1.生理期期间捶腰以缓解腰部酸痛。
2.保持身体正常的温度。	2.生理期时做剧烈运动。
3.不穿低腰和露肚脐的衣服。	3.经常吃冰冷的食物。

扭腰运动

在生理期到来的2~3天前开始做扭腰运动，可解除生理期第1天的剧烈疼痛，使整个生理期轻松不少。

仰躺，一腿伸直，将另一腿膝关节弯曲，一手张开平放在床上，一手扶住弯曲的膝关节，慢慢扭动腰部。每天做3组，1组10次。

穴位防护

三阴交穴

从生理期来的前3天开始，拿医用白胶布把1粒米粒贴在三阴交穴、足三里穴上，可以舒缓痛经。

经期腰痛禁止捶打

输卵管
子宫底
子宫腔
子宫体
子宫颈管
子宫颈
子宫圆韧带
子宫口

经期腰痛是盆腔充血引起的，捶打腰部会导致盆腔充血加剧，血流速度加快，月经量增多，从而加剧腰酸背痛。而且捶腰所施加的外力不利于子宫内膜脱落后创面的修复愈合，会引发慢性妇科病。

本章看点

● 腰部扭伤后的饮食禁忌
忌食寒性的食物，如西瓜、柚子、海带、螃蟹等

● 穿高跟鞋会引发腰痛吗
常穿高跟鞋会破坏腰背肌的平衡作用，甚则诱发或加重腰肌劳损

● 腰椎间盘突出症的药膏制法
为您提供一个简单便利的膏方，可有效治疗腰腿痛

● 为什么人变懒了
是腰椎管狭窄症的典型症状，应尽早就医

● 硬板床对腰椎间盘突出症患者有好处吗
硬度适宜的床才是有利于治疗的

● 真假性腰椎滑脱
判断滑脱的真假，最简单的办法就是拍腰椎斜位X线片

第三章
专家答疑解惑

所谓妇科疾病，是指由女性生殖系统出现异常所引起的疾病，再加上女性所特有的月经、生育、妊娠等生理特征和偏冷的体质特征，都容易诱发相关妇科疾病的出现，如月经不调、痛经、子宫肌瘤等。而对于幼儿来说，在婴幼儿时期脏腑娇嫩，正值生长期，机体的生理功能尚未成熟完善，所以很容易感染病菌，诱发疾病。因此，本章节就针对女性和幼儿在生活中常见的一些疾病进行手诊和手疗方法的详细介绍，方便读者使用。

腰部扭伤后的饮食禁忌

问 我昨天在搬家的时候，不小心扭到腰了，自己已经贴了1片膏药，请问这几天在生活饮食方面有什么需要注意的吗？

答 您好！您可能是因为在搬挪重物时力量过大、过猛扭伤到腰部软组织，引起韧带、筋膜或者肌肉损伤，严重的话也可能是撕裂。您已经自行贴了膏药，但需要提醒您的是，膏药的作用也不是完全相同的，您最好去医院就诊，按医生的建议对症下药。在饮食方面，要注意避免过多地食用生冷的食物，冷冻饮料、性寒的水果如西瓜等都不宜多食。平时注意保暖，避免淋雨受寒、夜里受风，也不要长时间坐在潮湿的地上。另外，也尽可能地活动一下腰部，舒展腰肌，促进局部肌肉的血液循环，但切记不可剧烈运动，以免加重软组织的损伤。

● **常见的寒性食物**

类别	食物
水果	柿子、柚子、香蕉、桑葚、杨桃、无花果、猕猴桃、甘蔗、西瓜、香瓜等
蔬菜	空心菜、木耳菜、竹笋、菜瓜、海带、紫菜、草菇、苦瓜、荸荠等
肉类	马肉、螃蟹、蛤蜊、蜗牛、田螺、螺蛳、蚌肉、河蚬等

穿高跟鞋会引发腰痛吗

问 这2天在办公室听同事说，女生最好不要经常穿高跟鞋，因为时间长了会引发腰痛，这是为什么啊？有科学根据吗？

答 从医学角度来看，确实是这样的，高跟鞋不仅让双脚备受折磨，还会改变腰部的肌肉韧带。因为脚部神经根来自腰椎管内，而高跟鞋会引起足部病变，刺激神经末梢，并通过反射机制影响腰部，进而引起腰痛感。从生理角度看，高跟鞋改变了人体的负重线，脊柱生理弯曲过度加大，骨盆向前倾，破坏了腰背肌的平衡作用，部分肌肉、韧带负担加重造成疲劳，长时间如此就会诱发或加重腰肌劳损。另外，穿高跟鞋时，下肢使不上力，站立或行走都会使腰部压力增大，而且全身的协调反应能力也会下降，这样就容易扭到腰，或者使原来的腰痛症状加重。

腰椎间盘突出症的药膏制法

问 我患腰椎间盘突出症有六七年了，也做过小针刀，但效果不是很好，之前在电视上的健康节目中看到一些治疗腰腿疼痛的药膏，想询问一下药膏煎制的方法？

答 给您提供一个简单便利的膏方，您可以自己在家试着做一下，煎制前先准备需要的材料：仙茅50克，牛膝50克，山药50克，当归50克，炙黄芪50克，枸杞子50克，桑寄生50克，龟板胶50克，蜂蜜500克。

先把仙茅、牛膝、山药、当归、炙黄芪、枸杞子、桑寄生放进砂锅里，加入清水浸泡3个小时。这段时间里把龟板胶打成粉末状倒进碗里，再加入适量的黄酒一起放进蒸锅里蒸煮1.5个小时，在蒸的过程中要时不时也搅拌一下。3个小时后，往浸泡药材的砂锅里加水，水量是手指尖触到药面到食指第2个指节的高度即可。然后先用大火烧开，再改用小火煎煮1.5个小时，滤出药汤备用，接下来再同样的方法煎出第2碗、第3碗药汤，把3次煎好的药汤沉淀30分钟。

30分钟后，把3碗药汤倒进干净的砂锅里，大火烧煮使药汁浓缩，直到药汤里的水分蒸发殆尽时换小锅继续煎煮。等药汁中有泡泡冒出的时候加入蒸好的龟板胶和蜂蜜，同时不停地搅拌着，以防粘锅底。等到锅里再出现泡泡的时候，药膏煎制就完成了，可以把它装进瓷瓶里，分7天食用即可。

枸杞子　仙茅　蜂蜜
山药　当归　牛膝

为什么人变懒了

问 俺村里的老李原来是有名的勤快人，年轻时扛麻袋、搬石头什么活没干过啊！可他这2年都不愿意走路了，总是想坐着，没地方坐也得蹲着，大家都说老李变懒了。他自己也很奇怪，只要一走路就觉得腰痛，小腿外侧也胀得酸痛，可是骑自行车骑多久都没事，这是怎么回事啊？

答 由您叙述的情况来看，老李不是变懒了，应该是他的腰椎管变窄了。当他站着的时候，腰前凸加大，椎管里面的硬膜囊、黄韧带松弛且打褶，导致椎管变窄，神经根的负荷也增加了。这样一来，走路的时候马尾神经就需要增加氧气，而狭窄的椎管必然阻碍血液循环，形成相对缺血缺氧的状态，从而出现缺血性神经根炎性疼痛、麻木、乏力和间歇性跛行，因此他只能被迫改变姿势，弯腰蹲坐休息，减少需氧量来减轻疼痛。但患者身体前屈时，腰前凸减小，后纵韧带绷紧，椎管容量相应加大，血液供应也会增加，所以在骑自行车、下蹲、坐着时，疼痛症状不明显。老李的情况都是腰椎管狭窄症的典型症状，应该建议他及时去看医生。

硬板床对腰椎间盘突出症患者有好处吗

问 很多人都说，睡硬板床对腰椎间盘突出症患者有好处，他们觉得硬板床可以把突出的腰椎间盘顶回去，这样的说法对吗？能采用吗？

答 这种认为是没有道理的，更是错误的。椎间盘突出是因为髓核突破了纤维环的包绕造成的，在隔着厚厚的脂肪层的情况下，哪有那么容易能把突出的椎间盘顶回去啊！再者，躺在过硬的床上脊柱得不到充分的休息，人的疲劳感也会加剧，对整个脊柱都没有好处。相对的，过软的床也是不利于腰椎间盘突出患者的。因为床太软的话，人体重量的作用会在床上形成中间低周围高的状态，这样容易造成腰部肌肉张力的增高，时间一久就会打破腰部肌肉和韧带的平衡，而腰椎受力不均匀，直接影响到腰椎的生理曲线。所以对于腰椎间盘突出的患者来说，硬度适宜的床才是有利于治疗的。

真假性腰椎滑脱

问 我邻居大姊腰痛了很长时间，最近去医院做了检查，拍了腰椎正侧位X线片，医生说是第5腰椎滑脱，但还要再拍左右斜位片，看看滑脱是真是假。不是说已经是滑脱了吗？为什么还要再拍呢？滑脱还有假的吗？

答 医学上，根据病变基础不同将腰椎滑脱分为崩裂性腰椎滑脱，又称真性腰椎滑脱，和退行性腰椎滑脱，也称为假性腰椎滑脱。前者是指在椎弓上下关节突之间的部分也就是峡部发生断裂，使腰椎分为两部分，前部是椎体、椎弓根、上关节突和横突；后部则为下关节突、椎板及棘突。断裂的前部向前移动与后部分开后就形成了滑脱。假性滑脱并不是说椎体没有向前移位，而是指由于肌肉或韧带的松弛，椎间盘的退行性改变，或者是其他一些原因使这个节段的关节突关节发生退变磨损、绞锁甚至是丧失其原本功能，使这个节段的椎体连带其上的各个腰椎一起向前移动而造成的，但椎骨的峡部仍然保持完整。

真性滑脱的峡部崩裂多发生在第5腰椎，假性滑脱的关节突关节损害多在第4与第5腰椎之间。判断滑脱是真是假，最简单的办法就是拍腰椎斜位X线片，只有在这个位置才能观察到椎弓峡部有没有断裂，才能确诊。

腰椎真性滑脱

椎弓上下关节突之间即峡部发生断裂

腰椎假性滑脱

只是因为肌肉或韧带的松弛，椎间盘发生退行性改变，而椎骨的峡部仍然保持完整

本章看点

第四章
中医疗法治疗腰痛

　　腰痛的烦恼困扰着我们周围的很多人，可忙碌紧张的生活又不可能让每个人都能随时去医院就诊。学会一些简单方便的治疗方法在这个节奏快速的社会中是十分必要和有用的。因此，在这一章里，我们向您重点推荐一些针对腰痛的中医疗法，让您不用出门，自己就可以治疗腰痛。

穴位疗法

中医认为穴位是用来调理身体的重要点。在腰部疼痛时，按压相关的穴位，能促进血液流通，松弛僵硬的肌肉，最终达到缓和疼痛的效果。见效迅速、镇定精神和防止复发是穴位疗法最显著的特点。

● 按压穴位的方法

● 自己按压

1. 采用坐姿，挺直腰背坐在椅子上。
2. 双手叉腰，用两手的拇指按压腰部附近的穴位。
3. 单手握拳，把拳头夹在腰部穴位与椅背之间，背部用力后靠挤压穴位。

● 别人按压

1. 患者侧身躺在床上，双腿弯曲，大腿和小腿成"V"字形，背部朝向按压的人。

2. 按压的人站在床边，单手拇指放在患者穴位上，身体前倾将全身的重量集中在拇指上，将穴位朝向患者身体的中心依顺序以基本的五拍方法按压，即"1、2、3"按压，"4、5"放松力量。

3. 然后，患者转向另一面侧躺，保持同样姿势，按压者再以同样方式按压患者另一侧穴位。

● 按压穴位的道具

用手指按压穴位很方便，可是有些穴位范围比较小，手指按压面积过大，刺激效果不是很好，这个时候我们可以借助其他的小东西来完成。

1.小发夹：使用小发夹，即使是很小的穴位也可以垂直按压，直接刺激。

2.米粒和贴布：将米粒放在穴位上，用贴布贴上，可直接对穴位施力。

3.牙签：将20根牙签绑成1束，钝的一端能温和刺激，尖的一端可以强烈刺激，根据疼痛情况选择使用。

4.笔：适用于面积较小的穴位，可以直接在穴位上进行摩擦按压。

穴位按压方法

使用不同的刺激方式对穴位进行按压，所达到的强度也是有大有小的，您可以根据自己疼痛的程度选择任意一种方式。

穴位按压5拍法

按压的时候手指垂直放在穴位上，力度控制在"有点痛，但很舒服"的程度。

按压方法

揉搓法

拇指一边画圈一边按摩，"1、2、3"拍时用力，"4、5"放松。

敲打法

手握成拳，轻轻地敲打穴位处，力度不宜过大，敲打1分钟左右即可。

按压法

拇指放在穴位上，按5拍节奏，"1、2、3"时力量较强，"4、5"放松。

摩擦法

手掌来回抚摸似的摩擦穴位，力度控制在使皮肤发热即可。

19

肾俞穴 治疗闪腰疼痛

肾俞穴是足太阳膀胱经上的一个重要穴位。人的衰老首先从肾开始，每天坚持按摩、击打肾俞穴，可以增加肾脏的血流量，保护肾脏，改善肾功能，防治肾虚，延缓衰老。

部位： 位于人体的腰部，当第2腰椎棘突下，左右2指宽处。

主治： 该穴位主要用于治疗腰痛、肾脏病、高血压、低血压、耳鸣、精力减退等疾病，尤其可缓解闪腰造成的剧烈疼痛，让人心情放松。

● **取穴技巧**

站立姿势，在肚脐的正后方，找到第2腰椎，在其棘突下左右2指宽的位置就是。

● **按压方法**

别人按压时，患者趴在床上，按压者用肘尖突出的尺骨鹰嘴垂直按压。

● **按压注意事项**

1. 为了防止患者在按压过程中因力度过大身体向下凹陷，可在腹部垫1个枕头之类的东西。

2. 自己进行按压时，采用直立站姿，双手握拳，对着穴位轻轻敲打；也可双手叉腰，左右手拇指同时对准左右穴位以垂直方式按压。

腰腿病特效自疗全书

承山穴 缓解疼痛与压力

承山穴的位置是筋、骨、肉的连接点，也是最直接的受力点。平时承受的巨大压力会让我们产生疲劳感。而不管承受多大压力，身心多疲惫，只要轻轻按压承山穴，就能够缓解疲劳，消除压力。

部位：属足太阳膀胱经之穴位，在人体的小腿后正中，委中穴与昆仑穴之间，当伸直小腿或上提足跟时，腓肠肌肌腹下出现的尖角凹陷处就是该穴。

主治：经常按压可舒筋活血，对腰腿疼痛、坐骨神经痛、腰背疼痛、足跟疼痛等有明显疗效。

● 取穴技巧

1. 正坐跷脚，将要按摩的脚抬起，放置在另外一只腿的膝关节上。

2. 用同侧的手掌握住脚踝，拇指的指腹沿着脚后跟正中直上，在小腿肚下，"人"字形的中点处就是该穴。

● 按压方法

采取坐姿，两手环绕包裹着小腿，拇指在后面的承山穴处，四指在前，拇指进行垂直按压。

● 按压注意事项

腰部疼痛到无法弯曲时，可以坐在椅子上，把脚抬起垂直放在椅子上，双手对着小腿肚，用拇指垂直按压。

(22) 足临泣穴 针对办公疲劳

这是人体的一个重要穴位。足，指穴位在足部；临，居高临下的意思；泣，眼泪。"足临泣"指胆经的水湿风气在此化雨冷降。

部位： 位于足背外侧，第4跖趾关节的后方，小趾伸肌腱的外侧凹陷处。

主治： 此穴位对头痛、腰痛、下肢肌肉痉挛、足跗肿痛等都具有良好的疗效，配合解溪穴还有通经活络、消肿止痛、缓解疲劳的作用。

● 取穴技巧

1. 正坐，垂足，抬起左脚跷放在座椅上。

2. 伸出左手，轻轻握住左脚第4趾，四指在下，拇指弯曲，用指甲垂直掐按穴位。

● 按压方法

采用坐姿，用疼痛侧的手进行按压。拇指放在穴位处，四指托住脚掌，稍微用力挤压。

● 按压注意事项

1.要想增强效果，可以将膏药贴布剪成小块，贴在穴位处，对穴位进行长时间的温和刺激。

2.将笔放在该穴位上，轻轻用力挤压，但要注意力度，以免擦伤皮肤。

命门穴 针对腰扭伤

命，人的根本；门，出入的门户。本穴因其位于腰背正中部位，内连脊骨，在人体重力场中位置低下，脊骨内的高温高压阴性水液由此穴外输体表督脉，本穴外输的阴性水液有维系督脉气血流行不息的作用，是人体生命之本，故称"命门"，也称"属累穴""精宫穴"。

部位：在第2腰椎棘突下（两侧肋弓下缘连线的中点，一般与肚脐正中相对），即肚脐正后方即是。

主治：按摩此穴对肾气不足、精力衰退有固本培元的作用，对腰痛、腰扭伤、坐骨神经痛有明显疗效。

● 取穴技巧

站立，伸两手至腰背后，拇指在前，四指在后。双手中指指腹触碰处即是。

● 按压方法

自己按压时，可以使用站立姿势，腰部自然挺直，将手握拳放在穴位处，双拳同时轻轻敲打该穴。

● 按压注意事项

1.自己也可以将右手中指的指腹压在左手中指上，对准穴位，双手同时用力，在按压时要注意，会有强烈的压痛感。

2.别人帮助按压时，患者呈"大"字形俯卧在床上，按压者用拇指按压，为了防止患者身体弯曲，可以在其腰部下方垫1个枕头。

殷门穴 缓解老年性腰痛

殷门穴是足太阳膀胱经的穴位，在大腿后侧正中，敲打这处穴位，专门治疗腰背疼痛和腰椎间盘突出症，并且立竿见影，效果非常明显。

部位： 大腿后面，当承扶穴与委中穴的连线上，承扶穴下6寸处即是。

主治： 按摩、敲打殷门穴，可以舒筋通络、强壮腰膝，对腰背痛、股骨炎症等，也具有明显的调理和改善作用；配合大肠俞穴，治疗腰痛；配肾俞穴有健腰补肾、舒筋活络的作用，能够治疗腰背疼痛；配风市穴、足三里穴，有强壮腰腿、祛风除湿的作用，能够治疗下肢痿痹。

● 取穴技巧

正坐，双手食指与中指并拢，其他手指弯曲，放于大腿后正中，臀部与膝关节的中间位置偏上处，则中指指腹所在位置即是。

● 按压方法

别人按压时，患者俯卧，按压者双手紧扣大腿，两手的拇指重叠放在穴位上，双臂伸直施加身体的力量来用力按压。

● 按压注意事项

1. 别人按压时，患者可以进行绕肩运动，促进血液循环。

2. 自己按压时，坐在椅子上，脚下可放1个小凳子将脚垫高，保持大腿腾空的状态，用拇指指腹按揉该穴位，左右腿轮流按压1～3分钟。

三阴交穴 治疗女性生理期腰痛

"三阴交"这个穴位的名称最早出现于《黄帝明堂经》，它是肝、脾、肾3条阴经的交会穴，肝藏血、脾统血、肾藏精。经常按揉三阴交穴，可以调补肝、脾、肾经的气血，达到健康长寿的目的。

部位： 属足太阴脾经的穴位，在人体小腿内侧，足内踝上缘3指宽，内踝尖正上方，胫骨后缘凹陷中。

主治： 此穴是妇科主穴，对妇科疾病很有疗效，如女性生理期腰痛、月经不调、痛经、带下病等；还能够使腹胀、消化不良、神经衰弱、全身无力、下肢麻痹、下肢神经痛、脚气病、更年期综合征等症状得到缓解。

● **取穴技巧**

正坐，抬脚置另一腿上。另一侧手除拇指外的四指并拢伸直，并将小指置于足内踝上缘处，则食指下、内踝尖正上方胫骨后缘凹陷处即是该穴。

● **按压方法**

采取坐姿，两手环绕住脚踝，左右手的拇指重叠垂直按压。

● **按压注意事项**

每天早晚各1次，力度掌握在有点痛但又很舒服的程度。在按压之后，如果用吹风机对着穴位吹热加温的话，会增强按压的效果。但要注意，孕妇禁按此穴位。

第四章　中医疗法治疗腰痛

26 足三里穴 治疗腰膝酸痛

　　足三里穴属足阳明胃经，是胃经的合穴，也就是胃腑精气的聚集点，主治腹部上、中、下三部之症，因此名为"三里"。此穴位于人体下肢，为了和手三里穴相区别，所以称为"足三里"。

部位： 位于外膝眼下3寸，胫骨前嵴外1横指，当胫骨前肌上。

主治： 此穴有养生保健的功能，能够增强体力、消除疲劳、安定神经。按摩此穴还能增强下肢力量，防治腰膝酸痛、软弱无力等症，对胫腓骨神经痛、坐骨神经痛等都有疗效。

● 取穴技巧

1. 正坐，膝关节弯曲90°。

2. 掌心对着膝关节髌骨，手指朝下，无名指指尖所在处即是该穴。

● 按压方法

　　坐在地板或床上，屈起一腿，双手握住膝关节下方，拇指在前，四指在后，用两手拇指指腹垂直指压此穴位。

● 按压注意事项

　　在办公室里，可以用圆珠笔来刺激足三里穴，握住圆珠笔的前端，会比较好施力，力度也较集中。

腰痛点穴 治疗腰痛的手部穴位

手部中的腰痛点穴包括2个穴位，即威灵穴和精灵穴。它们分别位于手背第2、第3掌骨骨缝和第4、第5掌骨骨缝的后缘，腕背横纹与掌骨小头连线的中点凹陷处，左右手一共有4个穴位。

部位： 位于手背无名指与中指、无名指与小指的掌骨骨缝之间。

主治： 该穴位对急性腰扭伤、腰肌劳损、手背红肿疼痛、腕关节炎、小儿急惊风、小儿慢惊风等病症有很好疗效。

● 取穴技巧

在手背上第2、第3和第4、第5掌骨之间，在与腕背横纹和掌骨小头连线中点平行处的位置就是该穴。

● 按压方法

按压的时候，把另一只手的食指和拇指放在与疼痛同一侧手的两个穴位上，同时进行按压，效果会更好。

● 按压注意事项

因为按压腰痛点穴不是直接接触疼痛部位的，所以即使是在疼痛十分剧烈时，仍然可以放心地按压该穴位。另外，疼痛剧烈并持久的话，可以将1粒米放在该穴位上，用医用贴布贴住，可以长时间刺激穴位。

中封穴 治疗腰痛的脚部穴位

中，正中的意思；封，封堵的意思。《圣济总录》中说："中封二穴，金也，在足内踝前一寸，仰足取之陷中，伸足乃得之，足厥阴脉之所行也，为经，治疝，色苍苍振寒，少腹肿，食快快绕脐痛，足逆冷不嗜食，身体不仁，寒疝引腰中痛，或身微热，针入四分，留七呼，可灸三壮。"

部位：这个穴位在人体的足背侧，当足内踝前，商丘穴与解溪穴连线之间，胫骨前肌腱的内侧凹陷处。

主治：扭转腰部、回头或睡觉翻身感觉腰部疼痛时，按压此穴有很好的缓解效果；长期按摩该穴位对阴茎痛、遗精、小便不利、胸腹胀满、腰痛、足冷、内踝肿痛等疾患，具有良好的疗效；另外配解溪穴、昆仑穴，具有活血消肿的作用。

● 取穴技巧

1. 正坐，将右脚置于左腿上。

2. 左手掌从脚后跟处握住，四指在脚后跟，拇指位于足内踝前，拇指指腹的位置即是。

● 按压方法

坐姿，用同侧的手去按压疼痛侧的脚。食指按在穴位上，其余四指轻握拳，然后用食指指尖轻轻按压。

● 按压注意事项

1.按压时采用坐姿、站姿都可以，但要保证脚部伸直。

2.按压时会有阵阵的刺痛感，要根据自己所能承受的程度控制力度。

后溪穴 治疗腰部扭伤

此穴名最早见于《灵枢·本输》。"后"与"前"相对，指穴内气血运行的人体部位为后背督脉之部；溪，穴内气血运行的道路。《医宗金鉴》中说："盗汗后，溪穴先砭。"因为本穴有清阳之气上行督脉，所以为督脉手太阳之会。在五行中，此处穴位属木。

部位：属手太阴小肠经的穴位，在人体的手掌尺侧，微微握拳，当第5指掌关节后远侧，掌横纹头赤白肉际处。

主治：能有效治疗腰痛、急性腰扭伤、慢性腰肌劳损等；长期按压此穴，并配合针灸，能治疗精神分裂症、癔症、肋间神经痛等疾患，对盗汗、落枕也具有缓解作用；配列缺穴、悬钟穴可治疗颈痛；配人中可治疗急性腰扭伤。

● 取穴技巧

伸臂屈肘向头，上臂与下臂约呈45°，轻握拳，手掌感情线之尾端在小指下侧凸起如一火山口状处即是该穴。

● 按压方法

取站立位，握紧拳头，找到穴位，然后立起拇指指尖，垂直按压该穴位，也可以用指甲掐按该穴。

● 按压注意事项

1. 用指甲掐按该穴位，有酸胀感，每次左右手各掐按1～3分钟即可。

2. 长期伏案工作或在电脑前久坐的人，可以每隔1小时，将双手后溪穴放在桌沿上来回滚动3～5分钟。

按摩疗法

按摩疗法，是结合相关穴位，通过舒筋活络，改善血液循环，达到治疗疼痛的目的的一种疗法。此方法能让肌肉和关节变得柔软而有弹性，能清除积压在肌肉里的乳酸，从而缓解疲劳，让亢奋的神经缓和下来，消除紧张的精神状态，让身体不容易感到疲劳。

● 按摩常用方法

● 捏法

捏法常用于头颈、项背、腰背及四肢，具有舒筋通络、行气活血、消积化淤、调理脾胃等作用。

● 肘按法

肘按法是将肘关节弯曲，用凸出的尺骨鹰嘴着力按压特定部位。

● 掌摩法

用手掌掌面附着于施术部位，做有节律的环形摩动。摩法轻柔缓和，具有行气和血、消积导滞、祛淤消肿等作用。

● 点法

点法作用面积小，刺激大，用于全身穴位，具有疏通经络、开通闭塞等作用，包括拇指点法和屈指点法。

● 推法

推法可在人体各部位使用，具有行气活血、疏通经络、舒筋理肌等作用。推法操作时，掌根着力部位要紧贴皮肤，用力要稳，速度要缓慢均匀。

● 拿法

拿法是指用拇指和食指、中指两指或其他三指、四指对称地用力，提拿一定部位或穴位的手法。刺激较强，多作用于较厚的肌肉、筋腱。

按摩常用方法

下面这些方法操作简单，让您能轻松学会，在腰痛出现时，也能轻松缓解疼痛。

捏法

捏法常用于头颈、项背、腰背及四肢，具有舒筋通络、行气活血、消积化淤、调理脾胃等作用，有二指捏法和三指捏法之分。

肘按法

将肘关节弯曲，用凸出的尺骨鹰嘴着力按压特定部位。

掌摩法

用手掌掌面附着于施术部位，做有节律的环形摩动。

点法

点法就是用手指指端按压疼痛部位。

推法

掌根着力部位要紧贴皮肤，用力要稳，速度要缓慢均匀。

拿法

用拇指和其他四指对称地用力，提拿一定的部位或穴位。

30

腰背按摩 缓解腰部沉重

长期维持一个姿势所带来的压力常常会使我们的整个腰部沉重疼痛，这个时候对酸痛部位进行按摩，能有效地放松腰部周围僵硬的肌肉，缓解疲劳。

● 治疗目的

促进血液循环，放松僵硬的肌肉，消除肌肉里累积的乳酸。

● 取穴

肾俞穴、殷门穴、次髎穴。

● 操作方法

掌心摩擦法

患者俯卧，按摩者站在患者身旁，用双手掌心在患者背部、腰间、臀部等肌肉面积较大的地方轻轻摩擦。按摩时双臂伸直，借助全身的力量对按摩部位施力，同时摩擦顺序是由臀部往腰的方向轻擦，时间在20分钟左右。

掌心擦揉法

揉法轻柔缓和，刺激量小，具有宽胸理气、活血化淤、消肿止痛、舒筋活络等作用。使用该方法时，将一手手掌大鱼际或掌心及掌根放在腰背疼痛部位做轻柔缓和的揉动，另一只手扶住患者身体，起固定作用。

拳头按压法

该方法是以抬高腰部来控制力度，通过身体重量的按压将背部的疲劳一扫而空。患者仰卧，双膝并拢屈曲45°左右，双脚脚掌着地，然后将手轻握成拳头放在背部下方，自然抬起腰部，以身体的重量来进行按压。

拇指重叠按压法

患者俯卧，按摩者站在患者身体一侧，用一手拇指按在穴位上，另一只手的拇指重叠放在该拇指上。双指共同施力对疼痛穴位进行按压，通过手部，将全身的重量都施加在患部上，这样才能强有力地刺激疼痛点。

腰背按摩法

按摩时使用不同的方法对疼痛点所产生的刺激也不一样，根据自身疼痛的程度可以任意选择其中一种方法。

掌心摩擦法的顺序

摩擦的顺序是由臀部往腰的方向轻擦

按摩者双臂伸直，双手掌心在患者背部、腰间、臀部轻轻摩擦。

掌心擦揉法

将手掌大鱼际或掌心及掌根放在腰背疼痛部位做轻柔缓和的揉动。

拳头按压法

患者仰卧，双脚脚掌着地，将手轻握成拳头放在背部下方，自然抬起腰部，以身体的重量来进行按压。

拇指重叠按压法

用一手拇指按在穴位上，另一只手的拇指重叠放在该拇指上

患者俯卧，按摩者站在患者身体一侧，双指共同施力对疼痛穴位进行按压。

31

腿部按摩 缓解腰部无力

腰部无力与沉重感出现有时候是由腿部或脚部肌肉紧张、僵硬所造成的，这就需要放松腿和脚部的肌肉，缓解疲劳，对适当的部位进行按摩。

● 治疗目的

缓和亢奋的神经，促进血液循环，放松僵硬的肌肉。

● 取穴

风市穴、阳陵泉穴、承山穴、足三里穴、足临泣穴、三阴交穴。

● 操作方法

手臂推压法

坐在椅子上，将前臂置于大腿想刺激的部位，要推压左侧就将左手臂放在想刺激处，将全身的重量集中在手臂上来推压大腿。如果再加上右手的力度则更能增强刺激效果，然后从靠近膝关节的地方往腰部方向缓慢移动。

拇指按压法

指压者扣紧患者疼痛一侧的大腿，将两手的拇指放在疼痛点上，然后伸直手臂慢慢地施加全身的力量来指压，以此缓解腿部疼痛引发的腰痛症状。此处如果强力指压时会有疼痛的感觉，所以，不要使用太大的力度。

高尔夫球按摩法

按摩位于小腿处的三阴交穴能减轻腰部疼痛。坐在地板上将膝关节屈曲，在手心下放置1个高尔夫球，然后前后转动球体，以同一方向画圆似的滚动，当球转到想按摩的地方，垂直下压后轻转球体，注意以不压到骨头为要点。

单手摩擦法

以单手摩擦小腿胫腓骨及小腿肚，并转动脚踝，能摩擦生热，促进血液循环，改善脚底冰冷，但要注意的是小腿内侧为敏感地带，勿以太强的力度来按摩。

腿部按摩法

对腿部进行按摩时，自己不容易施加压力，此时可以借助外物或他人的力量来完成，您不妨按着下面的方法试一试。

手臂推压法

可以加上右手的力度增强刺激效果

坐在椅子上，将前臂置于大腿想刺激的部位，要推压左侧就将左手臂放在想刺激处，将全身的重量集中在手臂上来推压大腿。

拇指按压法

双臂伸直

拇指叠放

指压者扣紧患者疼痛一侧的大腿，将两手的拇指放在疼痛点上，然后慢慢地施加全身的力量来指压。

高尔夫球按摩法

以同一方向画圆似的滚动

坐在地板上将膝关节屈曲，手心下放置1个高尔夫球，然后前后转动球体，当球转到想按摩的地方，垂直下压后轻转球体。

单手摩擦法

其余四指环握住小腿骨面，上下摩擦

拇指在小腿内侧

单手摩擦小腿胫腓骨及小腿肚，能摩擦生热，促进血液循环。

32

腰肌按摩 治疗急性腰扭伤

在剧烈运动或是猛然负重时，很容易造成腰部肌肉或筋膜扭伤，通过按摩可消除腰背部的淤滞，使该处的淤血消散，加快扭伤部位软组织的恢复。

● 治疗目的

舒筋活血，消肿止痛，恢复扭伤的软组织。

● 取穴

腰阳关穴、大肠俞穴、肾俞穴、命门穴、委中穴、承山穴。

● 操作方法

● 揉按命门穴

揉按该穴位可以缓解肌肉痉挛。患者取站立位，双脚并拢，双膝伸直，一手叉腰，一手后伸将拇指指端置于命门穴上，拇指按顺时针方向紧贴穴位进行画圈似的揉动，同时腰背保持挺直。左右手交替揉按5～10分钟。

● 小鱼际揉按法

按摩者用小鱼际或掌根着力，从患者的肩背部到腰骶部，从上至下进行揉按。揉按顺序是先健康一侧，后疼痛一侧，边揉按边移动，反复做3～5次，以此达到舒筋通络，化淤止痛的目的。

● 揉按结合法

患者仰卧，先将手心置于腹部轻轻按住，以顺时针的方向按画圈的方式滑动按摩3～5分钟。接着患者转为俯卧，按摩者双臂伸直，两手拇指与其余四指同时用力，借用身体的力量轻轻下压手掌，反复揉按2～4分钟。

● 肘按止痛法

以大肠俞穴为例，按摩时，患者采用俯卧位，按摩者将手肘放在腰背部的大肠俞穴上，然后以全身的力量对着穴位做画圈似的推揉。再慢慢往臀部方向按摩，能有效刺激疼痛点，使深处肌肉也能达到松弛的效果。

腰肌按摩法

下面4种按摩手法能有效地治疗腰扭伤所造成的肌肉、筋膜痉挛，活血化淤，使受伤的软组织尽快修复。

揉按命门穴

腰背保持挺直

以顺指针方向揉按

患者站立，一手叉腰，一手后伸将拇指指端置于命门穴上，拇指按顺时针方向紧贴穴位进行画圈似的揉动。

小鱼际揉按法

由上至下地揉按

按摩者用小鱼际着力，从患者的肩背部到腰骶部进行揉按，边揉按边移动。

揉按结合法

患者仰卧，按摩者双臂伸直，手心置于腹部，按画圈的方式以顺时针的方向滑动按摩。

患者俯卧，按摩者的两手拇指与其余四指同时借用身体的力量轻轻下压手掌。

肘按止痛法

做画圈似的推揉

患者俯卧，按摩者将肘尖放在大肠俞穴上，然后以全身的力量对着穴位做画圈似的推揉，然后再慢慢往臀部方向推揉。

33

疏通经络 治疗慢性腰肌劳损

慢性腰肌劳损通常是因为人们腰部承受的压力过大，日积月累，就超出了腰部所能负担的范围而使腰部出现的酸痛无力。按摩疗法对此的治疗主要就是舒筋通络，缓解腰部压力。

● 治疗目的

舒筋活血，温经通络，舒缓压力。

● 取穴

八髎穴、秩边穴、肾俞穴、大肠俞穴、五枢穴。

● 操作方法

掌拍法

患者俯卧在床上，按摩者站在患者身体一侧，双手伸直，以双手掌着力，一手拍下，另一手抬起，以这种一上一下的方式，交替进行拍打。拍打顺序是由上到下，由中间到两侧，力度掌握在皮肤出现微红即可。

掌抹法

患者俯卧在床上，双手交叠放在额头下方，按摩者站在患者身体一侧，用双手的掌心从上到下，从两侧向中间进行抹擦，力度由浅变深，慢慢渗透。从肩部下抹到腰臀部为一次，反复进行，有利于腰背部肌群的放松。

摇腰法

摇腰法必须在各关节生理功能可承受的范围内进行，不可用力过猛，否则就会造成腰扭伤，给腰部带来新的疼痛。使用该方法时，患者取坐位，按摩者用双腿夹住患者的一条腿，双手分别扶住其两肩，用力向左右旋转摇动。

指节叩击法

指节叩击法可以改善腰背部组织的不平衡状态，对缓解疼痛有很好效果。患者自己进行时，双手伸到腰后，握拳，并凸出中指指间关节，然后用中指指间关节深而有力地叩击疼痛点，以此达到治疗劳损性腰痛的目的。

疏通经络法

对于慢性腰肌劳损的疼痛来说，最重要的解决方法就是疏通经络，消除腰部的超负荷压力，下面就是比较常用的方法。

掌拍法

一手拍下，另一手抬起，一上一下的方式

拍打顺序是由上到下，由中间到两侧

患者俯卧，按摩者站在患者身体一侧，双手伸直，以双手掌着力，交替进行拍打。

掌抹法

双手交叠放于额下

抹擦顺序是从上到下，从两侧向中间

患者俯卧，按摩者站在患者身体一侧，用双手的掌心从上到下，从两侧向中间进行抹擦。

摇腰法

腰背挺直，转腰时保持臀不动

下肢保持稳定，不随着转动

患者取坐位，按摩者用双腿夹住患者的一条腿，双手分别扶住其两肩，用力向左右旋转摇动。

指节叩击法

中指指间关节施力

患者双手伸到腰后，握拳并凸出中指指间关节，用中指间关节深而有力地叩击疼痛点。

34

腰椎按摩 治疗第3腰椎横突综合征

第3腰椎横突综合征就是我们经常所说的腰腿疼痛，主要是因为经络中气血受阻，流通不顺造成的。按摩对松弛肌肉、疏通经络都有很好的疗效，所以对此病的治疗，主要就是针对第3腰椎横突及其附近的肌肉进行按摩。

● 治疗目的

疏通血管，促进血液循环，舒筋止痛。

● 取穴

阿是穴、大肠俞穴、腰眼穴、八髎穴、委中穴。

● 操作方法

● 滚擦腰部

使用高尔夫球沿着第3腰椎两旁的肌肉来按摩背部。患者趴在床上，按摩者站在患者身体一侧，将高尔夫球置于掌心下，沿着患者腰椎一侧的肌肉由下到上缓慢进行滚动，上下往返摩擦2～3分钟，另一侧以相同方法滚动。

● 敲按横突处

患者取站立位，上半身挺直，肩部后张，双臂屈肘后伸，双手握拳，以双拳指腹着力，对准第3腰椎横突处轻轻敲打。开始时力度要轻柔，然后慢慢加重，敲打过程中会伴随着酸胀感，所以要以自己能承受的力度进行敲打。

● 两指捏法

两指捏法具有舒筋通络、行气活血等作用，利用该方法对第3腰椎横突附近的肌肉进行放松，改善肌腱的挛缩。操作时，患者站立或俯卧，按摩者用拇指指腹和中指中节桡侧面相对用力，将肌肉提起，做一捏一放的动作。

● 滑擦腰背

患者取俯卧位，按摩者站在患者身体一侧，一手扶住患者腰部的健侧，另一手四指并拢向掌心弯曲。以小指关节桡侧面为着力点，手掌垂直于疼痛部位，然后上半身前倾，借助全身的力量使手来回滑动，擦抚疼痛点。

腰椎按摩法

腰椎按摩的目的是疏通经络、祛风散寒、活血止痛、放松肌肉、解除痉挛、润滑关节，以此达到治疗疼痛的目的。

滚擦腰部

按由下到上的顺序滚动

患者俯卧，全身放松，按摩者站在患者身体一侧，将高尔夫球置于掌心下，沿着患者腰椎一侧的肌肉缓慢滚动。

敲按横突处

肩部后张

上半身挺直

双拳指腹着力

患者站立，双臂屈肘后伸，双手握成拳，对准第3腰椎横突处轻轻敲打。

两指捏法

拇指指腹　　中指中节桡侧面

患者站立或俯卧，按摩者用拇指指腹和中指中节桡侧面相对用力，将肌肉提起，做一捏一放的动作。

滑擦腰背

以小指关节桡侧面为着力点

手四指并拢向掌心弯曲

患者俯卧，按摩者站在患者一侧，一手扶住患者腰部的健侧，另一手掌垂直于疼痛部位，上半身前倾，借助全身的力量使手来回滑动，擦抚疼痛点。

35

椎间按摩 治疗腰椎间盘突出症

临床医学证明，按摩疗法是治疗腰椎间盘突出症的第一方法，也是传统治疗方法之一，但在按摩时要注意根据患者病情发展的不同阶段，使用不同的按摩手法，以防阻碍病情的好转。

● 治疗目的

促进血液循环，增加椎间隙，减轻椎间压力。

● 取穴

大肠俞穴、殷门穴、腰阳关穴、秩边穴。

● 操作方法

腰椎推法

此方法用于腰椎间盘突出症的急性发作期，力度不能太重。患者俯卧，按摩者站在患者身体一侧，一手扶住患者的肩膀起固定作用，另一只手手臂伸直，用手掌根作用于疼痛部位，向上用力，轻轻推按疼痛的腰椎周围。

肘压法

肘压法适用于第3、4腰椎的椎间盘突出患者。患者俯卧，按摩者位于患者一侧，一手臂屈肘，将肘尖放在患者第3腰椎以上的位置，手臂上部垂直于患者的腰部，按摩者上身微倾，以适当的力量用肘尖按压疼痛部位。

腰椎按摩法

患者取俯卧位，全身放松，用枕头分别垫在其胸部和骨盆下，按摩者双手叠加，用手掌心按压患者的腰椎部位，此时患者处于屏气状态。然后患者换气放松，反复进行5~10次。该方法用于腰椎间盘突出症患者的治疗期。

指揉法

本方法轻柔缓和，刺激量小，适用于腰椎间盘突出症患者的缓解期，具有活血化淤、舒筋活络、缓解痉挛等作用。患者站立，用拇指或食指、中指的指端或螺纹面垂直向疼痛部位进行按压，力度控制在可以承受的范围内。

椎间按摩法

椎间按摩的手法具有一定的针对性，它要根据患者疼痛部位和肌肉紧张的范围及程度选择不同的手法，患者在使用时要多加选择。

腰椎推法

手臂伸直

向上推力

手掌根施力

患者俯卧，按摩者站在患者一侧，一手扶住患者的肩膀，另一只手手臂伸直，手掌作用于疼痛部位，轻轻推按疼痛的腰椎周围。

肘压法

手臂上部垂直于患者的腰部

将肘尖放在患者第3腰椎以上的位置

患者俯卧，按摩者位于患者一侧，一手臂屈肘，按摩者上身微倾，以适当的力量用肘尖按压疼痛部位。

腰椎按摩法

双手叠加，向下施加压力

保持双腿伸直

用2个枕头分别垫在患者胸部和骨盆下面

患者俯卧，按摩者用手掌心按压患者的腰椎部位，此时患者处于屏气状态。

指揉法

用指端或螺纹面垂直按压

患者站立，用拇指或食指、中指的指端或螺纹面垂直向疼痛部位进行按压即可。

36

脊柱按摩 治疗腰椎骨质增生症

腰椎骨质增生症在中年人和老年人中比较常见，这是因为人体脊柱随着年龄的增长进行自我调节，在腰部受到扭伤、身体受冷等情况下就会出现腰椎骨质增生。在使用按摩疗法治疗的同时配以中药内服，会使治疗效果更佳。

● 治疗目的

通经活络，舒筋活血，调整脊柱。

● 取穴

肾俞穴、命门穴、关元俞穴、阳陵泉穴。

● 操作方法

● 手掌按压法

患者俯卧在床上，按摩者站立在患者身体一侧，双臂伸直，双手掌握住患者腰部两侧，拇指在上，双掌根着力于疼痛区域。然后按摩者上半身前倾，施加全身的力量于掌根进行按压，根据患者的承受能力来调整力度。

● 点按阳陵泉穴

阳陵泉穴位于人体膝关节斜下方，小腿外侧之腓骨小头稍前凹陷中，按压该穴，对腰腿疼痛有很好的改善作用。患者采用坐姿，右手包裹住小腿上部、膝关节下方，拇指对准穴位，其余四指托住小腿肚，用拇指指腹垂直点按。

● 三指拿捏法

使用该方法时，患者取俯卧位，按摩者用双手拇指指腹顶住患者腰背部的皮肤。然后用食指和中指在前按压，三指同时用力提拿肌肤，双手交替向前移动，能消除肌肉痉挛，缓解疼痛。

● 腰椎按摩法

患者俯卧，双腿伸直，使腰椎伸展。按摩者站在患者身体一侧，一手放在患者疼痛侧的大腿根部，将腿部抬起，另一只手按在患者疼痛的腰椎处。在抬起大腿的同时，按压腰椎，反复施力，左右腿交替进行，不可用力过度。

脊柱按摩法

增生的骨质刺激腰椎周围的软组织，会出现压迫神经、软组织水肿等现象，脊柱按摩主要就是缓解由此造成的疼痛症状。

手掌按压法

拇指在上

双掌根着力于疼痛区域

患者俯卧，按摩者站在患者一侧，双臂伸直，双手掌握住患者腰部两侧，上半身前倾，施加全身的力量于掌根进行按压。

点按阳陵泉穴

拇指对准穴位，其余四指托住小腿肚

患者采用坐姿，右手包裹住小腿上部、膝关节下方，用拇指指腹垂直点按，按压顺序是先左腿后右腿。

三指拿捏法

食指和中指在前按压　　拇指指腹顶住下部皮肤

患者取俯卧位，按摩者双手用拇指指腹顶住患者腰背部的皮肤，然后用食指和中指在前按压，三指同时用力提拿肌肤。

腰椎按摩法

向上抬起　　向下按压

双腿伸直，使腰椎伸展

患者俯卧，按摩者站在患者身体一侧，一手放在患者疼痛侧的大腿根部，另一只手按在疼痛的腰椎处，抬起大腿的同时按压腰椎。

37

腰椎整复 治疗腰椎间盘脱出症

　　腰椎中如果椎体移位就会引起腰椎间盘脱出，压迫马尾神经，这些都会引起腰部的疼痛，严重时还会造成身体局部或全身瘫痪。腰椎整复就是通过调理局部的气血，使血液循环顺畅，并整复滑脱的骨节，达到治疗的目的。

● 治疗目的

　　舒缓肌肉痉挛，促进血液循环，整复腰椎滑脱。

● 取穴

　　五枢穴、肾俞穴、风市穴、次髎穴、腰眼穴。

● 操作方法

点按腰眼穴

　　患者俯卧或站立，腰背部挺直，双臂后伸，用双手拇指指端或螺纹面垂直按住腰眼穴，施力按压，力度控制在自己可以承受的范围内。点按法刺激点集中，力量直接作用于穴位上，有消积导滞、舒筋活络、缓解痉挛等作用。

摇髋理筋法

　　患者仰卧，双臂在身体两侧自然伸直，然后双膝、双髋屈曲约90°。按摩者一手托住患者足跟，另一手扶住膝部，固定屈曲的膝关节，然后围绕髋关节让下肢做环转摇动，促使错位的关节复位，可反复做5～8次。

指压风市穴

　　风市穴在人体大腿外侧的中线上，当腘横纹上7寸，长期按摩此穴对腰痛有特殊疗效。患者俯卧，按摩者用双手扣紧患者的大腿，两手拇指对准穴位，伸直手臂慢慢地施加全身的力量于拇指，以患者能接受的力度做指压。

推揉腰肌法

　　该方法能调理局部气血，促进血液循环，缓解疼痛。患者俯卧，全身放松，双腿伸直，双臂置于身体两侧，按摩者横跨在患者身体上方，双臂伸直，上身前倾，用两手手掌从下到上推揉腰部的肌肉，重复10～20次。

腰椎整复法

腰椎整复法是适当使用穴位按压法、腰椎按摩方法以整复腰椎，运用此法的时候一定要注意力度的控制，否则就会对腰部造成更严重的损伤。

点按腰眼穴

腰背部挺直　双手拇指施力

患者站立，双臂后伸，用双手拇指指端或螺纹面垂直按住腰眼穴，施力按压。

摇髋理筋法

围绕髋关节让下肢做环转摇动

按摩者一手托住患者足跟，另一手扶住膝部，固定屈曲的膝关节，然后围绕髋关节让下肢做环转摇动。

指压风市穴

伸直手臂施加全身的力度

患者俯卧，按摩者用双手扣紧患者的大腿，两手的拇指对准穴位按压。

推揉腰肌法

按从下到上的顺序推揉

患者俯卧，按摩者横跨在患者身体上方，用两手手掌从下到上推揉腰部的肌肉。

38

关节按摩 治疗腰椎骨关节病

老年人容易患上腰椎骨关节病，这主要是因为骨关节会随着年龄的增长发生变化，所能承受的压力范围减少，再加上骨质增生、韧带松弛等原因，都会促使腰椎骨关节病的形成。关节伸展法主要是调整骶髂关节，缓解疼痛。

● 治疗目的

放松腰臀部肌肉，调整错位的骶髂关节。

● 取穴

环跳穴、次髎穴。

● 操作方法

掌摩腰臀法

骶髂关节的损伤大多会同时带有腰臀部软组织的损伤，所以对其软组织的治疗也是治疗此病的方法之一。患者俯卧，双臂枕于头下，按摩者置于患者身体一侧，将一手手掌放在患者腰臀部疼痛区域，做有节律的环形摩动。

指压环跳穴

患者俯卧或站立，双臂后伸，用双手拇指指端或螺纹面垂直按住环跳穴，施力按压，力度控制在自己可以承受的范围内。本方法刺激点集中，力量拿捏方便，具有消积导滞、活血化淤、消肿止痛、舒筋活络、缓解痉挛等作用。

屈曲复位法

该方法用于腰椎不稳定、骨质增生、移位综合征的患者。患者仰卧，按摩者站在患者身旁，用一只手握住患者单只脚踝，另一只手放在患者微屈的单膝关节上，使患者抬起的单腿向按摩者站立的方向旋转，重复10～20次。

屈曲加压法

上述动作无不良反应者继续此动作。患者仰卧，抬起健侧的腿，屈曲髋关节和膝关节。按摩者用一只手扶住患者抬高腿的踝关节，另一只手扶住患者的膝关节并旋转，然后用力按压膝关节后立即放松，反复10～20次。

关节按摩法

本方法主要就是通过对腰椎骨关节的伸展、按摩，调整错位或受到损伤的关节及其周围的肌肉和韧带，治疗疼痛。

掌摩腰臀法

手臂伸直
环形摩动

患者俯卧，按摩者置于患者身体一侧，将一手手掌放在患者腰臀部疼痛区域，做有节律的环形摩动。

指压环跳穴

拇指指端按压

患者站立，双臂后伸，用双手拇指指端或螺纹面垂直按住环跳穴，施力按压。

屈曲复位法

握住脚踝起固定作用

向此方向旋转

患者仰卧，按摩者用一只手握住患者单只脚踝，另一只手放在患者微屈的单膝关节上，使单腿向按摩者站立的方向旋转。

屈曲加压法

抬起腰椎健侧的腿，膝关节微屈

屈曲髋关节90°

患者仰卧，按摩者用一只手扶住患者抬高腿的踝关节，另一只手扶住患者的膝关节并旋转，然后用力按压膝关节后立即放松。

39

⑳ 肌肉揉按 治疗棘上韧带损伤

棘上韧带损伤在很大程度上是由于突然负重扭伤腰部，或长时间弯腰使腰部负担加重造成的。当棘突从韧带上撕裂或脱离的时候就会出现腰部以及下肢的疼痛酸软，以揉按为主的按摩方法可以有效地缓解此病症。

● 治疗目的

疏经活血，祛淤止痛。

● 取穴

命门穴、委中穴、腰阳关穴、腰眼穴。

● 操作方法

● 掌击法

通过对腰背部的轻轻敲击，刺激棘上韧带，活血化淤。患者可站立或取俯卧位，按摩者双手手指自然松开，双臂伸直，用掌根部进行击打，掌击顺序是由上到下、由肩部到背部，每个部位击打到皮肤发热为止。

● 揉按法

患者取俯卧位，按摩者双臂伸直，一手扶住患者的肩部起固定作用，一手手指并拢，用手掌在腰背部疼痛部位进行轻缓的揉按。先揉按疼痛点周围的区域，等肌肉放松后再直接揉按疼痛处，可镇静止痛、放松肌肉。

● 按压委中穴

委中穴位于膝关节里侧中央，腘横纹中点，当股二头肌腱与半腱肌肌腱的中间，按压此穴对腰痛不能转侧有良好疗效。按压时，将脚部垫高，上半身挺直，用双手扣住膝关节，以左右拇指来刺激穴位，持续指压到肌肉舒展开来为止。

● 韧带伸展法

患者俯卧，头转向一侧，双上肢放在身体前侧。按摩者跨在患者身体两侧，双手掌根部放在疼痛腰椎节段的两侧，双手对腰椎疼痛部位柔和地施以压力，进行按压，随后立即松开，每次加压时较前次力度逐渐增加。

肌肉揉按法

揉按轻擦的方法对缓解肌肉僵硬、温通经络有很好疗效，能有效增强腰背部肌肉和筋膜的韧度，缓解疼痛的同时也能预防韧带的损伤。

掌击法

掌击顺序是由上到下、由肩部到背部

患者站立，按摩者双手手指自然松开，双臂伸直，用掌根部进行击打，击打到皮肤发热为止。

揉按法

揉按顺序是先疼痛点周围的区域，再疼痛处

手指并拢

患者俯卧，按摩者双臂伸直，一手扶住患者的肩部，用另一手的手掌在腰背部疼痛部位进行轻缓的揉按。

按压委中穴

两手拇指叠加

自己指压委中穴时，用双手扣住膝关节，以左右拇指来刺激，持续指压到肌肉舒展开来为止。

韧带伸展法

双手对称施力

上身前倾

头转向一侧，双上肢放在身体前侧

患者俯卧，按摩者跨在患者身体两侧，双手掌根部放在疼痛腰椎的两侧，柔和地施以压力，进行按压。

40

拔罐疗法

中医认为，拔罐之所以可以祛病强身，是因为拔罐可以调节人体功能使之正常运行。中医认为拔罐疗法是通过平衡阴阳、疏通经络气血、祛湿散寒和拔毒排脓来，达到缓解症状的目的。

拔罐疗法，又称"火罐气""吸筒疗法"等，但主要是一种以杯罐作工具，借助热力排去其中的空气以产生负压，使其吸着于穴位皮肤或者患处，通过吸拔和温热刺激等，造成人体局部发生淤血现象的一种治疗方法。

● 拔罐前的准备工作

● 罐具的选择

为了适应不同的病症和治疗方法，有众多不同种类的罐具，主要有竹罐、陶罐、玻璃罐、橡胶罐和抽气罐，患者可根据自己的病症选择其一。

● 辅助的材料

在拔罐治疗中，除根据病情选用所需的罐具外，还需要燃料、针具、润滑剂、消毒用品、治疗烫伤的药物等一些其他的辅助材料。

● 常用的体位

选择体位的原则是便于拔罐施治，患者能够比较舒适，以长久保持这种姿势，一般主要有仰卧位、侧卧位、俯卧位和俯伏位。患者在治疗期间最好不要轻易变动体位，如果非要变动，那么操作者应扶稳火罐，帮助患者。

● 拔罐疗法的不适用人群及部位

1. 精神病、水肿病、心力衰竭、活动性肺结核等病症患者；

2. 急性骨关节或软组织损伤者及关节肿胀或重度水肿者；

3. 皮肤溃烂者、严重过敏者、传染性皮肤病者以及皮肤肿瘤患者；

4. 有出血倾向性疾病的患者，以及颈部和其他体表有大血管经过的部位；

5. 眼、耳、乳头、前后阴、心脏搏动处、毛发过多及骨骼凹凸不平的部位；

6. 经期女性及妊娠期女性的腰部、腹部、乳房等部位；

7. 70岁以上的老人和7岁以下的儿童，不宜采用重手法拔罐。

拔罐的分类

拔罐疗法经过数千年的演变，已经发展得非常丰富。按照不同的角度和方法，拔罐疗法可以被分成如下几大类：

按拔罐的形式分类

单罐法
即单罐独用，主要用于病变范围较小的部位和压痛点。

多罐法
即多罐并用，主要用于病变范围比较广泛的疾病。

闪火法
这是指在吸拔火罐后即刻取下，然后再反复吸拔多次的方法。

走罐法
是指吸拔后在皮肤表面来回推拉的方法。

按排气方法分类

火罐法
即利用火力燃烧排去空气，以产生吸拔力的方法。

水罐法
即利用水蒸气的热气排去空气，以产生吸拔力的方法。

抽气罐法
即利用针管抽出空气，以产生吸拔力的方法。

挤压罐法
即用手挤压橡胶球排除空气，以产生吸拔力的方法。

按综合治疗方法分类

温水罐法
即先在罐内注入一定量的温水后再吸拔火罐的方法。

针罐法
即先在穴位或病变部位上进行针刺，然后再吸拔火罐的方法。

药罐法
即先用药水煮火罐或在罐内储存药液，然后再吸拔火罐的一种方法。

刺络罐法
即先用三棱针、皮肤针等针刺穴位使之出血后再拔罐的一种方法。

42 刺络罐法 治疗急性腰扭伤

急性腰扭伤是腰部肌肉、筋膜、韧带等软组织因外力作用突然受到过度牵拉而引起的急性撕裂伤，常发生于搬抬重物、腰部肌肉强力收缩时。急性腰扭伤可使腰骶部肌肉的附着点、骨膜、筋膜和韧带等组织撕裂。

● 诊断

患病前，患者曾搬抬重物，有的患者甚至能听到清脆的响声。轻者尚能工作，但休息后或次日疼痛加重，甚至不能起床；严重者疼痛剧烈，当即不能活动。检查时见患者腰部僵硬，腰前凸消失，有脊柱侧弯及骶棘肌痉挛等症状。

● 选穴与治疗方法

● 刺络罐法一

所选穴位：命门穴、肾俞穴、阿是穴。

治疗方法：让患者取俯卧位，取上述穴位和腰部疼痛点，在对穴位皮肤进行常规消毒后，先用三棱针对穴位进行点刺，随后即用闪火法将火罐吸拔在穴位上，留罐5~10分钟。每日1次或者2日1次。

● 刺络罐法二

所选穴位：腰阳关穴、委中穴、阿是穴。

治疗方法：让患者取俯卧位，在对上述穴位和疼痛点进行常规消毒后，先用三棱针在穴位上进行点刺，随后再用闪火法将罐具吸拔在穴位上，留罐15~20分钟。每日1次或者2日1次。

● 刺络罐法三

所选穴位：肾俞穴。

治疗方法：患者取坐位，对穴位皮肤进行消毒，先用双手从穴位周边向中央挤压，以使血液集中在针刺的部位。然后捏紧穴位皮肤，将三棱针迅速刺入穴位，出针后用闪火法将大号火罐吸拔在点刺穴位上，留罐20~30分钟，以出血5~10毫升为度。起罐后，用棉球擦净皮肤。

刺络拔罐方法

在刺络罐法中主要是先使用三棱针刺激穴位，然后再使用闪火法吸拔点刺穴位进行治疗，下面是闪火法的方法介绍。

闪火法

闪火法是借助火焰燃烧时产生的热力，排去罐内空气产生负压而吸着于皮肤上，此方法因罐内没有燃烧物，所以适用于各种体位。

第一步

用镊子夹着燃烧的酒精棉球，伸进罐内旋转片刻，然后迅速抽出，并立即将罐扣在应拔的部位上。

第二步

罐具吸拔在应拔部位后随即取下，反复操作直到皮肤潮红时为止。

拔罐取穴

命门穴：位于人体腰部，第2腰椎棘突下，肚脐正后方处即是。

腰阳关穴：别名脊阳关、背阳关。位于人体腰部，当后正中线上，第4腰椎棘突下凹陷处。

肾俞穴：位于人体腰部，当第2腰椎棘突下，旁开1.5寸处。

委中穴：位于人体腿部，腘横纹中点，当股二头肌腱与半腱肌肌腱的中间即是。

针罐法 治疗坐骨神经痛

坐骨神经痛，是指坐骨神经通路及其分布区域内的疼痛，是一种常见的周围神经疾病。根据病因可以分为根性坐骨神经痛和干性坐骨神经痛两种，多由腰椎间盘突出、脊柱肿瘤等脊柱病变或坐骨神经炎等引起，发病较急。

● 诊断

1.站立时，身体略向健康一侧倾斜，患侧的下肢在髋、膝关节处微屈而足跟不着地。睡时，向健侧侧卧，患侧下肢髋、膝关节处呈微屈姿势。

2.肌肉情况：患病一侧常有轻度的肌肉张力减弱，严重患者可有肌肉消瘦、肌肉弛软，并有压痛现象，以腓肠肌最为明显。

3.疼痛：一般多由臀部或髋部开始，向下沿大腿后侧、腘窝、小腿外侧向足背外侧扩散。疼痛常在咳嗽、用力、弯腰、震动时加剧。

● 选穴及治疗方法

■ 留针罐法一

所选穴位：气海俞穴、环跳穴、殷门穴、关元俞穴、秩边穴、居髎穴。

治疗方法：让患者取卧位，在对穴位皮肤进行消毒后，首先用毫针刺入穴位中，然后用火罐吸拔在穴位上，留针并留罐10分钟。

■ 留针罐法二

所选穴位：关元俞穴、环跳穴、殷门穴、秩边穴。

治疗方法：让患者取俯卧位，在对穴位进行常规消毒后，首先用毫针刺入穴位中，针刺得气后，在穴位上留针。然后用火罐吸拔在穴位上10~15分钟，起罐后继续留针15分钟，每日1次，6次为1个疗程。

■ 不留针罐法

所选穴位：肾俞穴、腰阳关穴、环跳穴、委中穴、承山穴。

治疗方法：让患者取俯卧位，首先对穴位皮肤进行消毒，然后用毫针刺入穴位中，拔针后用火罐吸拔穴位15分钟。

针罐方法

针罐法是针刺与拔罐相结合的综合方法，分为两类：留针拔罐法和不留针拔罐法。此法多用于治疗时体位变动不大以及局部病痛而病程较长的患者。

留针罐法

先选定穴位，并对其进行针刺，然后不出针在其上拔罐，多用于治疗时体位变动不大以及局部病痛而病程较长的患者。

不留针罐法

对穴位进行针刺后就立即出针，或者暂时不出针，但须至出针后，才在该部位拔罐。

针和罐同时留在穴位上

针拔出后再下罐

拔罐取穴

居髎穴：位于人体的髋部，当髂前上棘与股骨大转子最高点连线的中点处。

环跳穴：股骨大转子最高点与骶管裂孔连线的外1/3与中1/3的交点处。

气海俞穴：位于腰部，当第3腰椎棘突下，旁开1.5寸处。

关元俞穴：位于身体骶部，当第5腰椎棘突下，左右旁开2指宽处即是。

秩边穴：该穴位于人体的臀部，平第4骶后孔，骶正中嵴旁开3寸。

殷门穴：大腿后面，当承扶穴与委中穴的连线上，承扶穴下6寸处即是。

43

水罐法与火罐法 治疗女性腰痛

女性为阴体，体质偏冷，再加上女性所特有的月经、怀孕、哺乳等生理特征和慢性盆腔炎等病症都是导致腰痛的原因。所以对于女性而言，腰痛病出现的概率比较大。

● 诊断

1.下腹部胀痛、腰酸。常在劳累、性交、经期前后加剧。

2.腰部冷痛，酸软无力。

3.月经不调，痛经。

4.腰骶疼痛，白带增多，小腹坠痛。

● 选穴及治疗方法

● 水罐法

所选穴位：肾俞穴、腰眼穴、腰阳关穴、八髎穴、关元穴、曲骨穴、气海穴、归来穴、三阴交穴、足三里穴。

治疗方法：让患者取侧卧位并露出腰骶部。随后施罐者使用沸水煮过并处理好的罐具，迅速将罐吸拔在各穴位上，一般都是先拔左侧再拔右侧。等罐拔好后让患者身体改为俯卧位，留罐15分钟，其中要注意在留罐约3分钟时，水罐内会有小水泡连续上冒，这是正常现象。起罐后，采用上面同样的方法吸拔腹部各穴位并留罐15分钟。每日1次，10次为1个疗程。

● 火罐法

所选穴位：肾俞穴、腰眼穴、腰阳关穴、八髎穴、关元穴、曲骨穴、气海穴、归来穴、三阴交穴、足三里穴。

治疗方法：让患者取一定适宜体位，首先对穴位皮肤进行常规消毒，一般情况下，每次只选择2~4个穴位拔罐。然后用三棱针先在所选穴位上挑刺至出血，随后用闪火法立即将火罐吸拔在挑刺的穴位上，最后在其他穴位上再施以单纯火罐法，留罐10~15分钟。这样的治疗每周1~2次，挑刺治疗完每个穴位为1个疗程，在2个疗程之间间隔10日再做。

水罐方法

用火可以排气，用水也同样可以排气，火罐法大家可以参考前面刺络罐法中的闪火法，这里给大家介绍一下水罐法。

水罐法

第一步

罐具在沸水中煮2~3分钟后，用镊子将罐具取出。

第二步

毛巾折叠紧捂罐口，吸去水液保持罐内热度，防止空气进入。

第三步

乘热将罐具倒扣在皮肤上，即能吸住。

拔罐取穴

腰阳关穴：原名阳关，近称腰阳关，别名脊阳关、背阳关。位于腰部，当后正中线上，第4腰椎棘突下凹陷中。

肾俞穴：位于腰部，当第2腰椎棘突下，旁开1.5寸之处。

腰眼穴：又名鬼眼，位于腰部，当第4腰椎棘突下，旁开约3.5寸凹陷中。

上髎穴：位于骶部后正中线与髂后上棘间凹陷处，适对第1骶后孔，外与小肠俞穴相平。

下髎穴：位于骶部，当中髎穴下方，适对第4骶后孔处。

中髎穴：位于骶部，当次髎穴下方，适对第4骶后孔处。

次髎穴：位于骶部，髂后上棘下方1寸许，适对第2骶后孔凹陷处，外与膀胱俞穴相平。

气海穴：位于下腹部，前正中线上，当脐中下1.5寸处。

关元穴：位于下腹部，前正中线上，当脐中下3寸之处。

归来穴：位于人体的下腹部，当脐中下4寸，距前正中线2寸之处。

曲骨穴：位于人体的下腹部，当前正中线上，耻骨联合上缘的中点处。

足三里穴：位于外膝眼下3寸，胫骨前嵴外1横指，当胫骨前肌上。

三阴交穴：位于小腿内侧，足内踝尖上3寸，胫骨内侧缘后方。

44

多种拔罐法 治疗慢性腰痛

慢性腰痛多是因为腰部承受的压力过大、疲劳感过重、长时间使用不良姿势或椎间盘突出等原因所造成的，腰肌劳损、腰椎间盘突出、腰椎间盘滑脱等症引起的腰部疼痛都可以归为慢性疼痛的范围。

● 诊断

1.腰肌出现轻度痉挛，在剧烈活动中引起腰部酸痛。

2.腰部出现持续性的隐隐痛感，冷痛，酸软无力。

3.腰部在反复伸展或过度屈曲时，会出现不适；腰部经常出现沉重无力感。

● 选穴及治疗方法

● 走罐法

所选穴位：肾俞穴、腰阳关穴、次髎穴、背部膀胱经腧穴。

治疗方法：让患者取俯卧位，首先对穴位皮肤进行常规消毒，接着用闪火法对肾俞穴、腰阳关穴、次髎穴拔罐5~15分钟，然后取患者疼痛一侧的膀胱经腧穴，使用走罐法，每日1次。

● 血罐法

所选穴位：夹脊穴及其附近的腧穴。

治疗方法：让患者取俯卧位，首先对疼痛一侧夹脊穴及其附近的腧穴进行消毒清洗，用梅花针轻轻刺入穴位，留针到穴位处微出血后，再将针拔出。然后立即将火罐吸拔在刺入的穴位上，并留罐15分钟，最后把罐拔去后，热敷疼痛处。

● 火罐法

所选穴位：阿是穴。

治疗方法：患者取俯卧位，用枕头将腹部垫起，首先对穴位周围的皮肤进行消毒，然后用毫针刺入穴位中，针刺得气后，将针拔出，用闪火法拔罐15~20分钟，每周2次，6次为1个疗程。

走罐方法

走罐法又称推罐法或行罐法，多用于胸背、腹部、大腿等肌肉丰满且面积较大的部位。

走罐法

第一步

先在罐口或吸拔部位涂上一层润滑剂，这主要是便于罐具的滑动。

第二步

一手握住罐底稍倾斜，沿着肌肉骨骼生长路线或经络循行路线做上下左右的移动，也可以患部为中心做环形旋转移动。

拔罐取穴

肾俞穴：位于腰部，当第2腰椎棘突下，旁开1.5寸之处。

次髎穴：位于骶部，髂后上棘内下方1寸许，适对第2骶后孔凹陷处，外与膀胱俞穴相平。

夹脊穴：位于第1胸椎至第5腰椎棘突下，旁开0.5寸，一侧17个穴，左右共34穴。

腰阳关穴：原名阳关，近称腰阳关，别名脊阳关、背阳关。位于腰部，当后正中线上，第4腰椎棘突下凹陷中。

膀胱俞穴：位于身体骶部，第2骶椎左右2指宽处，与第2骶后孔齐平。

45

46 蒸汽罐法 治疗腰椎间盘突出症

腰椎间盘突出症主要是因为腰椎间盘退变引发周围纤维环破裂或者是髓核突出，使神经根受到压迫，进而引发的疼痛。根据病因的不同，疼痛表现为不同的症状，从腰到大腿部都会有痛感的出现，严重时还会出现暂时性的跛行等情况。

● 诊断

1.活动时疼痛加剧，休息后减轻。

2.所有使脑脊液压力增高的动作如咳嗽、打喷嚏和排便等都可能会加重腰痛和放射痛。

3.放射痛沿坐骨神经传导直达小腿外侧足背或足趾，如因为第3腰椎至第4腰椎间隙突出，第4腰椎神经根受压迫而产生向大腿前方的放射痛。

4.多数患者采用侧卧位并屈曲患肢；个别严重病例在各种体位均疼痛只能屈髋屈膝跪在床上以缓解症状，另外常有间歇性跛行。

● 选穴及治疗方法

● 蒸汽罐法

所选穴位：肾俞穴、腰阳关穴、命门穴、气海俞穴、大肠俞穴、关元俞穴、阿是穴。

治疗方法：首先烧1壶水，水煮沸后用小火保持其沸腾状态。然后让患者取俯卧位，对将要拔罐的穴位皮肤进行常规消毒。接着取出罐具对着壶嘴，吸收从壶中喷出的水蒸气，保留3~5分钟，随即趁热将罐具扣在穴位上，留罐15分钟。每次取上述穴位中的3~5个，每日1次，10次为1个疗程。

● 走罐法

所选穴位：殷门穴、关元俞穴、秩边穴、环跳穴、肾俞穴、腰阳关穴、命门穴。

治疗方法：让患者取俯卧位，首先对穴位皮肤进行常规消毒，接着在将要拔罐穴位上涂一层润滑剂，随即以闪火法将罐吸拔于所选部位的皮肤上。然后手扶着罐子，在所要拔罐的穴位处向上下或左右推动，以皮肤充血潮红为度，一般情况下每次5~15分钟，每日1次。

蒸汽罐方法

蒸汽罐法是一种水蒸气排气法，主要是借用蒸汽熏蒸罐具，然后再排出罐内气体的方法。

蒸汽罐法

第一步

将罐具对着壶嘴，吸收从壶中喷出的水蒸气。

第二步

然后趁热迅速将罐具扣在穴位上，留罐15分钟。

拔罐取穴

肾俞穴：位于腰部，当第2腰椎棘突下，旁开1.5寸之处。

命门穴：位于腰部，第2腰椎棘突下，即肚脐正后方处即是。

气海俞穴：位于腰部，当第3腰椎棘突下，旁开1.5寸处。

腰阳关穴：位于腰部，当后正中线上，第4腰椎棘突下凹陷中。

大肠俞穴：位于腰部，当第4腰椎棘突下，旁开1.5寸。

关元俞穴：位于身体骶部，当第5腰椎棘突下，左右旁开2指宽处即是。

秩边穴：位于后正中线旁开3寸，平第4骶后孔。

环跳穴：位于股骨大转子最高点与骶管裂孔连线的外1/3与中1/3的交点处。

殷门穴：位于大腿后面，当承扶穴与委中穴的连线上，承扶穴下6寸处。

46

刮痧疗法

刮痧疗法是民间疗法的精华之一，其方法独特、简便易学、取材方便、操作简单、安全无副作用、疗效显著，在当今生活养生越来越受到关注的情况下，越来越多的家庭开始采用这种手法进行自我保健和养生。

刮痧就是用手指或各种边缘光滑的工具，蘸上具有一定治疗作用的刮痧介质，在人体表面特定部位反复进行刮拭，使皮肤表面出现淤血点、淤血斑或点状出血，这就是所谓的"出痧"。它通过良性刺激，使营卫之气的作用得到充分发挥，使经络穴位处充血，局部微循环得到改善，从而达到舒筋活络、祛风散寒、清热除湿、活血化淤、消肿止痛、增强抗病能力和免疫力的目的。

◉ 刮痧前的准备

● 刮痧用具

在古代，铜钱、汤勺、嫩竹板等都曾被用作刮痧工具，现如今一般都用刮痧板来进行刮痧，常见的刮痧板有牛角刮痧板和玉质刮痧板两类。

● 辅助的材料

刮痧时需要准备润滑剂，增加润滑度，减少刮痧阻力。通常可以使用以下介质作为润滑剂，有香油、食用油、白酒、猪脂、药汁、冬青膏、鸡蛋清、刮痧活血剂、薄荷水、扶他林乳胶剂、刮痧油及止痛灵。

● 常用的体位

刮拭患者不同的部位时也要采取不同的体位姿势，一般体位包括：仰卧位、俯卧位、侧卧位、正坐位、仰靠坐位、俯伏坐位和站立位。

◉ 刮痧疗法的不适用人群及部位

1. 久病年老的人、囟门未合的小儿；
2. 极度虚弱的人、极度消瘦的人、对刮痧极度恐惧或过敏的人；
3. 皮肤上有破损溃疡、疮头、未愈合的伤口，韧带及肌腱急性损伤部位；
4. 孕妇的腹部和腰骶部，女性乳头，孕妇和经期女性的三阴交、合谷、足三里等穴位；
5. 眼睛、耳孔、鼻孔、舌、口唇、前后二阴、肚脐以及肝硬化腹水者的腹部等部位。

刮痧方法

　　刮痧法根据刮拭的角度、身体适用范围等方面可以分为面刮法、平刮法、角刮法、推刮法、厉刮法、点按法、按揉法等。

正确的握板方法

　　刮痧板长边横靠在手掌心，拇指和其他四个手指分别握住刮痧板的两边，刮痧时用手掌心的部位向下按压。

面刮法

　　刮痧板向刮拭的方向倾斜30°~60°，将刮痧板的1/2长边或全部长边接触皮肤，自上而下或从内到外地向同一方向直线刮拭。

平刮法

　　手持刮痧板，向刮拭的方向倾斜的角度小于15°，而且向下的渗透力也较大，刮拭速度缓慢。

角刮法

　　用刮板的角部在穴位处自上而下刮拭，刮板面与皮肤呈45°，手法不宜过于生硬，避免用力过猛伤害皮肤。

推刮法

　　手持刮痧板，刮痧板向刮拭方向倾斜的角度小于45°，压力大于平刮法，速度也比平刮法慢一点。

厉刮法

　　刮痧板角部与刮拭部位呈90°，刮痧板不离皮肤的施力，在约1寸长皮肤上做短间隔前后或左右的摩擦刮拭。

点按法

　　将刮痧板角部与要刮拭部位呈90°，向下按压，由轻到重，逐渐加力，片刻后快速抬起，多次反复。

垂直按揉法

　　垂直按揉法将刮痧板的边沿以90°按压在穴区上，缓慢按揉。

平面按揉法

　　平面按揉法则小于20°，刮痧板与接触皮肤不分开，缓慢按揉。

47

面刮法 治疗腰椎间盘突出症

腰椎间盘突出症系指由于腰椎间盘髓核突出压迫其周围神经组织而引起的一系列症状。根据髓核突出的方向可分为单侧型腰椎间盘突出症、双侧型腰椎间盘突出症和中央型腰椎间盘突出症。

● 高发人群

工作姿势不良者，产前、产后或更年期的女性。

● 高发季节

秋季、冬季。

● 诊断

1.放射痛沿坐骨神经传导直达小腿外侧足背或足趾；所有使脑脊液压力增高的动作如咳嗽、打喷嚏和排便等都可能会加重腰痛和放射痛；活动时疼痛加剧，休息后减轻。

2.卧床体位：多数患者采用侧卧位并屈曲患肢；个别严重病例在各种体位均疼痛只能屈髋屈膝跪在床上以缓解症状，另外常有间歇性跛行。

● 预防

1.改善工作姿势，注意劳逸结合。避免长期做反复单调的动作，从事长时间弯腰或长期伏案工作的人员，可以通过调整坐椅和桌面的高度来改变坐姿，建议坐位工作45 分钟后起立活动15 分钟，使疲劳的肌肉得以恢复。

2.坚持做一些体育运动，如游泳、健美操等。俯卧位时头、腿脚和手臂都尽量往上抬高，一起一落为1个节拍，每次锻炼4 个8 拍，每天1～2 次。

3.要养成良好的生活、工作方式，起居饮食都要规律，切忌熬夜通宵，尤其是不可坐在电脑前通宵工作或玩游戏。

● 刮痧取穴

腰背部：身柱穴、肝俞穴、脾俞穴、肾俞穴。
下肢部：殷门穴、风市穴、阳陵泉穴。

刮痧治疗

使用刮痧疗法治疗腰椎间盘突出症，能有效地促进血液循环，加速腰背肌肉组织的新陈代谢，有效缓解病症。

刮拭部位及刮拭方向

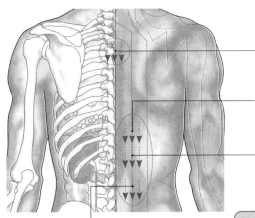

身柱穴：在第3胸椎棘突下凹陷中。

肝俞穴：背部，当第9胸椎棘突下，旁开1.5寸。

脾俞穴：背部，当第11胸椎棘突下，旁开1.5寸。

肾俞穴：腰部，当第2腰椎棘突下，旁开1.5寸。

刮法	刺激程度	次数
面刮、平面按揉	轻度	30

风市穴：大腿外侧中线上，当直立垂手时，中指指尖处。

阳陵泉穴：小腿外侧正中，"人"字纹尖凹陷处。

殷门穴：大腿后面，当承扶穴与委中穴的连线上，承扶穴下6寸处。

操作步骤

❶ 患者俯卧，裸露腰背部皮肤，将穴位区域擦洗干净

❷ 刮痧板向刮拭的方向倾斜60°，以身柱穴、肝俞穴、脾俞穴、肾俞穴、殷门穴的顺序进行

❸ 患者转为右侧卧位

❹ 用同样的方法以风市穴、阳陵泉穴的顺序刮拭

48

平面按揉法 治疗急性腰扭伤

急性腰扭伤就是我们俗称的"闪腰""岔气"，主要是因为突然间受到外力的作用，腰部软组织的肌肉或筋膜等突然撕裂而导致的。这种疼痛状况属于急发现象，病发前没有任何征兆。

● 高发人群

青壮年体力劳动者，男多于女。

● 高发季节

四季皆可发生。

● 诊断

1.患者在搬、抬、扛重物时，腰部一侧或两侧突然出现清脆的响声，然后疼痛出现，疼痛剧烈时，腰部无法扭转，当即就不能进行正常运动。

2.检查时会发现患者腰部僵硬，腰前凸消失，并且脊柱侧弯及骶棘肌痉挛。

3.在腰部受到损伤当时没有症状出现，但休息片刻后或第二天疼痛出现，严重者甚至无法起床，在腰部受伤部位可以找到明显的压痛点。

● 预防

1.掌握正确的劳动姿势。在扛、抬重物时要尽量使胸、腰部挺直，髋膝部屈曲，起身要以下肢用力为主，站稳后再迈步。搬、提重物时，应采用半蹲位，让物体尽量贴近身体。尽量避免采取弯腰性强迫姿势工作过长时间。

2.加强劳动保护。在进行扛、抬、搬、提等重体力劳动时，尽量使用护腰带，来协助稳定腰部脊柱，增强腹压，增强肌力。在寒冷潮湿的环境中工作后，最好洗热水澡以祛除寒湿，消除疲劳。

● 刮痧取穴

头部：风池穴。

腰背部：肾俞穴、大肠俞穴、志室穴。

下肢部：委中穴、承山穴。

刮痧治疗

　　运用刮痧疗法治疗急性腰扭伤，对疏通腰部经气、舒缓筋脉、活血止痛有很好的疗效，而且方法简单，操作方便。

刮拭部位及刮拭方向

风池穴：后枕骨下，两条大筋外缘陷窝中，相当于耳垂齐平。

刮法	刺激程度	次数
推刮、平面按揉	适度	60

肾俞穴：腰部，当第2腰椎棘突下，旁开1.5寸。

委中穴：腘横纹中点，当股二头肌腱与半腱肌肌腱的中间。

承山穴：小腿后面正中，委中穴与昆仑穴之间，当伸直小腿和上提足跟时腓肠肌肌腹下出现凹陷处的。

大肠俞穴：腰部，当第4腰椎棘突下，旁开1.5寸。

志室穴：腰部，当第2腰椎棘突下，旁开3寸。

操作步骤

❶ 患者俯卧，将需要刮拭的穴位区域裸露在外并进行消毒

❷ 刮痧板向刮拭的方向倾斜20°，先轻轻刮拭头部风池穴

❸ 然后以先腰背部后下肢部的顺序进行

49

平刮法 治疗肾虚腰痛

　　肾是潜藏的根本，是藏精的地方。精能生骨髓而滋养骨骼，所以肾脏有保持人体精力充沛，强壮身体的功能。但随着年龄的增长，年老体衰，人体生理功能下降，或长期患病导致肾亏，以及房劳过度、耗损精气等，这些都会使肾气虚衰，腰府空虚，从而引发腰部疼痛。

腰腿病特效自疗全书

● 高发人群

　　中老年人，以男性居多。

● 高发季节

　　四季皆可发生。

● 诊断

　　1.腰部易感到疲劳，体力不容易恢复；下肢有时会出现麻木无力感。

　　2.肾功能衰退，体力下降，畏寒，手脚经常冰凉，面色苍白，腰部冷痛，虚软无力。

　　3.腰部绵绵隐痛，持续不断，并且会有头晕耳鸣的症状同时出现。

　　4.腰痛会随着天气的变化或劳累强度的增减而变化，时轻时重，反复发作。

● 预防

　　1.要节制房事，房事过多会使肾亏情况严重，加剧腰痛。

　　2.注意保暖，防止身体受凉。天气变冷时增加衣物，在运动出汗、淋雨后及时擦拭身体，更换衣服。饮食上忌食过冷和过热的食物，以温热为主。

　　3.适度的锻炼可以增强肾功能，但防止过度劳累或过度运动，避免腰部承受超负荷的压力，同时要注意使用正确的运动姿势。

● 刮痧取穴

　　腰背部：三焦俞穴、肾俞穴、命门穴、膀胱俞穴。

　　胸腹部：中极穴、章门穴。

　　上肢部：尺泽穴。

刮痧治疗

　　使用刮痧疗法治疗肾虚腰痛，主要是通过调理经气和补肾填精，标本兼治地治疗肾虚，才能从根本上治疗此类腰痛病症。

刮拭部位及刮拭方向

三焦俞穴：背部，当第1腰椎棘突下，旁开1.5寸。

肾俞穴：腰部，当第2腰椎棘突下，旁开1.5寸。

命门穴：腰部，当后正中线上，第2腰椎棘突下凹陷中，肚脐正后方处。

膀胱俞穴：后正中线旁开1.5寸，平第2骶后孔。

刮法	刺激程度	次数
平面按揉	中度	60

中极穴：下腹部，前正中线上，当脐中下4寸。

章门穴：侧腹部，当第11肋游离端的下方。

尺泽穴：肘横纹中，肱二头肌腱桡侧凹陷处。

操作步骤

❶ 患者俯卧，对需要刮拭的穴位区域进行消毒

❷ 刮痧板向刮拭的方向倾斜15°，先刮拭腰背部各穴

❸ 然后患者转为仰卧位，以同样方法刮拭胸腹部两穴

❹ 最后抬起患者的上臂，先左后右地刮拭尺泽穴

50

推刮法 治疗坐骨神经痛

坐骨神经痛，是指坐骨神经通路及其分布区域内的疼痛。此病痛主要是由其他疾病所引发，如：坐骨神经炎、腰椎间盘突出、椎管内肿瘤、子宫附件炎、糖尿病等。

● 高发人群

IT人士、文秘、媒体编辑等久坐工作者。

● 高发季节

秋季、冬季。

● 诊断

1.一般多由臀部或髋部开始，向下沿大腿后侧、腘窝、小腿外侧往足背外侧扩散，表现为持续性钝痛或有发作性加剧，剧痛时呈刀刺样性质。

2.患病一侧有轻度的肌肉张力减弱，严重患者可有肌肉消瘦、肌肉弛软，并有压痛现象，以腓肠肌最为明显；疼痛在咳嗽、用力、弯腰、震动时加剧。

3.站立时，身体略向健康一侧倾斜，患侧的下肢在髋、膝关节处微屈而足跟不着地。睡觉时，向健侧侧卧，患侧下肢髋、膝关节处呈微屈姿势。仰卧坐起时，患侧膝关节弯曲。

● 预防

1.长时间不正确的坐姿和缺乏运动是造成坐骨神经痛的原因，所以要注意纠正坐姿，最好在办公椅上放1个小靠垫。每小时站起来走动1次，放松颈椎和腰椎，注意保持正确的站姿、坐姿、睡姿，以及劳动姿势的合理性。

2.平时还要多进行体育运动以锻炼腰背肌，比如游泳。高跟鞋鞋跟高度限制在4厘米以下，切忌穿着高跟鞋快跑、跳舞。

● 刮痧取穴

腰背部：肝俞穴、肾俞穴、秩边穴。
下肢部：风市穴、委中穴、承山穴。

刮痧治疗

坐骨神经痛通常表现为腰部、腿部的酸痛无力，严重时影响正常的行动，运用刮痧疗法能舒筋通络，有效缓解疼痛。

刮拭部位及刮拭方向

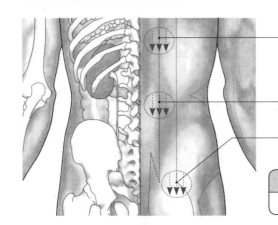

肝俞穴：第9胸椎棘突下，旁开1.5寸。

肾俞穴：腰部，当第2腰椎棘突下，旁开1.5寸。

秩边穴：后正中线旁开3寸，平第4骶后孔。

刮法	刺激程度	次数
推刮	轻度	60

委中穴：腘横纹中点，当股二头肌腱与半腱肌肌腱的中间。

承山穴：小腿后面正中，委中穴与昆仑穴之间，当伸直小腿或上提足跟时腓肠肌肌腹下出现的凹陷处。

风市穴：在大腿外侧的中线上，当腘横纹上7寸处。

操作步骤

❶ 患者俯卧，对需要刮拭的穴位区域进行消毒

❷ 刮痧板向刮拭的方向倾斜45°，先刮拭腰背部各穴和下肢部的承山和委中穴

❸ 然后患者转为侧卧位，对风市穴附近皮肤进行消毒

❹ 再以相同方法刮拭风市穴

艾灸疗法

艾灸是一种使用燃烧的艾条悬灸人体穴位的中医疗法。这种疗法最早可以追溯到远古时代。艾灸疗法不仅在我国医学史上起到重要作用，对世界医学也做出了巨大贡献。

艾灸的治疗方式是综合的，其中包括局部刺激、经络穴位、药物诸因素。因此，艾灸疗法作用于人体主要表现的是一种综合作用，是各种因素相互影响，相互补充，共同发挥的整体治疗作用。

● 艾灸前的准备工作

■ 艾炷、艾条的制作

艾炷是将艾绒放在平板上，用拇指、食指、中指边捏边旋转，把艾绒捏紧成规格大小不同的圆锥形艾炷，捏得越紧越好。

取纯艾绒24克，平铺在长26厘米、宽20厘米的桑皮纸上，将其卷成直径约1.5厘米的圆柱形，卷得越紧越好。然后用糨糊粘贴牢固，两头余纸拧成结，即成艾条。再在纸上画上刻度，每寸为1度，以此作为施灸时的标准。

■ 器具的选择

常用的艾灸器具主要有3种：温灸筒、温灸盒、温灸管。

■ 常用的体位

选择适当体位，能方便施灸者的施灸操作，有利于准确选穴和安放艾炷.常用体位有仰靠坐位、侧伏坐位、俯伏坐位、仰卧位、侧卧位和俯卧位。

● 艾灸的禁灸穴

清代医学著作《针灸逢源》中记载禁灸穴总计有47穴，大部分穴位的部位归属均分布于头面部、重要脏器和表浅大血管的附近，以及皮薄肌少、筋肉结聚的部位，这些部位若使用艾炷直接施灸，会产生相应的不良效果。但随着医学的进步，现代中医认为，禁灸穴只有睛明穴、素髎穴、人迎穴、委中穴四个，不过女性妊娠期小腹部、腰骶部、乳头、阴部等均不宜施灸。

艾灸的分类

艾灸法是将艾绒置于体表穴位或患处烧灼施灸的方法，是中医最常用的一种治病方法，其分类较多。

艾灸的分类
- 艾炷灸
  - 间接灸
  - 直接灸（肤灸、明灸）
- 艾条灸
  - 温和灸
  - 回旋灸
  - 雀啄灸
- 艾饼灸
  - 熨灸
  - 日光灸
- 艾熏灸
  - 烟熏灸
  - 蒸汽熏灸
  - 温灸器灸
- 温针灸

直接灸

直接灸就是把艾炷直接安放在皮肤上施灸的一种方法。

间接灸

间接灸是在艾炷与皮肤之间隔垫某种物品如葱、姜、蒜等而施灸的方法，又称隔物灸。

艾条灸

艾条灸又称艾卷灸，用棉纸把艾绒包裹卷成圆筒形的艾卷，点燃一端，在穴位或患处进行熏灸的一种施灸方法。

温针灸

这是一种将针刺与艾灸相结合的方法，将针留在穴位上，把艾绒搓成团捻裹在针柄上并将其点燃，通过针体将热力传入穴位。

52

理气活血 治疗腰肌劳损

　　腰肌劳损是慢性腰痛的常见原因之一，通常情况下没有明显的外伤，多为腰部负荷过重所致。只在劳累后疼痛会加重，休息时疼痛状况轻微，一到阴雨天腰部就会出现持续性的酸软疼痛，严重时无法弯腰。

● 腰肌劳损的病因

　　1.急性腰扭伤并发的后遗症、长期从事弯腰或是从弯腰到直立、从直立到弯腰的反复转变，使腰部长时间处于一种不平衡的状态，负荷过度。

　　2.不良姿势也是造成腰肌劳损的原因之一，尤其是腰骶椎先天性畸形患者，腰骶部两侧的活动不统一，更加容易导致腰部软组织劳损。

● 选穴及治疗方法

艾条灸

　　1. 取穴方法

　　主穴：志室穴、肾俞穴、大肠俞穴、阿是穴。

　　配穴：阴陵泉穴、三阴交穴、命门穴、关元俞穴、太溪穴。

　　2. 施灸方法

　　单手持艾条，先用回旋灸，即把点燃的艾条悬于距施灸部位皮肤3~5厘米处艾灸2分钟以将局部的气血温热；接着使用雀啄灸方法，将艾条在穴位处上下摆动1分钟，加强对痛点的刺激；然后手持艾条沿着经络往返灸2分钟，以激发经气；最后再用温和灸法，在距穴位皮肤3~5厘米处进行熏灸3~5分钟，达到舒筋通络，缓解疼痛的目的。每日1次，6次为1个疗程。

艾炷间接灸

　　1. 取穴方法

　　志室穴、膈俞穴、气海俞穴、阿是穴、委中穴、承山穴。

　　2. 施灸方法

　　从上述穴位中，每次选3~5个穴位施灸，阿是穴和志室穴每次灸10壮，其余各穴各灸3~5壮。单手持艾炷，用姜、葱、蒜等其他物品在穴位上做隔垫物，使艾炷不直接接触皮肤即可。每日1次，6次为1个疗程。

艾灸治疗

　　慢性腰肌劳损多是由于腰部软组织慢性纤维化、经络受损、气血运行不畅等原因造成的，通过艾灸理气活血，是治疗疼痛的有效方法。

艾灸取穴

膈俞穴：背部，当第7胸椎棘突下，旁开1.5寸。

肾俞穴：位于人体腰部，当第2腰椎棘突下，旁开1.5寸处。

志室穴：腰部，当第2腰椎棘突下，旁开3寸。

命门穴：人体腰部，第2腰椎棘突下，即肚脐正后方处即是。

气海俞穴：位于腰部，当第3腰椎棘突下，旁开1.5寸处。

大肠俞穴：腰部，当第4腰椎棘突下，旁开1.5寸。

关元俞穴：位于身体骶部，当第5腰椎棘突下，左右旁开2指宽处即是。

阴陵泉穴：小腿内侧，胫骨内侧髁后下方凹陷处。

三阴交穴：位于小腿内侧，足内踝尖上3寸，胫骨内侧缘后方。

太溪穴：位于足内侧，内踝后方与跟腱之间的凹陷处。

委中穴：腘横纹中点，当股二头肌腱与半腱肌肌腱的中间。

承山穴：小腿后面正中，委中穴与昆仑穴之间，当伸直小腿和上提足跟时腓肠肌肌腹下出现的凹陷处。

艾条灸操作步骤

❶	❷	❸	❹	❺
将所要施灸的穴位进行消毒清洗	单手持艾条，点燃后悬于距穴位皮肤3~5厘米处温热气血2分钟	接着将艾条在穴位处上下摆动1分钟，加强对痛点的刺激	然后手持艾条沿着经络往返灸2分钟，以激发经气	最后再将艾条放在距穴位皮肤3~5厘米处进行熏灸3~5分钟

53

清热活血 治疗女性腰痛

女性的体质和生理特点容易引发腰痛，再加上女性所特有的月经、怀孕、哺乳等生理特征和慢性盆腔炎等病症都是导致腰痛的原因。主要症状为腰部冷痛、隐痛、酸软无力，在行房事或劳累后疼痛加重，并有白带增加、小腹坠痛等。

● 女性腰痛的病因

1.月经、怀孕、分娩等女性所特有的行为，都有可能引发不同类型的生殖器官炎症，这些炎症会引发腰痛。如果女性在月经期或产后受寒，湿邪、寒邪入侵身体的话，会导致脊柱骨质增生，从而诱发腰痛。

2.子宫作为女性独有的器官，也是促使女性产生腰痛的原因之一，例如子宫发生后倾或后屈，都会造成腰部疼痛。

● 选穴及治疗方法

● 无瘢痕灸

1. 取穴方法

主穴：关元俞穴、三阴交穴、足三里穴、子宫穴、归来穴、关元穴、肾俞穴。

配穴：阴陵泉穴、太溪穴、地机穴。

2. 施灸方法

从上述穴位中，每次选3～5个穴位施灸，每个穴位每次灸3～5壮。选择小艾炷，单手持艾炷，点燃后将艾炷直接安放在穴位皮肤上灸治，但以不烧伤皮肤为度。每次灸5～10分钟，每日1次，10次为1个疗程，每个疗程间歇休息2日，一般灸3个疗程，根据患者病情可增加或减少疗程。

● 温和灸

1. 取穴方法

肾俞穴、命门穴、环跳穴、关元穴、委中穴、然谷穴、太溪穴。

2. 施灸方法

从上述穴位中，每次选3～5个穴位施灸，肾俞穴每次灸20～30分钟，其余各穴各灸10～15分钟。单手持艾条，将其一端点燃，对准穴位，在距皮肤3～5厘米处进行熏灸。每日1次，10次为1个疗程。

艾灸治疗

艾灸疗法能有效针对女性所特有的体质，对腰部冷痛、隐痛、酸软无力等症状进行改善。

艾灸取穴

阴陵泉穴：小腿内侧，胫骨内侧髁后下方凹陷处。

地机穴：位于内踝尖与阴陵泉穴连线上，阴陵泉穴下3寸。

三阴交穴：位于小腿内侧，足内踝尖上3寸，胫骨内侧缘后方。

然谷穴：位于内踝前下方，足舟骨粗隆下方的凹陷处即是。

足三里穴：位于外膝眼下3寸，胫骨前嵴外1横指，当胫骨前肌上。

太溪穴：位于足内侧，内踝后方与跟腱之间的凹陷处。

命门穴：位于腰部，第2腰椎棘突下，即肚脐正后方处。

肾俞穴：位于腰部，当第2腰椎棘突下，旁开1.5寸之处。

关元俞穴：位于身体骶部，当第5腰椎棘突下，左右旁开2指宽处即是。

环跳穴：股骨大转子最高点与骶管裂孔连线的外1/3与中1/3的交点处。

委中穴：位于腿部，腘横纹中点，当股二头肌腱与半腱肌肌腱的中间即是。

关元穴：位于下腹部，前正中线上，当脐中下3寸之处。

归来穴：位于人体的下腹部，当脐中下4寸，距前正中线2寸之处。

子宫穴：位于下腹部，当脐中下4寸，膀胱与直肠之间。

无瘢痕灸操作步骤

❶ 将所要施灸的穴位进行消毒清洗

❷ 选择小艾炷，单手持艾炷

❸ 将艾炷点燃直接安放在穴位皮肤上灸治，以不烧伤皮肤为度

❹ 所有穴位按此法依次进行

54

祛风除湿 治疗风湿性腰痛

　　风湿性腰痛是因为身体受到风寒湿邪的入侵，湿邪滞留在经络里而导致的。通常表现为腰背疼痛，睡觉时翻身不便；或者身体发热，一直冒虚汗，以及出现下肢水肿等症状，治疗的关键在于祛风除湿。

● 风湿腰痛的病因

　　1.住所在阴面，得不到阳光的照射，导致屋内湿气重，尤其是铺盖的褥子和被子带有湿气，久而久之会使湿气进入经络导致腰痛。

　　2.夏天人们喜欢对着空调吹，睡觉时也没有遮盖物，容易使风寒湿邪侵入身体，阻滞经脉，从而使气血运行不畅，诱发腰痛。肾阳虚的患者，手脚经常处于冰凉状态，且容易感到寒冷，长期如此就会导致腰部出现冷痛。

● 选穴及治疗方法

熨灸

　　1. 取穴方法

　　主穴：肾俞穴、命门穴、志室穴、腰阳关穴、大肠俞穴、气海俞穴。

　　配穴：阳陵泉穴、委中穴。

　　2. 施灸方法

　　将艾绒平铺在穴位上，然后覆盖几层棉布，用熨斗或热水袋在布上温熨。因为熨斗或热水袋的覆盖面积比较大，所以临近的穴位可以同时进行熨灸，而且可以使用多个熨斗和热水袋，不同区域也可同时进行。每次熨60分钟，每天1～2次。另外，在进行此灸法时，还可以加入药物，将中药材捣碎用纱布包裹住，煎煮后趁热在穴位处熨灸，同时可将热水袋放在药包上保持热度，这样可以增强治疗效果。

蒸汽熏灸

　　1. 取穴方法

　　肾俞穴、腰阳关穴、环跳穴、阳陵泉穴、犊鼻穴、梁丘穴。

　　2. 施灸方法

　　把艾叶或艾绒放在容器内用水煮沸，利用容器中产生的水蒸气熏灸上述各穴位，每次60分钟，每天1次。同时，还可以根据医生的建议加入中药，这时所散发的蒸汽中蕴涵着药效成分，祛风化湿、疏经通络的效果更佳。

腰腿病特效自疗全书

艾灸治疗

风湿性腰痛主要是因为身体受到风寒湿邪的入侵，湿邪滞留在经络里而导致的，因此艾灸治疗的关键就是祛风除湿。

艾灸取穴

命门穴：人体腰部，第2腰椎棘突下，肚脐正后方处即是。

气海俞穴：位于腰部，当第3腰椎棘突下，旁开1.5寸处。

腰阳关穴：位于人体腰部，当后正中线上，第4腰椎棘突下凹陷处。

肾俞穴：位于人体腰部，当第2腰椎棘突下，旁开1.5寸处。

志室穴：腰部，当第2腰椎棘突下，旁开3寸。

大肠俞穴：腰部，当第4腰椎棘突下，旁开1.5寸。

环跳穴：股骨大转子最高点与骶管裂孔连线的外1/3与中1/3的交点处。

梁丘穴：在髂前上棘与髌骨外上缘连线上，髌骨外上缘上3寸。

犊鼻穴：位于膝部髌骨下缘，髌韧带两侧有凹陷，其外侧凹陷中即是。

阳陵泉穴：小腿外侧正中，"人"字纹尖凹陷处。

委中穴：位于腿部，腘横纹中点，当股二头肌腱与半腱肌肌腱的中间即是。

熨灸操作步骤

❶ 将所要施灸的穴位进行消毒清洗

❷ 将艾绒平铺在穴位上，然后覆盖几层棉布

❸ 用熨斗或热水袋在布上温熨

❹ 所有穴位按此法依次进行

(56) 舒筋活络 治疗腰椎间盘突出症

腰椎间盘突出症，又称为髓核突出（或脱出）或腰椎间盘纤维环破裂症，主要是由于腰椎间盘髓核突出，压迫其周围神经及组织而引起的一系列症状，是腰痛病中的一种常见类型，多发生在青年及中年人身上。

● 腰椎间盘突出症的病因

1.由于外伤或重力的压迫，使脊柱受到剧烈的压迫，从而引起腰部纤维环破裂导致椎间盘突出。劳累过度或是房事过多，都会使肾精亏损，以至于无法濡养腰部的筋骨，导致椎间盘发生退行性改变，最终引发腰椎间盘突出症。

2.不良姿势会使椎体所受到的压力不均衡，从而导致椎间盘出现退行性改变，使椎体之间的间隙变窄，成为引发腰椎间盘突出症的内因。

● 选穴及治疗方法

● 艾条灸

1. 取穴方法

主穴：至阳穴、关元穴、夹脊穴。

配穴：阳陵泉穴、昆仑穴。

2. 施灸方法

单手持艾条，对至阳穴和关元穴施灸时，先点燃艾条悬于距施灸部位皮肤3～5厘米处，艾灸2分钟以使局部的气血温热；接着将艾条在穴位处上下摆动1分钟，加强对痛点的刺激；然后手持艾条沿着经络往返灸2分钟，以激发经气；最后在距穴位皮肤3～5厘米处进行熏灸3～5分钟，达到舒筋通络，缓解疼痛的目的。其余各穴位直接熏灸3～5分钟即可。每日1次，6次为1个疗程。

● 隔姜灸

1. 取穴方法

主穴：殷门穴、承山穴、夹脊穴、阿是穴。

配穴：昆仑穴、后溪穴、足三里穴、秩边穴。

2. 施灸方法

每次选3～5个穴位，每个穴位灸3～5壮。单手持艾炷，用姜片做隔垫物铺在穴位上，使艾炷不直接接触皮肤即可。每日1次，6次为1个疗程。

艾灸治疗

对于腰椎间盘突出症，艾灸疗法的作用在于舒筋活络，缓解腰肌疲劳，减少腰肌痉挛现象的出现。

艾灸取穴

至阳穴：背部，当后正中线上，第7胸椎棘突下凹陷中。

夹脊穴：位于第1胸椎至第5腰椎棘突下，旁开0.5寸，一侧17个穴，左右共34穴。

秩边穴：后正中线旁开3寸，平第4骶后孔。

阳陵泉穴：小腿外侧正中，"人"字纹尖凹陷处。

足三里穴：位于外膝眼下3寸，胫骨前嵴外1横指，当胫骨前肌上。

殷门穴：大腿后面，当承扶穴与委中穴的连线上，承扶穴下6寸处。

承山穴：小腿后面正中，委中穴与昆仑穴之间，当伸直小腿和上提足跟时腓肠肌肌腹下出现的凹陷处。

昆仑穴：足部外踝后方，当外踝尖与跟腱之间的凹陷处即是。

后溪穴：第5掌指关节后尺侧的远侧掌横纹头，赤白肉际处即是。

关元穴：位于下腹部，前正中线上，当脐中下3寸之处。

隔姜灸操作步骤

❶ 将所要施灸的穴位进行消毒清洗 → ❷ 将切好的姜片平铺在要施灸的穴位上 → ❸ 单手持艾炷，点燃后隔着姜片熏灸穴位5~10分钟 → ❹ 所有穴位按此法依次进行

56

祛风散寒 治疗坐骨神经痛

坐骨神经痛，是一种常见的周围神经疾病，主要指坐骨神经通路及其分布区域内的疼痛，可以分为根性坐骨神经痛和干性坐骨神经痛两种。多由腰椎间盘突出、脊柱肿瘤等脊柱病变和坐骨神经炎等引起，发病较急。

● 坐骨神经痛的病因

1.由于外伤或是重力的压迫，使脊柱受到剧烈的压迫，从而引起椎间盘突出导致坐骨神经痛。如果身体感受风寒湿邪，会引发腰肌痉挛、脊柱侧弯。

2.不良习惯及姿势，会使腰椎所受到的压力不均衡，长时间如此，会使椎体一侧压力不断增加，进而诱发腰椎间盘突出症和坐骨神经痛。

● 选穴及治疗方法

● 艾炷灸

1. 取穴方法

主穴：秩边穴、环跳穴、阳陵泉穴、肾俞穴。

配穴：承山穴、殷门穴。

2. 施灸方法

每次选3～5个穴位施灸，每个穴位每次灸3～5壮。选择小艾炷，单手持艾炷，点燃后将艾炷直接安放在穴位皮肤上灸治，但以不烧伤皮肤为度。每次灸5～10分钟，每日1次，10次为1个疗程，每个疗程间歇休息2日，一般灸3个疗程，根据患者病情可增加或减少疗程。另外可以使用间接灸，用姜、葱、蒜等其他物品在穴位上做隔垫物，使艾炷不直接接触皮肤。

● 温针灸

1. 取穴方法

主穴：环跳穴、秩边穴、夹脊穴、委中穴。

配穴：肾俞穴、关元俞、次髎穴。

2. 施灸方法

首先选择长度在1.5寸以上的毫针，用毫针刺入穴位中，针刺得气后，在穴位上留针。接着将艾绒搓成团裹在针柄上，或者将2厘米长的艾条扎在针柄上。要注意的是，无论用艾绒还是艾条，都应该离皮肤有2～3厘米的距离。最后点燃艾绒或艾条的顶端，使热力通过针体传入穴位。

腰腿病特效自疗全书

艾灸治疗

使用艾灸疗法治疗坐骨神经痛，主要是改善风寒袭表而引起的腰部不适，以及腰椎间盘突出症所造成的腰部疼痛。

艾灸取穴

夹脊穴：位于第1胸椎至第5腰椎棘突下，旁开0.5寸，一侧17个穴，左右共34穴

次髎穴：位于人体骶部，当髂后上棘内下方与后正中线之间，适对第2骶后孔处。

肾俞穴：位于人体腰部，当第2腰椎棘突下，旁开1.5寸处。

关元俞穴：位于身体骶部，当第5腰椎棘突下，左右旁开2指宽处即是。

秩边穴：后正中线旁开3寸，平第4骶后孔。

环跳穴：股骨大转子最高点与骶管裂孔连线的外1/3与中1/3的交点处。

阳陵泉穴：小腿外侧正中，"人"字纹尖凹陷处。

殷门穴：大腿后面，当承扶穴与委中穴的连线上，承扶穴下6寸处。

委中穴：位于腿部，腘横纹中点，当股二头肌腱与半腱肌肌腱的中间即是。

承山穴：小腿后面正中，委中穴与昆仑穴之间，当伸直小腿和上提足跟时腓肠肌肌腹下出现的凹陷处。

温针灸操作步骤

❶ 将所要施灸的穴位进行消毒清洗 ➡ ❷ 选择长度在1.5寸以上的毫针，用毫针刺入穴位中，针刺得气后，在穴位上留针 ➡ ❸ 接着将艾绒搓成团裹在针柄上 ➡ ❹ 然后点燃艾绒的顶端，使热力通过针体传入穴位

57

中药药膳疗法

所谓中药药膳法，既有中医药的疗法，也有药膳的饮食疗法。中药治疗是中国几千年来的传统治疗方法，一直被人们所使用，同时配以饮食疗法，可以从根源处入手，利用药膳进行调节，共同达到防治腰痛的目的。

中药治疗是中国几千年来在临床治疗方面所积累的对世界医学有重要贡献的治疗方法之一。不仅动物、植物可以入药，介壳类如珍珠、矿物类如龙骨等都可以成为用来治病的中药。自古以来关于中医药的典籍更是中国古代文化的瑰宝，其中《神农本草经》《本草纲目》等，直到今日仍是很多医生的必备之书。

从唐代的《食疗本草》开始，人们便将饮食与治病相结合，"药王"孙思邈更在其《备急千金要方》中指出："夫为医者，当须先洞晓疾源，知其所犯，以食治之，食疗不愈，然后命药。"将食疗列为医治疾病的诸法之首。中医认为所有食物各具功效，药膳养生正是利用这些功效来达到平衡气血水，强身健体的目的，所以人们常说"药补不如食补""食有药效"。

药膳的科学定义是指在中医学、烹饪学和营养学的理论指导下，严格按照药膳配方，将中药与某些具有药用价值的食物相配，再采用我国独特的饮食烹调技术制作而成的，具有一定色、香、味、形的美味食品。

总结起来，药膳最大的特点就是"寓医于食"，满足了人们"厌于药，喜于食"的天性。药膳既能将药物作为食材，又可以赋予食物以药力，二者相辅相成，相得益彰；使得菜品既具有较高的营养价值，又可强身保健、防病治病、延年益寿。

在使用中药以及药膳的治疗方法时，我们也要注意以下一些禁忌。

1. 中药配伍之间的禁忌：有些中药材配合在一起使用会产生相反、相恶的作用，进而降低药性或者产生毒副作用，因此要禁止同时使用。

2. 孕妇在使用本方法时要格外注意，避免出现动胎、滑胎现象。

3. 注意食物性质与药性之间的冲突，避免食用的食物降低药性或是产生毒副作用。

4. 饮用中药时，禁忌汤剂过夜服用。汤剂存放过久或过夜，会滋生细菌，分解药性，甚至发馊变质，对人体健康不利。

不同季节的药膳养生

"因人、因时、因地"是中医的治疗原则，无论是治疗已病还是未病，都要根据人、季节及水土的变化而变化，这也是药膳养生应遵循的原则。

 万物复苏的春季，身体阳气上升，但肝气上升太过，即人体自主神经过于活跃，易引发身心不适。通过食用具有疏肝理气养血作用的食物，恢复肝的正常功能，是春季药膳养生的基础。

推荐食材	土豆	蘑菇	枸杞子	红枣	此外还有猪肝，鸡肝，竹笋，芹菜，茼蒿，柑橘类等。

 闷热的夏季，体内易蕴积热毒，喝水过多易导致水肿。身体倦怠无力、无精打采、食欲不振、中暑等是夏季常见症状。选择具有清热利尿作用的食物是夏季药膳养生的基础。

推荐食材	西瓜	黄瓜	冬瓜	西红柿	此外还有苦瓜，豆芽，绿豆，绿豆粉丝，百合，薏苡仁，车前草等。

 空气干燥的秋季，人体缺乏滋润，易出现干咳、哮喘、皮肤干燥等问题。食用泽肤润肺祛燥的食物十分重要。

推荐食材	螃蟹	柿子	甲鱼	葡萄	此外还有秋刀鱼，梨，银杏，枇杷，莲藕，银耳，枸杞子，豆浆，牛奶等。

 寒冷的冬季，人体新陈代谢减慢，阳气潜藏于体内。暖身、促进气血运行、储备阳气是冬季食物药膳的基础，此时也是养阴的最佳季节。

推荐食材	虾	南瓜	白萝卜	洋葱	此外还有羊肉，牛肉，鸡肉，鳗鱼，高丽参，生姜，大蒜，大葱，韭菜，白菜，花椒，肉桂，辣椒，大茴香等。

58

59

舒筋活血 治疗急性腰扭伤

急性腰扭伤多是因为受到外力作用而导致的腰部肌肉或韧带拉伤。最典型的症状就是在搬、抬、扛重物时，腰部一侧或两侧突然出现清脆的响声，然后出现疼痛。

● 中药疗法

● 泽兰汤加减

药材：木香5克，当归尾、赤芍、泽兰、苏木、桃仁各9克，没药、羌活、乳香、牡丹皮、牛膝各6克，红花、三七各3克。

服法：每日1剂，每剂可煎2次服用。

功效：舒筋活血，理气止痛。

● 复元活血汤

药材：桃仁、当归、柴胡、甘草各10克，大黄、天花粉各20克，红花、穿山甲各6克。

服法：每日1次，饭前服用。

功效：活血化淤，消肿止痛。

● 药膳疗法

● 草果牛肉汤

原料：草果2个，牛肉200克，生姜、肉桂各少许，盐、味精各适量。

做法：把牛肉洗干净切成小块，连同草果、生姜和肉桂一同放入锅中；加入清水，用小火炖，直到牛肉煮烂为止，再加入盐、味精等调料就可以食用了。

● 熟地山药粥

原料：熟地黄20克，山药50克，枸杞子20克，糯米100克。

做法：把熟地黄、山药、枸杞子放入适量的清水中煮30分钟，然后将洗净的糯米倒入锅内，煮熟后即可食用，每天用其代替早餐。

药性药效

泽兰	牛膝	苏木	羌活
属性：味苦辛，性微温。	属性：味苦酸，性平。	属性：味甘咸，性平。	属性：味辛苦，性温。
功效：活血、利水，可治闭经、症瘕、产后淤血腹痛、身面水肿、跌打损伤、破伤风、痈肿等病。	功效：散淤血、消痈肿，可治淋病、尿血、闭经、症瘕、难产、产后淤血腹痛、喉痹、痈肿等病。	功效：行血、破淤、消肿、止痛，可治产后淤血腹痛、喘急、痢疾、破伤风、痈肿、跌打损伤等病。	功效：散表寒、祛风湿、利关节，可治头痛无汗、风寒湿痹、骨节酸痛、痈疽疮毒、白癜风、斑秃等病。

当归	天花粉	大黄	穿山甲
属性：味甘辛，性温。	属性：味甘、苦酸，性凉。	属性：味苦，性寒。	属性：味咸，性凉。
功效：补血活血、润肠通便，用于血虚萎黄、眩晕心悸、月经不调、痛经、虚寒腹痛、跌打损伤等。	功效：生津、止渴、降火、润燥、排脓、消肿，可治热病口渴、黄疸、肺燥咳血、痈肿、痔瘘等症。	功效：泻热通便、凉血解毒、祛淤通经，可治热毒内蕴、口舌生疮、齿龈肿痛等症。	功效：消肿溃坚、搜风活络、通经下乳，可治痈疽疮肿、风寒湿痹、闭经、乳汁不通等症。外用可止血。

牛肉	草果	山药	糯米
属性：味甘，性平。	属性：味辛，性温。	属性：味甘，性平。	属性：味甘，性温。
功效：补中益气、滋养脾胃、强健筋骨，可治中气下陷、气短体虚、筋骨酸软等。	功效：燥湿祛寒、消食、化积，可治疟疾、脘腹冷痛、反胃、呕吐、泻痢、食积等。	功效：补脾养胃、生津益肺、补肾涩精，可治脾虚食少、久泻不止、肺虚喘咳、带下病、虚热口渴等症。	功效：补虚、补血、健脾暖胃、止汗，可治反胃、食欲减少、泄泻、出虚汗、气短无力、妊娠腹坠等症。

60 通经活络 治疗腰肌劳损

腰肌劳损通常情况下没有明显的外伤，是由于长期的疲劳累积或急性腰扭伤治疗不及时造成的，其主要症状表现为腰及腰骶部频繁出现酸痛。

● 中药疗法

■ 羌活胜湿汤

药材：羌活、防风各9克，独活12克，川芎6克，藁本、蔓荆子各15克。湿邪重者可加薏苡仁15克，防己12克，苍术10克。寒重痛剧者可加制川乌、麻黄各10克。

服法：清水2碗，煮成1碗，饭后服用。

功效：祛风散寒，通经活络，缓解腰部冷痛。

■ 二妙汤

药材：苍术15克，薏苡仁12克，豨莶草8克，黄柏、牛膝、木瓜各10克。

服法：清水3碗，煮成1碗，饭前服用。

功效：活血化淤，清热祛湿。

● 药膳疗法

■ 黄鳝炖猪肉

原料：猪瘦肉100克，黄鳝200克，盐、味精各少许。

做法：先将黄鳝剖开洗净，猪瘦肉也清洗干净；接着把黄鳝和猪瘦肉剁成块，放入锅中，加水用文火炖。等肉炖至熟烂后，加入盐、味精等调料即可。

■ 茴香板栗

原料：生板栗1000克，大茴香、花椒各15克，小茴香30克，丁香9克，草豆蔻、砂仁、肉桂各6克，白芷3克，当归18克，高良姜、干姜各12克。

做法：将上述原料除生板栗外先用清水浸泡24小时；浸泡后，煎煮药材，去渣留汁；然后把生板栗放入煎好的药汁中，浸泡7～10天后取出烘干即可食用。每日3次，每次15～30克。

药性药效

防风	独活	防己	苍术
属性：味辛甘，性温。	属性：味苦辛，性微温。	属性：味苦辛，性寒。	属性：味苦辛，性温。
功效：祛风、除湿、止痛，可治头痛、目眩、项强、风寒湿痹、骨节酸痛、四肢挛急、破伤风等症。	功效：祛风除湿，通痹止痛，可治风寒湿痹、腰膝疼痛、少阳伏风头痛，以及风湿或风寒头痛等。	功效：利水消肿、祛风除湿、止痛，因其性寒，治风湿热痹较宜，多配薏苡仁、滑石等清热除湿之品。	功效：健脾燥湿、祛风湿、利尿、发汗、镇静、降血糖，可治消化不良、胃脘满闷、食欲不振等。

砂仁	木瓜	牛膝	麻黄
属性：味辛，性温。	属性：味酸，性温。	属性：味苦酸，性平。	属性：味苦辛，性温。
功效：健胃理气、温暖脾肾、止痛、宽胸行气，可治腹痛痞胀、呕吐、寒湿痢、妊娠胎动等症。	功效：对腰膝无力、关节肿痛等症状疗效显著，可治脚气剧痒；也可治呕逆、心膈痰唾、心腹痛等。	功效：散淤血、消痈肿，可治淋病、尿血、闭经、症瘕、难产、产后淤血腹痛、喉痹、痈肿等病。	功效：发汗、平喘、利水，可治伤寒表实证、头痛鼻塞、骨节疼痛、咳嗽气喘、小便不利等症。

丁香	干姜	白芷	板栗
属性：味辛，性温。	属性：味辛，性热。	属性：味辛，性温。	属性：味甘，性温。
功效：温中暖肾、降逆止呕，可治呃逆、呕吐、反胃、泻痢、心腹冷痛、口臭、疝气、癣疾等疾病。	功效：温中散寒、回阳通脉，可治心腹冷痛、吐泻、肢冷脉微、风寒湿痹、阳虚、吐衄、便血等症。	功效：祛风、通窍、燥湿止带、消肿排脓、止痛、通鼻窍，主治风寒兼有头痛、鼻塞等症。	功效：有益气血、养脾胃、补肝肾的功效。生食还有治疗腰腿酸痛、舒筋活络的功效。

化淤止痛 治疗第3腰椎横突综合征

第3腰椎横突综合征是指第3腰椎横突与其周围的软组织发生摩擦，受到压迫刺激或牵拉所造成的一种慢性腰痛。

● 中药疗法

● 补肾健筋汤

药材：熟地黄、当归、山茱萸、茯苓、续断各12克，杜仲、五加皮、白芍各10克，青皮5克。

服法：水煎服，每日1次。

功效：补益肝肾，治疗腰部隐痛。

● 顺气活血汤

药材：紫苏梗、红花、木香、赤芍、桃仁、苏木、厚朴各9克，当归尾、枳壳各12克，香附6克。

服法：水煎服，每日1次。

功效：活血通络，化淤止痛。

● 药膳疗法

● 猪腰防风粥

原料：糯米100克，猪腰1对，党参、防风各10克，葱白、薤白各适量。

做法：将猪腰剖开洗净，切成小块后加水与糯米、党参、防风一起煮。煮熟后可加入适量的葱白、薤白一起食用，早晚各1次。

● 骨碎补猪蹄汤

原料：猪蹄500克，骨碎补、川牛膝各20克，黄芪30克，续断15克。

做法：将猪蹄清洗干净，剁成小块，和以上中药一起放入锅中，加适量水，也可以加入少许的料酒，用文火炖煮，直至肉炖烂后即可。

药性药效

厚朴

属性：味苦辛，性温。

功效：温中、下气、燥湿、消痰，可治胸腹胀痛、反胃、呕吐、宿食不化、痰饮喘咳、寒湿泻痢等症。

山茱萸

属性：味酸，微温。

功效：补益肝肾、涩精气固脱，可治腰膝酸痛、眩晕耳鸣、阳痿遗精、尿频、虚汗不止等症。

香附

属性：味辛、微苦，性平。

功效：行气解郁、调经止痛，可治肝气郁滞、胸闷胁痛、胃痛、腹痛、月经不调、乳胀胁痛等症。

续断

属性：味苦，性微温。

功效：补肝肾、续筋骨、调血脉，可治腰背酸痛、足膝无力、带下病、遗精、跌打损伤、痈疽疮肿等症。

白芍

属性：味苦酸，性凉。

功效：养血柔肝、缓中止痛、敛阴止汗，可治胸腹胁肋疼痛、泻痢腹痛、月经不调、崩漏、带下病等症。

五加皮

属性：味辛苦，性温。

功效：祛风湿、补肝肾、强筋骨，可治风湿痹症、筋骨萎软、小儿行迟、体虚乏力、水肿、脚气病等症。

青皮

属性：味苦辛，性微温。

功效：疏肝破气、消肿散结，可治胸胁胃脘疼痛、疝气、食积、乳肿、乳核、久疟痞块等疾病。

苏木

属性：味甘咸，性平。

功效：行血、破淤、消肿、止痛，可治产后淤血腹痛、喘急、痢疾、破伤风、痈肿、跌打损伤等症。

党参

属性：味甘、微酸，性平。

功效：补中益气、健脾益肺，可治气血不足、脾肺虚弱、劳倦乏力、气短心悸、血虚萎黄、便血、崩漏等症。

葱白

属性：味辛，性温。

功效：利水、通阳、解毒，可治伤寒、风寒头痛、阴寒腹痛、虫积内阻、二便不通、痢疾、痈肿等症。

骨碎补

属性：味苦，性温。

功效：补肾、活血、止痛，可治肾虚久泻及腰痛、风湿痹痛、齿痛、耳鸣、跌打闪挫、阑尾炎等症。

猪蹄

属性：味甘咸，性平。

功效：填肾精而健腰膝，滋胃液以润肌肤，长肌肉可愈疮疡，助血脉能充乳汁，较肉尤补。

祛风活络 治疗腰椎间盘突出症

腰椎间盘突出症根据病因的不同，表现为不同的疼痛症状，从腰到大腿部都会有痛感的出现，严重时还会出现暂时性的跛行、下肢麻痛等情况。

● 中药疗法

● 当归拈痛汤

药材：苍术6克，忍冬藤15克，当归、生黄柏、知母、茵陈蒿、防己、赤芍、牡丹皮、姜黄各9克，薏苡仁、木瓜、杜仲、牛膝各12克。

服法：水煎服，空腹服用，每日1次。

功效：清热利湿，缓解腰部酸软无力。

● 小活络丹

药材：没药、制南星、制川乌各9克，乳香、制草乌各12克，地龙15克。

患病时间较长，并有肌肉痉挛、肢体抽搐者，可配伍蜈蚣、穿山甲、露蜂房、土鳖虫等虫类药物，以加强通络止痛作用。

服法：将药物粉碎成细粉制丸，口服，每次1粒丸，每日2次。

功效：祛风活络，活血止痛，治疗腰部冷痛。

● 药膳疗法

● 枸杞蒸鸡

原料：嫩母鸡1只，枸杞子15克，葱、生姜、料酒、胡椒、味精各适量。

做法：将枸杞子洗净、葱切段、姜切片；将鸡清洗干净，用沸水焯洗1次，然后把枸杞子、生姜、葱、盐、料酒、胡椒装入鸡肚中；用湿棉纸将鸡肚剖开的口封住，在旺火上蒸2个小时；揭开棉纸，拣出葱、生姜，放入味精即可。

● 杜仲墨鱼汤

原料：墨鱼100克，杜仲90克，生姜、葱、盐、料酒各少许。

做法：将墨鱼清洗干净，然后和杜仲、葱、生姜一起加水煮汤，出锅前加入适量料酒、盐调味，肉、汤皆可食用。

药性药效

知母	牡丹皮	姜黄	地龙
属性：味苦，性寒。	属性：味苦辛，性微寒。	属性：味辛苦，性温。	属性：味咸，性寒。
功效：滋阴降火、润燥除烦，可治温热病、高热烦躁、口渴、脉象沉等肺胃实热之症。	功效：清热、凉血、活血、消淤，可治夜热早凉、发斑、惊痫、吐衄、便血、骨蒸劳热、疮疡等症。	功效：破血、行气、通经、止痛，可治心腹痞胀痛、血淤闭经、肢体疼痛、跌打损伤等。	功效：清热、平肝、定喘、通络，可治高热狂躁、惊风抽搐、风热头痛、目赤、关节疼痛、小便不通等。

玄参	穿山甲	当归	木瓜
属性：味甘苦，性寒。	属性：味咸，性凉。	属性：味甘辛，性温。	属性：味酸，性温。
功效：滋阴凉血、泻火解毒，可治热病伤阴、舌绛烦渴、温毒发斑、津伤便秘、咽痛、白喉、痈肿疮毒等。	功效：消肿溃坚、搜风活络、通经下乳，可治痈疽疮肿、风寒湿痹、闭经、乳汁不通等症。外用可止血。	功效：补血活血、润肠通便，用于眩晕心悸、月经不调、闭经、痛经、虚寒腹痛、肠燥便秘、跌打损伤等。	功效：对腰膝无力、关节肿痛等症状疗效显著。可治脚气剧痒；也可治呕逆、心膈痰唾、心腹痛等。

防己	墨鱼	胡椒	枸杞子
属性：味苦辛，性寒。	属性：味咸，性平。	属性：味辛，性热。	属性：味甘，性平。
功效：利水消肿、祛风湿而止痛，因其性寒，治风湿热痹较宜，多配薏苡仁、滑石等清热除湿之品。	功效：养血、通经、催乳、补脾、益肾、滋阴、调经、止带，可治女性月经不调、水肿等症。	功效：温中、下气、消痰、解毒，可治食积、脘腹冷痛、反胃、呕吐清水、腹泻、寒湿痢等症。	功效：滋肾、润肺、养肝、明目，可治肝肾阴亏、腰膝酸软、头晕、目眩、目昏多泪等症。

62

143

祛风散寒 治疗腰椎骨质增生症

椎体、椎间盘以及椎间关节的退行性改变使腰椎间原本的稳定受到破坏，腰椎周围的软组织也因此受到牵拉或是压迫，从而出现腰椎骨质增生症。

● 中药疗法

■ 黄芪桂枝五物汤加减

药材：红枣4粒，黄芪、生姜各12克，桂枝、芍药各9克，三七6克，红花、当归各15克。

服法：清水3碗，煮成1碗，每日3次。

功效：化淤止痛，疏通经络。

■ 独活寄生汤

药材：桑寄生、牛膝各15克，独活、防风、杜仲、党参、秦艽、全当归、赤芍、茯苓各9克，酒熟地黄18克，白术12克，细辛、肉桂各3克，炙甘草6克。如果病情较久而有淤血者，加入木瓜、伸筋草各9克，鸡血藤15克。

服法：1000毫升水煮成300毫升药汁，分3次服用，每日3次。

功效：祛风散寒除湿，治疗腰部冷痛。

● 药膳疗法

■ 山药枣桃酥

原料：红枣泥250克，猪油125克，面粉500克，山药、核桃仁各50克。

做法：将核桃仁捣碎，和红枣泥一起搅拌均匀作馅待用；取200克面粉加入100克猪油，搅拌均匀成干油酥；取300克面粉加入25克猪油，再加入适量的水，和成油面团。用油面把干油酥和馅泥包进去，封口，放进油锅中炸，油面表面呈现浅黄色即可出锅。每日早、中、晚各食用1次。

■ 荸荠瘦肉汤

原料：猪瘦肉200克，荸荠、海带各100克，生姜、盐、料酒各少许。

做法：将猪瘦肉、荸荠、海带清洗干净，切好后和葱、生姜一起放入锅内加水炖煮，直至肉煮烂后，加入少量料酒、盐即可食用。

药性药效

鸡血藤

属性：味苦甘，性温。

功效：具有活血、舒筋等功效。多用于治疗腰膝酸痛、麻木瘫痪、月经不调等病症。

党参

属性：味甘，微酸，性平。

功效：补中益气、健脾益肺，可治气血不足、脾肺虚弱、劳倦乏力、气短心悸、血虚萎黄、便血等症。

白术

属性：味苦甘，性温。

功效：补脾益胃、祛湿和中，可治脾胃气虚、倦怠少气、虚胀腹泻、黄疸、自汗、胎动不安等症。

红枣

属性：味甘，性温。

功效：补中益气、养血安神，能增加血中含氧量、滋养全身细胞，是一种药效缓和的滋补药。

茯苓

属性：味甘淡，性平。

功效：利水渗湿、益脾和胃、宁心安神，可治小便不利、痰饮咳逆、腹泻、惊悸、健忘等症。

熟地黄

属性：味甘，性微温。

功效：滋阴补血，可治阴虚血少、腰膝萎弱、失眠、骨蒸、遗精、崩漏、月经不调、口渴、耳鸣等症。

独活

属性：味苦辛，性微温。

功效：祛风除湿、通痹止痛，可治风寒湿痹、腰膝疼痛、少阴伏风头痛，以及风湿或风寒头痛等。

防风

属性：味辛甘，性温。

功效：祛风、除湿、止痛，可治外感风寒、头痛、目眩、风寒湿痹、骨节酸痛、四肢挛急、破伤风等症。

核桃仁

属性：味甘，性温。

功效：补肾、温肺、润肠通便，核桃仁含有高浓缩的多种营养成分，具有较高的益智作用。

山药

属性：味甘，性平。

功效：补脾养胃、生津益肺、补肾涩精，可治脾虚食少、久泻不止、肺虚喘咳、肾虚遗精、虚热口渴等症。

生姜

属性：味辛，性温。

功效：散寒、止呕，可治风寒感冒、呕吐、脘腹胀满、腹泻等，可解半夏、天南星及鱼蟹鸟兽肉之毒。

肉桂

属性：味辛甘，性热。

功效：补元阳、暖脾胃、除积冷、通血脉，可治肢冷脉微、腹痛腹泻、腰膝冷痛、虚阳浮越、上热下寒等。

理气止痛 治疗腰椎椎管狭窄症

腰椎椎管狭窄症表现为，腰部及下肢出现沉重无力、麻木疼痛，严重者会出现间歇性的跛行，患者蹲下、坐下或躺着时疼痛会减轻。

● 中药疗法

● 活络通痹汤

药材：土鳖虫6克，牛膝、地龙、乌药、炙甘草各9克，独活、续断、川乌、草乌、熟地黄各15克，桑寄生、丹参、黄芪各30克，细辛3克。

服法：用水煎服，每日1剂，早晚各1次。

功效：温经散寒，祛湿消肿，理气止痛。

● 八味肾气丸加减

药材：山药、山茱萸、肉苁蓉、熟地黄各15克，牡丹皮、牛膝、茯苓各9克，龟板30克，白芥子、附子各6克，鹿角胶、杜仲、益智仁各12克，肉桂3克，狗脊10克。

服法：将药物研磨成粉末，制成丸，每次1粒，每日2次。

功效：温补肾阳，缓解腰膝酸痛。

● 羌活胜湿汤

药材：藁本、防风、甘草、川芎、蔓荆子各3克，续断、杜仲、桑寄生、羌活、独活各6克。湿邪偏重者，可以加入萆薢10克，薏苡仁30克。

服法：清水2碗，煮成1碗，饭后服用。

功效：祛风胜湿，缓解下肢麻木酸痛。

● 药膳疗法

● 桂圆枸杞蒸鸽蛋

原料：桂圆肉、枸杞子各15克，鸽子蛋20个，冰糖适量。

做法：将鸽子蛋煮熟去壳；把桂圆肉、枸杞子洗净连同去壳后的鸽子蛋一起放入碗中；在碗内加入适量清水和冰糖，放入锅中蒸煮，熟后即可食用。

药性药效

山茱萸	肉苁蓉	乌药	附子

属性：味酸，性微温。

功效：补益肝肾、涩精固脱，可治腰膝酸痛、眩晕耳鸣、阳痿遗精、尿频、虚汗等。

属性：味甘咸，性温。

功效：补肾、益精、润燥、滑肠，可治男性阳痿、女性不孕、带下病、血崩、腰膝冷痛、血虚便秘等症。

属性：味辛，性温。

功效：顺气、开郁、散寒、止痛、促进肠胃蠕动、加速血液循环等。用以治中风、膀胱冷痛、尿频等。

属性：味辛甘，性热，有毒。

功效：补火助阳、散寒除湿，可治阴盛格阳、心腹冷痛、脾寒下痢、风寒湿痹、阳痿、子宫冷痛等症。

益智仁	羌活	续断	丹参

属性：味辛，性温。

功效：温脾、暖肾、固气、涩精，主治寒积腹痛、中寒吐泻、遗精白浊、小便余沥等。

属性：味辛苦，性温。

功效：散表寒、祛风湿、利关节，可治头痛、风寒湿痹、骨节酸疼、痈疽疮毒、白癞风、斑秃等症。

属性：味苦，性微温。

功效：补肝肾、续筋骨、调血脉，可治腰背酸痛、足膝无力、崩漏、带下病、遗精、跌打损伤等症。

属性：味苦，性微寒。

功效：活血祛淤、安神宁心、止痛，主治心绞痛、血崩、带下、淤血腹痛、骨节疼痛、惊悸不眠等症。

地龙	桂圆	甘草	川芎

属性：味咸，性寒。

功效：清热、平肝、定喘、通络，可治高热狂躁、风热头痛、目赤、喘息、关节疼痛、小便不通、瘰疬等。

属性：味甘，性平。

功效：补益心脾、补血安神，可治虚劳羸弱、失眠健忘、惊悸、怔忡等症。支气管扩张等患者应忌食。

属性：味甘，性平。

功效：和中缓急、润肺解毒，可治脾胃虚弱、劳倦发热、心悸惊痫、咽喉肿痛、消化性溃疡，解药毒。

属性：味辛，性温。

功效：行气开郁、祛风除湿、活血止痛，主治风寒头痛眩晕、胁痛、腹痛、产后淤血腹痛、月经不调。

强筋壮骨 治疗腰椎间盘脱出症

腰椎间盘脱出症多发生在中老年人身上，而且男性发病率大于女性，包括真性滑脱和假性滑脱两种，长时间站立或负重时疼痛加剧，肌肉僵硬紧张，弯腰困难。

● 中药疗法

左归丸

药材：熟地黄、杜仲各24克，山药、枸杞子、山茱萸、菟丝子、鹿角胶、龟板胶各12克，川牛膝9克，紫河车20克。

服法：将药物研磨成粉末，制成丸，饭前服用，每次9克。

功效：填精益髓，强筋壮骨，缓解腰膝酸痛。

济生十补丸

药材：附子、五味子、杜仲各12克，山茱萸、人参、山药各6克，牡丹皮、鹿茸、熟地黄、肉桂、泽泻、茯苓各3克。

服法：将药物研磨成粉末，制成丸，饭前服用，每次12克。

功效：温补肾阳，治疗腰部冷痛。

补肾活血汤

药材：红花、杜仲、枸杞子、当归尾、山茱萸、肉苁蓉、没药、独活各3克，熟地黄、补骨脂、菟丝子各10克。

服法：水煎服，每日1剂，每剂分2次服用。

功效：补肝益肾，活血止痛，治疗腰膝酸软。

● 药膳疗法

核桃芝麻糊

原料：核桃仁、黑芝麻各100克，淀粉和白糖各适量。

做法：首先将核桃仁、黑芝麻研磨成粉末状，混合在一起放入锅内；加入少量的水煮开后，加入淀粉和白糖，熬成糊状即可，每日食用1～2次。

药性药效

菟丝子	川牛膝	杜仲	人参

属性：味辛甘，性平。

功效：补肝肾、益精髓、明目，可治腰膝酸痛、遗精、消渴、小便余沥、目暗不明等症。

属性：味甘、微苦，性平。

功效：祛风、利湿、通经、活血，主治风湿性腰膝疼痛、尿血、关节麻痛、足膝痉挛、跌打损伤等。

属性：味甘、微辛，性温。

功效：补肝肾、强筋骨、安胎，可治腰背酸痛、足膝痿弱、小便余沥、阴部湿痒、胎漏欲坠、高血压等。

属性：味甘、微苦，性微温。

功效：大补元气、健脾生津、安神，治劳伤虚损、食少、大便滑泻、虚咳喘促、尿频等症。

补骨脂	熟地黄	鹿茸	红花

属性：味辛，性温。

功效：补肾助阳，可治肾虚泄泻、遗尿、滑精、尿频、阳痿、腰膝冷痛、虚寒喘嗽、白癜风等症。

属性：味甘，性微温。

功效：滋阴补血，可治阴虚血少、腰膝痿弱、失眠、骨蒸、遗精、崩漏、月经不调、口渴、耳鸣等症。

属性：味甘咸，性温。

功效：强筋壮骨、填精益血，能促进生长发育和增强造血功能，但发热、表邪未清、平素阳盛体壮者忌用。

属性：味辛，性温。

功效：活血通经、祛淤止痛，可治难产、死胎、产后恶露不已、淤血疼痛、痈肿、跌打损伤等症。

核桃仁	茯苓	独活	黑芝麻

属性：味甘，性温。

功效：补肾、温肺、润肠通便，核桃仁含有高浓缩的多种营养成分，具有较高的益智作用。

属性：味甘淡，性平。

功效：利水渗湿、益脾和胃、宁心安神，可治小便不利、水肿胀满、腹泻、淋浊、惊悸、健忘等症。

属性：味苦辛，性微温。

功效：祛风除湿，通痹止痛，可治风寒湿痹、腰膝疼痛、少阳伏风头痛、风湿或风寒头痛等。

属性：味甘，性平。

功效：补肝肾、益精血、润肠通便，可治头晕眼花、耳鸣耳聋、须发早白、病后脱发、肠燥便秘等症。

65

66 通络止痛 治疗棘上韧带损伤

棘上韧带是腰部里极为敏感的组织，它处在腰部的最外层，很容易受到外力的损伤，并通过脊神经后支传到中枢神经，进而引发腰痛及下肢疼痛。

● 中药疗法

● 四妙丸

药材：木瓜12克，杜仲、黄柏、薏苡仁各15克，苍术、牛膝、络石藤、木通、当归各9克。下肢沉重肿胀者，可加茯苓12克，泽泻9克。

服法：将药物研磨成粉末，制成丸，每日2次，每次6～9克。

功效：清热祛湿，通络止痛，治疗腰背疼痛。

● 身痛逐淤汤

药材：川芎、香附、红花各12克，当归、桃仁、牛膝各10克，地龙、甘草、五灵脂各6克，秦艽15克，羌活、没药各8克。

服法：清水3碗，煮成药汁1碗，每日1次。

功效：理气止痛，治疗腰肌僵硬、腰部刺痛。

● 药膳疗法

● 仙茅炖猪腰

原料：猪腰1对，核桃仁50克，小茴香20克，仙茅15克，葱白、生姜、料酒、味精各适量。

做法：将猪腰清洗干净，切成小块；用纱布将仙茅和小茴香包好，与猪腰、葱、生姜一起放入砂锅中，加入适量清水，用文火炖煮；出锅前加入盐、味精、料酒各适量调味即可。

● 黑芝麻羊腰粥

原料：羊腰1对，枸杞子30克，黑芝麻30克，糯米200克。

做法：将羊腰清洗干净，去掉筋膜，切成碎末；然后将枸杞子、黑芝麻、糯米和切好的羊腰一起放入锅中，加适量水，用小火炖煮，直至米炖烂为止，每日分3次食用。

药性药效

苍术	五灵脂	仙茅	泽泻
属性：味苦辛，性温。	属性：味苦甘，纯阴。	属性：味辛，性温，有毒。	属性：味甘，性寒。
功效：燥湿健脾、祛风除湿、健胃、利尿、镇静、降血糖，适于消化不良、胃脘满闷、食欲不振等症。	功效：行血止痛，可治心腹血气诸痛、产后淤血作痛，外治蛇、蝎、蜈蚣咬伤、女性血崩、赤带不绝等。	功效：温肾阳、壮筋骨，可治阳痿精冷、小便失禁、崩漏、心腹冷痛、腰脚冷痛、痈疽、阳虚泄泻等症。	功效：利水渗湿、泄热，可治小便不利、水肿胀满、呕吐、泻痢、脚气病、淋病、尿血等。

牛膝	甘草	羌活	木瓜
属性：味苦酸，性平。	属性：味甘，性平。	属性：味辛苦，性温。	属性：味酸，性温。
功效：散淤血、消痈肿，可治尿血、闭经、症瘕、难产、胞衣不下、产后淤血腹痛、喉痹、痈肿等症。	功效：和中缓急、润肺解毒，可治脾胃虚弱、劳倦发热、心悸惊痫、咽喉肿痛、消化性溃疡，解药毒及食物中毒。	功效：散表寒、祛风湿、利关节，可治头痛无汗、风寒湿痹、骨节酸痛、痈疽疮毒、白癜风等症。	功效：对腰膝无力、关节肿痛等症疗效显著。可治脚气剧痒；也可治呕逆、心膈痰唾、心腹痛等。

葱白	枸杞子	糯米	黑芝麻
属性：味辛，性温。	属性：味甘，性平。	属性：味甘，性温。	属性：味甘，性平。
功效：利水、通阳、解毒，可治伤寒、风寒头痛、阴寒腹痛、虫积内阻、二便不通、痢疾、痈肿等症。	功效：滋肾、润肺、养肝、明目，可治肝肾阴亏、腰膝酸软、头晕、目眩、目昏多泪、烦渴等症。	功效：补虚、补血、健脾暖胃、止汗，可治反胃、食欲减少、泄泻、出虚汗、气短无力、妊娠腹坠等症。	功效：补肝肾、益精血、润肠通便，可治头晕眼花、耳鸣耳聋、须发早白、病后脱发、肠燥便秘等症。

66

67

活血舒筋 治疗棘间韧带损伤

棘间韧带损伤的患者多为中老年人，因为人体的棘间韧带纤维在20岁之后就会开始出现不同程度的退行性改变、萎缩、肿胀或是断裂，这都增加了韧带受损的机会。

● 中药疗法

■ 壮腰健肾汤

药材：熟地黄15克，甘草3克，细辛5克，人参、肉桂各6克，牛膝、何首乌、川芎各9克，杜仲、桑寄生、当归、茯苓、独活各12克。

湿邪严重者，可以加入秦艽、防风各12克，薏苡仁10克。

病程较长者，可以加入地龙12克，全蝎3克（研末冲服）。

服法：水煎服，每日1剂，每剂可煎煮2次。

功效：舒筋止痛，缓解腰部隐痛、疲惫乏力。

● 药膳疗法

■ 黑豆鲫鱼汤

原料：鲫鱼1条（300克左右），黑豆100克，杜仲15克，盐、味精各适量。

做法：将鲫鱼清洗干净，备用；把黑豆和杜仲放入锅内，加适量的水，炖煮至黑豆熟烂；将锅中的杜仲捞出，把鲫鱼放进去；等到鲫鱼炖熟后，加入盐、味精各适量调味即可。每日分2次食用。

■ 杜仲补骨膏

原料：补骨脂50克，杜仲、核桃仁各100克，大蒜50克。

做法：先干炒杜仲和补骨脂至干脆为止；将杜仲、补骨脂和核桃仁都捣碎成粉末状，同时把大蒜捣烂成蒜汁；把之前捣碎的药末倒入蒜汁中，再加入少量的水，一起放入锅中煎熬，熬成膏状；最后密贮，每天早晚各空腹吃1匙。

■ 杜仲羊肉汤

原料：羊肉250克，杜仲20克，生姜10克，盐、味精各适量。

做法：先把杜仲洗净，切成小块；将杜仲、生姜和洗净的羊肉一起放入锅内，加水用文火炖煮；等羊肉煮烂后，加入盐、味精各适量调味即可，每天中晚各食用1次。

药性药效

人参	地龙	防风	全蝎

属性：味甘、微苦，性微温。

功效：大补元气、固脾生津、安神，可治劳伤虚损、食少、大便滑泻、虚咳喘促、尿频等症。

属性：味咸，性寒。

功效：清热、平肝、定喘、通络，可治高热狂躁、惊风抽搐、风热头痛、目赤、喘息、关节疼痛等。

属性：味辛甘，性温。

功效：祛风、除湿、止痛，可治头痛、目眩、项强、风寒湿痹、骨节酸痛、四肢挛急、破伤风等症。

属性：味辛，性平，有毒。

功效：祛风止痉、通络、解毒，可治惊风抽搐、癫痫、偏头痛、风湿痹痛、破伤风、肺结核、风疹、疮肿等。

肉桂	当归	独活	黑豆

属性：味辛甘，性热。

功效：补元阳、暖脾胃、除积冷、通血脉，可治肢冷脉微、腹痛腹泻、腰膝冷痛、虚阳浮越、上热下寒等。

属性：味甘辛，性温。

功效：补血活血、润肠通便，可治血虚萎黄、眩晕心悸、闭经痛经、虚寒腹痛、肠燥便秘、跌打损伤等。

属性：味苦辛，微温。

功效：祛风除湿、通痹止痛、可治风寒湿痹、腰膝疼痛、少阳伏风头痛、风湿或风寒头痛等症。

属性：味甘，性平。

功效：补肾益阴、健脾利湿，主治肾虚阴亏、小便频数、头晕目眩、脚气水肿、腰痛等症。

补骨脂	羊肉	生姜	杜仲

属性：味辛，性温。

功效：补肾助阳，可治肾虚泄泻、遗尿、滑精、尿频、阳痿、腰膝冷痛、虚寒喘嗽等症。

属性：味甘，性温。

功效：补虚劳、祛积冷；益肾气、健体力；补益气血、通乳止带；助元阳、益精血。

属性：味辛，性温。

功效：散寒、止呕，可治痰饮喘咳、脘腹胀满、腹泻；可解半夏、天南星及鱼蟹、鸟兽肉之毒。

属性：味甘、微辛，性温。

功效：补肝肾、强筋骨、安胎，可治腰背酸痛、足膝痿弱、小便余沥、胎漏欲坠、胎动不安、高血压等。

68 行气通络 治疗劳累性腰痛

劳累性腰痛又称功能性腰痛、腰肌酸痛等，多由腰部急性损伤、腰肌慢性积累性损伤、腰部受风寒湿邪侵袭、脊柱及其周围软组织的疾患所引起。

● 中药疗法

● 补肾健筋汤

药材：熟地黄、当归、山茱萸、茯苓、续断各12克，杜仲、白芍、五加皮各10克，青皮5克。

服法：水煎服，每日1次。

功效：行气活血，治疗腰部隐痛。

● 独活寄生汤

药材：桑寄生、怀牛膝各15克，独活、防风、杜仲、党参、秦艽、全当归、赤芍、茯苓各9克，酒熟地黄18克，白术12克，细辛、肉桂各3克，炙甘草6克。

服法：1000毫升水煮成300毫升药汁，分3次服用，每日3次。

功效：祛风除湿，舒筋通络，治疗腰部酸痛。

● 药膳疗法

● 猪腰茴香黑豆汤

原料：猪腰1对，黑豆100克，小茴香3克，生姜9克，盐适量。

做法：用清水浸泡黑豆5个小时；将猪腰清洗干净，切片；把猪腰、黑豆、小茴香、生姜放入锅中，加水用文火炖煮，出锅前加入适量盐，吃猪腰和黑豆，喝汤。

● 莲藕红枣猪脊髓骨汤

原料：莲藕250克，红枣5粒，猪脊髓骨500克，生姜2片，盐适量。

做法：莲藕切片，红枣去核浸泡，猪脊髓骨打碎；将莲藕、红枣、猪脊髓骨、生姜一起放进瓦锅内加水煮沸后，转用小火煮2.5个小时，最后加入盐调味即可。

药性药效

熟地黄	山茱萸	独活	续断

属性：味甘，性微温。

功效：滋阴补血，可治阴虚血少、腰膝萎弱、失眠、骨蒸、遗精、崩漏、月经不调、口渴、耳鸣等症。

属性：味酸，性微温。

功效：补益肝肾、涩精、固脱，可治腰膝酸痛、眩晕耳鸣、阳痿遗精、尿频、虚汗不止等症。

属性：味苦辛，性微温。

功效：祛风除湿，通痹止痛，可治风寒湿痹、腰膝疼痛、少阳伏风头痛，以及风湿或风寒头痛等。

属性：味苦，性微温。

功效：补肝肾、续筋骨、调血脉，可治腰背酸痛、足膝无力、带下、遗精、跌打损伤、痈疽疮肿等症。

茯苓	五加皮	青皮	防风

属性：味甘淡，性平。

功效：利水渗湿、益脾和胃、宁心安神，可治小便不利、痰饮咳逆、腹泻、惊悸、健忘等症。

属性：味辛苦，性温。

功效：祛风湿、补肝肾、强筋骨，可治风湿痹痛、筋骨萎软、小儿行迟、体虚乏力、水肿、脚气等症。

属性：味苦辛，性微温。

功效：疏肝破气、消肿散结，可治胸胁胃脘疼痛、疝气、食积、乳肿、乳核、久疟痞块等疾病。

属性：味辛甘，性温。

功效：祛风、除湿、止痛，可治外感风寒、头痛、目眩、风寒湿痹、骨节酸痛、四肢挛急、破伤风等症。

白术	红枣	生姜	莲藕

属性：味苦甘，性温。

功效：补脾益胃、祛湿和中，可治脾胃气虚、倦怠少气、虚胀腹泻、黄疸、自汗、胎动不安等症。

属性：味甘，性温。

功效：补中益气、养血安神，能增加血中含氧量，滋养全身细胞，是一种药效缓和的补益药。

属性：味辛，性温。

功效：散寒、止呕，可治风寒感冒、呕吐、脘腹胀满、腹泻；可解半夏、天南星及鱼蟹、鸟兽肉之毒。

属性：味甘，性寒。

功效：具有清热、生津、凉血、散淤、补脾、开胃、止泻的功效。主治热病烦渴、吐血、衄血、热淋等症。

68

滋补肾气 治疗女性腰痛

69

女性的生理特点容易引发腰痛，痛感可放射至整个腰部，表现为腰部冷痛、隐痛、酸软无力，在行房事或劳累后疼痛会加重，并有白带增加、小腹坠痛等。

● 中药疗法

● 补肾强骨剂

药材：山药15克，淫羊藿、杜仲、熟地黄各12克，巴戟天、菟丝子、山茱萸、补骨脂各10克。

服法：每日1剂，每剂可煎2次服用，1个疗程为20剂。

功效：温补肾阳，滋补肾阴，强筋壮骨。

● 独活桑寄生汤

药材：当归、川芎、党参、生地黄、桑寄生各12克，肉桂3克，甘草6克，柴胡、独活、牛膝、杜仲、防风、细辛、秦艽各9克。

服法：每天2次，每剂可煎2次服用，服药期间忌行房事。

功效：滋补肾气，疏肝理气，通络止痛。

● 药膳疗法

● 肉桂山药板栗粥

原料：白术、甘草、肉桂、干姜各10克，山药、茯苓各20克，板栗及糯米各适量。

做法：先用水浸泡白术、甘草、肉桂、干姜，煎煮30分钟后将药汁倒出备用；往锅内加水再煎煮20分钟后将药汁倒出；将2次煎煮的药汁一起倒进砂锅内，放入山药、茯苓、去壳板栗、糯米，用文火煮至米烂成粥即可。

● 茴香猪腰汤

原料：小茴香20克，猪腰1对，盐、生姜、料酒各适量。

做法：猪腰洗净后在其凹处挖一小口，将小茴香和盐放入凹口内，用干净的白线把凹口缝起来；将生姜、料酒和猪腰加水一起用中火煮熟即可，每周1次。

药性药效

山茱萸

属性：味酸，性微温。

功效：补益肝肾、涩精固脱，可治腰膝酸痛、眩晕耳鸣、阳痿遗精、尿频、虚汗不止等。

菟丝子

属性：味辛甘，性平。

功效：补肝肾、益精髓、明目，可治腰膝酸痛、遗精、消渴、小便余沥、目暗不明等症。

淫羊藿

属性：味辛甘，性温。

功效：补肾壮阳、祛风除湿、止咳平喘、益气强心，可治男性不育、阳痿、尿频、遗精、下肢麻木痉挛等症。

党参

属性：味甘，微酸，性平。

功效：补中益气、健脾益肺，可治疗气血不足、脾肺虚弱、劳倦乏力、气短心悸、崩漏等症。

甘草

属性：味甘，性平。

功效：和中缓急、润肺解毒，可治脾胃虚弱、劳倦发热、心悸惊痫、咽喉肿痛、消化性溃疡，解药毒。

牛膝

属性：味苦酸，性平。

功效：散淤血、消痈肿，可治尿血、闭经、症瘕、难产、胞衣不下、产后淤血腹痛、喉痹、痈肿等症。

干姜

属性：味辛，性热。

功效：温中祛寒、回阳通脉，可治心腹冷痛、吐泻、肢冷脉微、风寒湿痹、阳虚、吐衄等症。

白术

属性：味苦甘，性温。

功效：补脾益胃、祛湿和中，可治脾胃气虚、倦怠少气、虚胀腹泻、水肿、黄疸、自汗、胎动不安等症。

山药

属性：味甘，性平。

功效：补脾养胃、生津益肺、补肾涩精，用于脾虚食少、久泻不止、肺虚喘咳、肾虚遗精、带下病等症。

茯苓

属性：味甘淡，性平。

功效：利水渗湿、益脾和胃、宁心安神，可治小便不利、痰饮咳逆、腹泻、惊悸、健忘等症。

糯米

属性：味甘，性温。

功效：补虚、补血、健脾暖胃、止汗，可治反胃、食欲减少、泄泻、出虚汗、气短无力、妊娠腹坠等症。

板栗

属性：味甘，性温。

功效：有益气血、养脾胃、补肝肾的功效。生食还可以舒筋活络，治疗腰腿酸痛。

本章看点

- **运动疗法**
  指人体通过运动达到健身和治病目的的治疗方法，也称医疗体育疗法

- **背肌、腹肌运动**
  为您介绍正确的背肌、腹肌运动，以缓解腰部疼痛

- **骨盆矫正法**
  为您介绍利用地面、墙壁、椅子的骨盆矫正法

- **猫式运动**
  包括拱起腰背、塌腰提臀、臀部后移等动作

- **伸展运动**
  为您介绍躺着、站着、坐着做的伸展运动

- **俯卧位运动**
  包括俯卧伸展运动、俯卧撑伸展运动等

- **徒手牵引**
  包括俯卧牵引、仰卧牵引、腰椎牵引等

- **缓解运动**
  包括挺胸运动、俯卧背伸运动、跪姿后伸髋运动等

- **腰腿松解法**
  包括侧卧位踢腿、仰卧位抬腿等运动
  ……

第五章
现代疗法治疗腰痛

　　中医疗法是中国的传统疗法，自古以来就被人们广泛使用，但除了中医疗法外，临床上的一些现代疗法对腰痛病的治疗也很有效果。尤其是近年来"运动热"和"瑜伽热"被人们所青睐，所以包括运动疗法在内的一些现代疗法也理所当然地成为了本书的一大重点。本章就重点向您介绍运动疗法、温冷疗法和放松疗法，帮助您有效缓解疼痛。

运动疗法

运动疗法是指人体通过运动达到健身和治病目的的治疗方法，也称医疗体育疗法，简称体疗，包括步行、跑步、跳跃、游泳、体操和武术等。一份完整的运动处方应包括以下内容：

● 运动目的

采取某项运动是为了达到某种目的，本书所讲述的运动处方主要是通过运动达到防病治病、提高健康水平的目的。

● 运动项目

一般来说，运动项目包括五大类：以增强耐力为主的运动项目，如跑步、游泳、滑冰等；以增强体力为主的运动项目，如哑铃、俯卧撑等；以改善身体柔韧性为主的项目，如健身操、太极拳等；以社区健身器械为主的室外健身项目，如扭腰器、健腹器、踏步机等；以竞赛为主的运动项目，如乒乓球和艺术体操等。

● 适宜人群

每种运动项目所针对的人群各异：高血压、糖尿病及心脑血管疾病的中老年人，一般不宜选择以力量为主的运动项目，而应选择以提高身体的耐力、柔韧性和放松为主的项目；年轻人可选择以力量和竞赛为主的运动项目；女性及儿童则应该选择第2类和第3类的运动项目。

● 运动强度

运动强度直接影响治疗的效果和患者自身的安全，因此，肢体疼痛的患者须在自己能够承受的范围内进行运动治疗。

● 运动所需时间

运动所需时间与运动强度密切相关。一般来说，老年患者应选择持续时间长、强度低的运动方式；年轻患者可选择持续时间较短、强度大的运动方式，健康的中年人可选择时间较长、强度中等的运动方式；体质虚弱的人可选择强度小的运动方式。

● 运动频率

选择小运动量的患者或年老体弱者，一般每日运动1次。如果每次运动的间隔时间超过3～4天，就达不到理想效果。

腰腿病特效自疗全书

如何确定运动强度

采取运动疗法治病时，运动强度的把握很重要。但是，如何确定运动强度呢？下面向您介绍几种方法：

正常运动适当心率数值

运动适当心率数值（次／分）= 170 – 年龄（岁）

例如：某患者年龄为 50 岁，其运动适当心率为：170 – 50（岁）= 120（次／分）。

按年龄计算最高心率数值

最高心率数值（次／分）= 220 – 年龄（岁）

例如：某患者年龄为 50 岁，最高心率数值为：220 – 50（岁）= 170（次／分）。

实际运动适当心率数值

运动适当心率数值（次／分）=〔安静心率 +（按年龄预计最高心率数值 – 安静心率）〕×60%

例如：某患者年龄为 50 岁，安静心率为 80 次／分，最高心率数值应为 170 次／分（220 – 50 = 170）。运动适当心率数值为 102 次／分左右，计算方法是：〔80 +（170 – 80）〕×60% = 102（次／分）。

说明：对于年老体弱和心肺功能不全的患者，在计算运动适当心率时，可将公式中的 60% 改为 50% 或 40%。

心率计算法

将患者按体质强、中、弱分开，分别控制运动强度，此方法适用于患有心血管疾病、高血压、肺源性心脏病和肺气肿等疾病的中老年人，其方法是：运动后心率（次／分）– 安静时心率（次／分）。

20 次／分	40 次／分	60 次／分
强壮体质	中等体质	弱体质

运动强度百分比分组法

此方法适用于高血压、冠心病及年老体弱者，其方法是：（运动后心率 – 运动前心率）/ 运动前心率 ×100%。

运动后增加心率数值在 51%	运动后增加心率数值 71%	
小运动强度	中等运动强度	大运动强度

背肌、腹肌运动 缓解腰部疼痛

运动疗法是指人体通过运动的方式，达到治病强身目的的一种治疗方法。它既包括个体行走、跑步、跳跃、体操、游泳等主动运动方式，也包括在别人的帮助下进行的被动运动。这里介绍一些常用的，也方便操作的运动，让您可以在工作之余从中选择适合自己的动作，多加锻炼，保护好自己的腰部。

腰痛虽然表现为局部性疼痛，但其疼痛原因与全身都有关系，尤其是与背部和腹部的关系更加密切。而1个简单的小动作就可以缓解腰部疼痛，只要您长期坚持一下2个动作，腰部疼痛一定会有所缓解。

● 背肌运动

背肌运动主要是锻炼背部到腰部的肌肉，通过运动的方式加强这一部位肌肉的伸展收缩，进而达到缓解疲劳、疼痛的目的。这里给您介绍1个简单的动作：趴在地板或稍硬的地方，双腿伸直，双手伸直到头顶上方，全身放松，自然呼吸。接着，弯起手肘，把肩膀往上提，注意头和胸部不要抬起来，只是感觉身体在往上拉，维持10秒钟再恢复初始姿势，如此重复动作。

每天做10～20次上面的动作，刚开始做的时候，您可能不太清楚腰部的状况，可以只做5次，再慢慢增加次数；如果运动完的第2天觉得腰部无力或疼痛，可能是运动过度了，这时要适当地减少动作次数。

● 腹肌运动

引起腰痛最重要的一个原因就是腹肌肌力的减弱，所以每天挤出一小段时间做一下腹肌运动，就可以为您的腰椎减少负担。

首先，平躺在地板或稍硬的地方，双腿并拢，双脚分开，膝关节弯曲，双手放在腹部上；然后轻轻抬起头部，让肩胛骨稍微离开地面，直到眼睛看到肚脐为止，维持该动作10秒钟再恢复初始姿势，如此重复动作。每天做10～20次的锻炼腹肌的小动作，就可以强健腹部肌肉，加大腰部的负重力。在腰部沉重、身体不适或之前运动过度的情况下，可以适当减少动作次数，以身体可承受为度。

背肌、腹肌运动

因为背肌和腹肌运动的动作很简单，所以您很容易会忽视一些细节，而这些细节就可能会导致您错误的动作，甚至会造成反效果。

背肌运动

取俯卧位，双腿伸直，双手伸直到头顶上方，放松呼吸，弯起手肘，肩膀上提，头和胸部不要抬起来。

肩膀上提，注意头和胸部不要抬起

双肘屈曲抬起，保持前臂伸直状态

错误的背肌运动

双手抱在头上会导致上半身反折

双脚抬起会对腰部肌肉造成很大负担

抬起下颌会让脊柱形成很大的弯曲

腹肌运动

取仰卧位，双腿膝关节并拢弯曲，双脚分开，双手放在腹部上，然后轻轻抬起头部，让肩胛骨稍微抬起，至眼睛看到肚脐即可。

肩胛骨微微抬起

双脚分开

错误的腹肌运动

抬起下颌会对腰部造成巨大负担

双腿伸直时，大腿肌肉也会用力，这样对腹肌的锻炼作用就会减弱

上半身抬起时，放在身体两侧的手会不自觉地抓住东西以借力帮助抬起

71

骨盆矫正法 缓解腰部无力

很多时候，一般的上班族都会长时间维持同一个动作，比如一直坐在办公桌前，保持同样的姿势久了就会使腰部感觉无力、沉重，也会导致骨盆移位。所以做一些小动作来纠正骨盆的移位，是很重要的。

● 利用地面的骨盆矫正法

选择地板或较硬的地方，避免在床垫或沙发等较软地方进行；全身放松，平躺在地板上，双臂在身体两侧自然伸开，正常呼吸；在这种状态下会感觉到腰部在微微上浮，悬在空中，脊柱在这个时候呈"S"形的弧线。然后腹部用力，脚上的力量放松，膝关节可以微微弯曲，让骨盆可以贴到地面上，此时会感觉到脊柱像棍子一样挺直，保持这个姿势10秒钟。每天做2次，长期坚持，就可以维持身体正确的曲线，预防脊柱弯曲。

● 利用墙壁的骨盆矫正法

站在离墙壁10～20厘米的地方，然后将上半身向后移动靠在墙壁上，保证肩膀与臀部都完全贴在墙上。然后，腹肌特别是下腹用力，减少腰部与墙之间的缝隙，用墙和腹肌来纠正背部的弧线。每天利用工作的空闲时间来进行，每次30秒，每天可做多次，做此动作时不要穿高跟鞋，赤脚或穿平底鞋的效果更好。如果您长期站着工作，使用这个姿势，就不会使腰部感到疲劳。

● 利用椅子的骨盆矫正法

与椅子保持40～50厘米的距离，面向椅子立正站好之后，双脚打开与肩膀同宽；然后双臂伸直让双手握住椅子上的扶手，同时，一腿屈膝，一脚向后伸长至感觉疼痛时停住，保持这个姿势10秒钟，并慢慢呼气，左右腿交替各做5次，可自己把握每天的次数。注意所选择的椅子的高度要保证人屈腿扶着时，双臂可与地面平行，并能承受一定的重量，另外用墙壁来代替椅子也行。

骨盆矫正疗法

日复一日地维持同一个姿势，骨盆的移位就会加重腰痛，而下面这些动作可以让您随时随地地矫正骨盆，远离腰痛。

利用地面的骨盆矫正法

全身放松，平躺在地板上，双臂在身体两侧自然伸开，腹部用力，脚上力量放松，膝关节微微弯曲，让骨盆贴到地上。

利用椅子的骨盆矫正法

利用墙壁的骨盆矫正法

脚与墙有10～20厘米的距离，上半身后移靠在墙上，让肩膀与臀部完全贴在墙上，下腹用力，减少腰部与墙中间的缝隙。

视线要与地面保持平行，才能保证上半身后靠时脚部不会移动

下腹要用力反缩

保持10～20厘米的距离

利用椅子的骨盆矫正法步骤

❶ 与椅子保持40～50厘米的距离，立正站好 → ❷ 双脚打开与肩同宽，双臂伸直，弯腰双手握住椅背 → ❸ 呼气，一腿屈膝，一脚后伸，维持10秒钟 → ❹ 一边弯曲手肘，一边后伸的脚前移，恢复立正姿势

利用墙壁的骨盆矫正法步骤

❶ 脚与墙留有距离，肩膀与臀部完全贴在墙上 → ❷ 上半身不动，腹肌用力，一只脚前移，让脚跟和大腿紧贴墙壁 → ❸ 维持上半身姿势，另一只脚后移，双脚跟和腰部紧贴墙壁

72

73 猫式运动 缓解腰部紧绷感

当腰部感到沉重无力或紧绷的时候，可以做一下猫式运动进行缓解，简单轻松就能摆脱紧绷感。

所谓猫式运动，就是在运动中让脊柱像猫一样拱起，以此来放松腰部所有的肌肉，达到强化腹肌和背肌的作用。每天刚洗完澡，身体暖和的时候在地板或其他较硬的地方做这项运动效果最好，每天做5次左右。

● 动作一：拱起腰背

四肢着地，膝关节并拢，抬起臀部，手臂和大腿都垂直于地面，深吸一口气；然后保持手臂伸直，呼气，低头使眼睛看向肚脐，像猫一样让身体的脊柱拱成圆背状，保持这个姿势10秒钟。在将背拱起的时候，感觉就像是有绳子在上面提着您的腰部一样，才能成为圆背状态。

● 动作二：塌腰提臀

深呼吸，然后轻轻呼气，同时微微伸展背部，抬头，眼睛看向天花板，吸气的同时塌腰提臀，让腰部形成适当的弯曲，不要屏气，也不要过度弯曲，避免造成腰部的负担，让腰部感觉到不舒服的姿势会产生运动的反效果。所以一定要轻松地运动，保持这个姿势10秒钟。

● 动作三：臀部后移

上半身前倾，先让四肢着地，然后双臂伸直，上半身向下弯曲直至手肘、腋下都可以贴在地面上为止；同时，缓缓呼气并把臀部向后移动，这样可以伸展腰部与手臂的肌肉。要注意的是，臀部是往后移动，而不是向上抬，上抬的话会造成腰部反折。

让脊柱像猫一样拱起能有效地强化背肌和腹肌，但也不要过度拱起。如果手肘弯曲会减弱这套动作的效果；如果勉强抬高下颌，有可能会伤到颈部；而有些人可能觉得把腰部多弯曲一些，效果会更加明显，显然这是不正确的，如果脊柱反折过度的话，就会给腰部产生多余的负担，增大腰椎的压力。

猫式运动疗法

猫式运动也可以作为锻炼肌肉和暖身的运动，如果长期坚持，可以全面地解决腰痛问题。

拱起腰背

四肢着地，抬起臀部，手臂和大腿垂直地面，眼睛看向肚脐，拱起背部。

塌腰提臀

吸气抬头，眼睛看向天花板，塌腰提臀，腰部形成适当的弯曲。

臀部后移

四肢着地，双臂伸直，上半身下弯直至手肘、腋下都贴在地面上为止，同时，缓缓呼气并后移臀部。

错误的猫式运动

下颌不能抬起，以免造成颈部损伤

手肘要伸直

腰部不能过度下弯，否则会加大脊柱的压力

73

伸展运动 缓解腰部疲劳

伸展运动是一种简单而方便的身体保健运动，长期坚持这项运动，能增强身体的柔软度，使肌肉放松，还能促进身体各部位的血液循环，进而减少肌肉的受伤机会和酸痛情况，有效地预防腰背疼痛。

● 躺着做的伸展运动

躺着做伸展运动可以让全身的肌肉适度伸缩，它对突发性腰痛、因长时间站着或坐着所产生的疲劳等症状都有很好的缓解作用。

● 动作一：抬腿动作

身体仰卧，两眼向上平视，右腿伸直抬起，双手置于右腿膝关节后部并夹紧，将膝关节向胸前靠拢，脚背尽可能保持较大的弯曲状态；呼气的同时双肘部弯曲，牵拉上身和头颈部前倾，维持10～15秒，重复2～3次。左腿按相同方法进行。

● 动作二：转动膝关节

身体平躺，两眼直视上方，放松肌肉，然后轻轻呼气，左腿屈膝90°，右手按在左腿弯曲的膝关节上向右转动；同时保持左肩固定不转动，头部偏向左侧，腰部跟着做最大幅度的转动，左右腿各做2～3次。此动作可以缓解日常生活中积累的腰部无力、沉重感。

● 站着做的伸展运动

站立姿势，双臂自然下垂，双脚打开与肩同宽，保持背部挺直，然后右腿前弓，左腿后屈。呼气的同时，身体尽可能向右侧转动，左臂在头部上方向右做最大程度的伸展，肘部尽可能伸直。左腿按相同方法进行。

● 坐着做的伸展运动

腰部挺直，视线与地面保持平行，将双脚打开坐在地板上。接着身体向前弯，尽量让手指触碰到趾尖，维持5秒钟左右，左右交替进行。如此便可以使支撑脊柱的左右背肌及脚部的肌肉得到伸展，从而缓解腰痛。

伸展运动疗法

适当地坚持做这些伸展运动，不仅能消除腰部的负荷，减轻身体的疲劳感，更有益于保持身体健康。

抬腿动作

身体仰卧，右腿伸直抬起，双手抱住右腿膝关节后部，将膝关节向胸前靠拢，脚背保持弯曲状态，呼气的同时双肘部弯曲，牵拉上身和头颈部前倾。

转动膝关节

身体平躺，两眼直视，放松肌肉，轻轻呼气，左腿屈膝90°；右手按在左腿弯曲的膝关节上向右转动，腰部跟着做最大幅度的转动。

保持左肩固定，头部偏向左侧

站着做的伸展运动

右腿前弓，左腿后屈。呼气的同时，身体尽可能向右侧转动，左臂在头部上方向右做最大程度的伸展。

手臂伸直下垂，不要弯曲

背部挺直

坐着做的伸展运动

双脚打开坐在地板上，身体向前弯，尽量让手指触碰到趾尖。此时如果脚背伸直，效果会更好。

脚背伸直有助于增强伸展效果

74

俯卧位运动 缓解腰部沉重

在缓解腰部疼痛的运动疗法中，不同体位所锻炼的侧重点也有所不同。俯卧位时，在动作的刺激下，腰背部的疼痛、疲劳、沉重等症状都会得到缓解。

● 方法一：俯卧伸展运动

患者俯卧，用双肘和前臂支撑，将上半身抬离床面；需要注意的是，在上半身抬起的时候，骨盆和双腿都不能跟着上抬，要有意放松腰部肌肉，使腰部下陷，维持姿势5～10分钟。该方法对腰椎后方移位综合征和腰椎不稳定的患者有积极的治疗意义。

● 方法二：俯卧撑伸展运动

患者俯卧，双手掌心向下放在床面，用力伸直双肘将上半身抬离床面，同时腰部放松下陷，然后做俯卧撑运动5～10次。每组俯卧撑的力度可适当加大，最后2～3次在终点位置维持3～5秒钟。该方法有牵引作用，主要用于治疗腰椎后方移位综合征和伸展功能不良综合征。

● 方法三：被动伸展运动

患者俯卧，头转向一侧，双上肢放在身体前侧。按摩者跨在患者身体两旁，双手掌根部放在疼痛腰椎节段的两侧，双手对腰椎疼痛部位施以柔和压力，进行按压，随后立即松开，以此重复做10～15次。注意每次加压的力度较前次有所增加。该方法主要用于治疗腰椎后方移位综合征引起的腰部沉重疼痛，对双侧腰部疼痛也有一定的疗效。

● 方法四：伸展位加压运动

患者俯卧，双上肢放在身体两侧。按摩者站在患者身旁，一只手手掌根部放在疼痛腰椎的一侧，另一只手掌压在该手掌之上；上身前倾，双手肘伸直，双手掌缓慢向腰椎一侧施压，达到极限后，再施加一次瞬间的、小幅度的、快速的猛力后放松。该方法对于腰部一侧沉重、疼痛的患者，有一定的疗效。

俯卧位运动疗法

在俯卧位运动的刺激下，腰椎、背部肌肉的疼痛、疲劳、沉重等症状都能得到缓解，还能保持腰部的健康。

俯卧伸展运动

患者俯卧，用双肘和前臂支撑，将上半身抬离床面，放松腰部肌肉，使腰部下陷。

俯卧撑伸展运动

患者俯卧，双手掌心向下，用双肘支撑上半身，同时腰部放松下陷，做俯卧撑运动。

脚尖着地，支撑身体重量

手指朝前，掌心着地

被动伸展运动

患者俯卧，头转向一侧，双臂放在体前。按摩者跨在患者身体两旁，双手掌根部放在疼痛腰椎节段的两侧，双手对称地施以压力。

掌根施力

伸展位加压运动

患者俯卧，按摩者站在患者身旁，两手掌叠放在疼痛腰椎一侧，然后按摩者上身前倾，双手肘伸直，双掌缓慢施压。

双掌根叠加施力

徒手牵引 治疗腰椎间盘突出症

徒手牵引治疗是一种基于被动运动的治疗方法，在现代医学中已经被广泛应用于腰椎间盘突出症和其他腰腿病的治疗，临床证明这种方法具有明显疗效。

您可以在家人的帮助下完成这些徒手牵引动作，避免了来回跑医院的麻烦，自己在家就可以治疗腰椎间盘突出症了。

● 方法一：俯卧牵引

患者俯卧在床上，双腿伸直，使腰椎伸展。家人站在患者脚部，双手紧握患者双脚脚踝处，然后沿下肢轴线方向进行牵引，直到患者感觉到腰部疼痛明显减轻，或患者身体开始在床面上滑动为止。为了增强牵引效果，在家人牵引的时候，患者可用手抓住床头或者两侧床边，这时家人需用更大的力量才能使患者身体在床面上滑动。这种方法能够使患者的腰椎在牵引时处于过伸状态，有利于腰椎间盘复位，从而达到缓解腰椎疼痛的效果。每次持续20～60秒钟，间歇牵引10～15次，每日2～3次。

● 方法二：仰卧牵引

患者仰卧在床上，双腿伸直，使腰椎伸展。家人站在患者脚部，双手紧握患者双脚脚踝处，然后沿下肢轴线方向进行牵引，具体操作与方法一类似，为增强牵引效果，患者可以抓住两侧的床边。每次持续20～60秒钟，间歇牵引10～15次，每日2～3次。

● 方法三：腰椎牵引

患者仰卧在床上，双髋关节屈曲90°，双腿与床面垂直。然后弯曲双肘，前臂与地面垂直，双掌托住双髋，让腰椎尽可能地抬高，同时保持双腿伸直，头颈部紧贴地面，以此牵引腰椎。每次牵引20～60秒钟，间歇牵引10～15次，每日2～3次。该方法有利于增大患者的腰椎间隙，使椎间孔逐渐加大，进而减轻神经根所受到的刺激和压迫，这样能有效地缓解腰部疼痛。

徒手牵引疗法

在家人的帮助下，完成这些动作以伸展腰椎，可达到治疗腰椎间盘突出症的目的。

俯卧牵引

患者俯卧，双腿伸直，伸展腰椎。家人站在患者脚部，双手紧握患者脚踝，沿下肢轴线方向进行牵引，患者可抓住床头或床边两侧以增强牵引效果。

注：方法二仰卧牵引与此方法类似，只要患者换成仰卧姿势即可。

腰椎牵引

患者仰卧，双髋关节屈曲90°，双腿与床面垂直。

然后弯曲双肘，双掌托住双髋，尽可能抬高腰椎，保持双腿伸直，头颈部紧贴地面。

76

77 缓解运动 治疗骨质疏松症的腰痛

运动疗法是预防和缓解骨质疏松症的重要途径，其原理是通过运动增强骨质的压力或负荷，减少骨钙的丢失，但运动方法要根据患者的年龄、性别、身体状况等来决定。

下面这几种方法比较简单，也不会受空间的限制，很适合在家里进行。

● 方法一：挺胸运动

患者坐在椅子上，双腿并拢，双髋双膝均屈曲成90°；然后左手从腰后屈肘使前臂上伸，右手从脑后屈肘使前臂下垂，让左手和右手在腰背后交相握。然后，深吸一口气，拉伸双臂，使双肩向后伸展，注意头颈部不要低下；坚持3~5秒钟，再慢慢放松双手并深呼气，重复10~20次，每日1~2次。

● 方法二：俯卧背伸运动

患者取俯卧位，上肢平放于身体两侧，两腿伸直，然后深呼一口气，同时做挺胸、抬头、伸背动作，使头部、胸部离开床面；双臂紧贴身体，坚持3~5秒钟，然后放松并呼气，也可以在患者胸腹部下面垫1个枕头，帮助胸部抬升。重复10~20次，每日1~2次。

● 方法三：跪姿后伸髋运动

患者双膝屈曲，两腿膝关节弯曲呈90°，两臂张开撑地，与肩同宽，使头部、腰部、臀部成一条直线趴在床上。然后慢慢呼气，在呼气的同时，腹部和腰部用力，让腰部、臀部抬高，使右腿最大程度地伸直并向上抬升，保持头部、肩部、腰部和臀部成一直线。坚持3~5秒钟，然后放松，左腿按相同方法进行，双腿交替进行，各做10~30次，每日1~2次。

● 方法四：仰卧收缩运动

患者取仰卧位，两眼直视上方，放松肌肉，头部和颈部紧贴地面，双髋双膝均屈曲成90°；双手放在膝关节上面，收缩腹肌，同时慢慢抬头，坚持3~5秒钟，然后放松。重复10~20次，每日1~2次。

腰腿病特效自疗全书

缓解运动疗法

根据您自己的身体状况和疼痛情况，来选择下面的运动方式，注意运动的强度，可以有效地治疗骨质疏松症所带来的腰痛。

挺胸运动

坐在椅子上，双腿并拢，双髋双膝均屈曲90°，左手从腰后屈肘使前臂上伸，右手从脑后屈肘使前臂下垂，让左手和右手在腰背后交相握。吸气，拉伸双臂，使双肩向后伸展，头颈部不要低下。

俯卧背伸运动

患者俯卧，双臂放在身体两侧，两腿伸直，深呼气，同时挺胸、抬头、伸背，使头和胸部离开床面，双臂紧贴身体，坚持3~5秒钟后放松。

下颌不要过度抬高

脚背伸直

跪姿后伸髋运动

患者两腿膝关节屈曲呈90°，两臂撑地跪趴在床上，然后慢慢呼气，抬高腰部、臀部，右腿最大程度地伸直并抬升，使头、肩、腰和臀部成一直线，坚持3~5秒钟后放松。

仰卧收缩运动

患者仰卧，双髋双膝均屈曲成90°，双手放在膝关节上面，收缩腹肌，同时抬头，坚持3~5秒钟后放松。

双臂伸直

腰背部紧贴地面，不要抬起

77

腰腿松解法 治疗急性腰扭伤

急性腰扭伤分为急性期和恢复期两个阶段。急性期主要表现为腰部剧烈疼痛和活动受限；恢复期主要表现为腰部疼痛，但疼痛已明显缓解。运动疗法主要应用于急性腰扭伤的恢复期。

● 方法一：侧卧位踢腿运动

患者取右侧卧位，左侧下肢在上方，右腿伸直平放于床面，右手支撑头部，使头部抬起，左手放在腹前地面上；然后左腿先抬起做屈膝屈髋动作，维持3～5秒钟后慢慢地将左腿伸直，并向身体右侧做踢腿运动，反复做10～20次。然后翻身变右侧卧位为左侧卧位，继续做右下肢侧身踢腿运动10～20次。如此交替进行，每日1～2次。

● 方法二：仰卧位抬腿运动

患者取仰卧位，双腿伸直平放于床面，双臂自然垂直放在身体两侧。然后慢慢将一侧下肢抬起30°～40°，维持3～5秒钟后屈曲膝关节，双手抱住膝部后侧，使膝关节尽量靠近胸部。在3～5秒钟后，伸直腿恢复到初始位置，反复做10～20次。然后另一侧下肢做同样的运动，交替进行。每日1～2次。

● 方法三：伸腰运动

患者取站立位，双脚分开与肩同宽，抬头挺胸，双手在腰后交相握，并向上抬高，尽可能地伸直手臂，拉高手肘；身体做腰部后伸运动至极限位，将背部肌肉、臀部肌肉及下肢肌肉同时紧张收缩，维持3～5秒钟后将身体前倾，腰部伸直，慢慢恢复到初始位置。休息片刻后重复上述动作。每日做10～20次，每日1～2次。

● 方法四：旋腰运动

患者取站立位，双脚分开与肩同宽，抬头挺胸，双手扶腰，双脚不动；腰部向左侧旋转至极限位，维持3～5秒钟后，再向右侧旋转，交替进行10～20次，每日1～2次。旋转速度由慢到快，以不增加腰部疼痛为准。

腰腿松解疗法

急性腰扭伤可以用很多不同的方法来治疗，但对于恢复期的患者来说，腰腿松解法是最有效的。

侧卧位踢腿运动

患者右侧卧位，左腿在上方，右腿伸直平放于床面，左腿抬起，并屈膝屈髋3~5秒钟，将左腿伸直并向右腿方向做踢腿运动。

单手屈肘支撑头部

仰卧位抬腿运动

患者仰卧位，双腿伸直，右腿抬起30°~40°，然后屈曲膝关节，双手抱住膝部后侧，使膝关节向胸部靠拢。保持3~5秒钟后，腿伸直恢复初始位置。

伸腰运动

患者站立位，挺胸抬头，双手在腰后交相握，并向上抬高，身体做腰部后伸运动。

尽可能地伸直手臂，拉高手肘

旋腰运动

患者站立位，双足分开与肩同宽，双手扶腰，双足不动，腰部向左侧旋转，维持3~5秒钟后，再向右侧旋转。

支撑运动法 预防老年性腰椎骨折

老年人在受到轻度外伤，如摔倒、扭伤后，常常会出现腰椎压缩性骨折。最常见的原因是骨质疏松，使骨密度减少。下面为您介绍几种支撑运动法，经常做对腰部会有很大帮助，但老年人在练习的时候要注意力度，以免造成新的损伤，或累及颈椎。

● 方法一：仰卧抬臀运动法

患者仰卧，两眼直视上方，两上肢伸直放松，两膝弯曲并竖起。然后在呼气的同时尽可能向上抬起臀部，使其尽量离开床面，注意膝关节不要向两旁张开，用脚跟着地支撑身体；保持身体和骨盆、大腿部成一条直线，维持5秒钟后慢慢放下臀部，反复进行。根据肌力的增强，逐渐增加上抬臀部的时间。

● 方法二：5点支撑法

患者取仰卧位，双腿伸直，双臂自然放在身体两侧，然后将双腿的膝关节屈曲，用双脚、头部和双肘支撑床面，共同用力把臀部和腰背部尽量抬起，使其最大限度地离开床面。这时，人体如同一个"拱桥"，因此这一式也称为"拱桥式"。维持3～10秒钟后轻轻放下，反复做5～10次，每日1～2次，坚持2～3周。

● 方法三：3点支撑法

在适应5点支撑法之后，可练习3点支撑法，即在5点支撑法动作的基础上，让患者的双臂环抱在胸前，用头部和双脚支撑身体以离开床面即可。

● 方法四：腰肌俯卧位锻炼法

● 动作一：

患者俯卧，双手叠放于额头下方，双腿并拢伸直；呼气的同时，腰部和臀部用力保持双腿并拢，并最大程度地向上抬升，维持3～10秒钟。

● 动作二：

患者俯卧，双腿伸直，双臂放在身体两侧，自然伸直，然后腹部贴在床面上，双臂抬起向后伸；同时也将上半身和双腿抬离床面，头部自然前伸平抬，不要过度抬起或垂下，维持3～10秒钟后放下。反复做3～10次，每日1～2次，坚持3～4周。

支撑运动疗法

老年人在做这套动作的时候，要注意自己的身体状况，在身体允许的范围内把握运动程度，以免造成误伤。

仰卧抬臀运动法

患者仰卧，两膝弯曲并竖起，呼气并将臀部尽量向上抬起，膝关节不要张开，用脚跟着地支撑身体，身体和骨盆、大腿部成一条直线。

5点支撑法

患者仰卧，双膝关节屈曲，双脚、头部和双肘支撑床面，共同用力把臀部和腰背部抬起，使其最大限度地离开床面。

腰肌俯卧位锻炼法

动作一　　患者俯卧，双手叠放于额头下方，双腿并拢伸直，呼气的同时，腰部和臀部用力保持双腿并拢，并最大程度地向上抬升，维持3~10秒钟。

动作二　　患者俯卧，双腿伸直，双臂放在身体两侧，自然伸直，然后腹部贴在床面上，双臂抬起向后伸；同时也将上半身和双腿抬离床面，头部自然前伸平抬，不要过度抬起或垂下，维持3~10秒钟后放下。反复做3~10次，每日1~2次，坚持3~4周。

椅子操 办公族预防腰痛的方法

长时间坐在椅子上容易使人腰背部肌肉紧张、痉挛，诱发腰背疼痛，而"椅子操"，就是把椅子作为"道具"，加上一些轻松的小动作来预防和缓解腰背疼痛的运动疗法之一。

办公室工作者的特点是长期坐在椅子上办公。接下来要给您介绍的就是针对这类人群的一组"椅子操"。

● 方法一：伸展腰背

取站立位，双腿伸直，双脚分开略宽于肩，单手放在椅座上，另一只手叉腰，然后上半身向前倾，尽可能地放低肩膀，同时保持放在椅座上的手臂伸直。以"1、2，1、2"的节奏尽量拉伸身体，做10～20个节拍后，换另一只手进行，重复10次。

● 方法二：扭转腰部

取坐位，腰背部挺直，双肩尽量向后伸展，用力抬头挺胸，双髋双膝均屈曲成90°；吸气，将左腿抬起放在右腿上，然后缓慢呼气，让右手握住左膝；同时上身向左侧旋转至极限，让左手向后伸并抓住右侧的椅背，保持下肢姿势不动，维持10～15秒后回到起始位置；再反方向进行，如此交替进行。

● 方法三：伸展脊柱

取站立位，距离椅子0.5米，双脚并拢站直。身体前倾弯腰，上身缓慢弯成90°，直至双手扶住椅背，使重心稳固，双眼平视前方。然后吸气，左腿伸直向后方抬高，尽量高于头部，要注意膝关节保持平直，不可弯曲，维持3～5秒后，缓慢呼气，恢复初始位置。在这过程中注意双手轻扶椅背，不要用力，双腿交替进行，重复10～15次。

● 方法四：后伸腰部

取站立位，站在椅背后面，双手扶住椅背，双脚分开与肩同宽；然后以腰部为支点，向后方过伸腰部，使腹肌紧张，背部肌肉放松；同时颈部后伸，头部自然下垂，双臂伸直扶住椅背，维持10～15秒，重复10～15次。

椅子操疗法

椅子操的动作简单方便，在办公室里利用工作之余的休息时间，就可以轻松完成，使您拥有一个健康的腰部。

伸展腰背

取站立位，双腿伸直，双脚分开略宽于肩，单手放在椅座上，保持手臂伸直，另一只手叉腰，上半身前倾。

扭转腰部

取坐位，抬头挺胸，吸气，将左腿抬起放在右腿上，然后呼气，让右手握住左膝，上身向左侧旋转，让左手向后抓住右侧椅背，保持下肢姿势不动。

伸展脊柱

取站立位，距离椅子0.5米，双手扶于椅背，身体前倾弯腰，同时一侧下肢向后上方伸过头顶，维持3～5秒。

后伸腰部

取站立位，站在椅后，双手扶住椅背，双脚分开与肩同宽，以腰部为支点，向后过伸腰部；同时颈部后伸，头部下垂，双臂伸直扶住椅背，维持10～15秒。

保持手臂伸直

80

体操运动 治疗腰椎间盘突出症

治疗腰椎间盘突出症的体操疗法有中国传统体操和现代健身体操两大类型。中国传统的体操疗法至今仍被广泛地应用于腰腿病的治疗和预防，而现代健身体操方法更是多种多样，既方便又简单易学，也被人们所广泛采用。

八段锦、五禽戏、五行掌等都是大家所熟知的传统体操，在这里要为您介绍一些常用的现代健身体操，长期坚持锻炼一定可以缓解腰部疼痛。

● 方法一：俯卧抬腿法

患者取俯卧位，两臂和腿部张开，呈放松状态。双腿伸直，双臂在头前方伸直，然后缓缓呼气，同时尽可能向上抬起右臂和左腿，头部和颈部不要随着抬高，维持5秒钟后放下。另一侧肢体按相同方法进行，重复3～10次，每日1～2次。

● 方法二：仰卧屈髋法

患者取仰卧位，双臂放在身体两侧自然伸直下垂，双腿伸直；吸气时收腹，同时双腿慢慢抬起，髋关节尽量屈曲，头部和颈部不要抬起，维持这个姿势3～5秒钟后放松；然后慢慢呼气，让身体恢复到初始状态。重复做5～10次，每日1～2次。

● 方法三：屈髋摆腰法

患者坐在床上，双腿分开约45°，脚背伸直垂直于小腿，双髋关节屈曲约90°。然后吸气，左臂屈肘放在身后，同时弯腰，屈曲右臂以触摸左膝关节，维持3～5秒钟后放松，慢慢呼气，让身体恢复到初始状态。重复做10～20次，每日1～2次。

● 方法四：端坐触脚法

患者端坐在床上，双膝伸直，双臂在胸前平伸，与床面平行，吸气的同时做腹部收缩动作；然后向身体前方弯腰，尽力使双手触摸双脚，维持3～5秒钟后慢慢呼气，放松并恢复到初始位置。然后再将右臂放在身后，左臂伸直，弯腰让左手触摸右膝关节。如此双臂交替进行，重复做5～10次。

体操运动疗法

现代体操运动的简单方便能适应快节奏的生活，让人们在短时间内就可以完成相关动作，达到缓解腰部疼痛的目的。

俯卧抬腿法

身体俯卧，两臂和腿部张开并伸直，呼气，同时尽可能向上抬起右臂和左腿，头颈部不可随着抬高，维持5秒钟后放下。

仰卧屈髋法

患者仰卧，双臂放在身体两侧，双腿伸直，吸气时收腹，双腿慢慢抬起，髋关节尽量屈曲，维持3～5秒钟后放松。

屈髋摆腰法

患者坐在床上，双腿分开约45°，髋关节屈曲约90°。吸气，左臂屈肘放在身后，右臂屈曲，弯腰触摸左膝关节，维持3～5秒钟后放松，恢复至初始位置。

端坐触脚法

患者端坐，双膝伸直，双臂在胸前平伸，吸气时向前弯腰，使双手触摸双脚，维持3～5秒钟后放松，恢复至初始位置。

双脚伸直

81

温冷疗法

温冷疗法是用冷敷或热敷的方式，通过给疼痛局部或疼痛周围加热或冷却，以调节体内血液循环，改善肌肉疲劳的状况，最终达到缓解疼痛目的的疗法。这种方法操作简单，比较适合家庭使用。然而，冷敷和热敷一冷一热，各有特点，功效不同，须结合具体情况来选择和使用。

●热敷

热敷是利用热毛巾、暖水袋等直接敷于患处的一种疗法，使肌肉、肌腱和韧带等组织松弛，缓解因肌肉痉挛强直而引起的疼痛，还可减轻深部组织的充血症状，使局部血管扩张。热敷可消除炎症，促进局部血液循环，有助于坏死组织的消除和损伤组织的修复。

热敷时要注意以下问题：

1. 使用的道具不可直接接触皮肤。

2. 若是长时间热敷，要小心烫伤的危险。

3. 热敷后要注意保暖，别让身体着凉。

●冷敷

冷敷疗法是用冷毛巾或冰袋等物体放置在人体的病变部位上，使局部的毛细血管收缩，起到散热、降温、止血、止痛及防止肿胀等作用的一种方法。冷敷适用于扁桃体摘除术后、鼻出血、早期局部软组织损伤、高热、中暑、牙痛及脑外伤的患者。

冷敷时要注意以下问题：

1. 使用的道具不可直接接触皮肤。

2. 冷敷时间不能超过 15 分钟，时间过长会使血液循环变差。

3. 冷敷后要及时擦干身体，避免着凉。

●冷敷、热敷的使用

需要注意的是，如果是闭合性外伤初期，不能立即进行热敷，否则会促使血管扩张，加重受伤部位的肿胀。正确的方法是：先用冷敷控制出血，24 小时后再用热敷，以扩张血管，促进淤血吸收。皮肤感染时要避免热敷，各种内脏出血、急腹症等，也不宜热敷。

温冷疗法的作用原理

温冷疗法都可以用来治疗疾病，但是它们的原理截然相反，相应地，应用范围也有所区别。

热敷治疗疾病的原理

低温收缩的血管在温度提高时开始扩张。

血液流通至身体末端和毛细血管。

血液在体内自由循环，使肌肉得以松弛。

冷敷治疗疾病的原理

患处因发炎而发热。

冷敷可使血管收缩，从而达到消除肿胀的目的。

恢复正常温度的血管扩张为正常状态。

冷敷、热敷的作用

方法	作用	原理
热敷	消除疲劳、防止肌肉痉挛	促进局部血液循环
冷敷	消肿止痛、散热降温、止血	促进局部毛细血管收缩

82

83 暖贴热敷 缓解腰部紧绷僵硬

腰痛时，经常会觉得腰部紧绷僵硬，但是日常的工作又没有办法让我们留在家里充分休息，这时候我们就可以使用市场上销售的暖贴片，在外出或上班的时候也可以轻松保护腰部。

● 暖贴热敷的优点

1. 祛除堆积在血液中的乳酸。

2. 使用轻松，能长时间温热患部。

3. 热敷的同时不影响工作，适合工作时间紧张的人。

4. 使用完扔掉即可，省时省力。

● 注意事项

1. 暖贴温度较高，不可直接贴在皮肤上，以免灼伤皮肤。

2. 睡觉时不要使用贴片，因为来回翻身容易使贴片剥落。

3. 如果患处发炎，使用暖贴会产生肿胀和疼痛加剧等情况。

4. 在使用时请严格遵循说明书的要求，小心使用。

贴在腰背部	贴在腹部
贴在腰背部的疼痛部位，能使这一部位的温度升高，并能长期保暖腰部，从而减缓疼痛。	腰部疼痛时，也可以贴在腹部以刺激肚脐周围的穴位，针对女性生理痛造成的腰痛，效果尤为明显。

注意要贴在内层衣服上，不要直接接触皮肤

腰腿病特效自疗全书

自制热毛巾 缓解腰部沉重无力

针对慢性的腰部无力和沉重，我们在家里就可以自己制作热毛巾来进行热敷，这是最传统的热敷方法，借用热毛巾的热量使患处暖和起来，可减轻腰部的沉重无力感。每天可热敷2次，每次约15分钟即可。

● 热毛巾热敷的优点

1.可以自己来调节温度，避免温度过高或过低。

2.此方法是从温暖身体内部开始，由内到外消除疼痛的。

3.借助绳子或其他物品以固定毛巾，不耽误做其他事。

4.这一方法还能达到放松精神的效果。

● 注意事项

1. 热毛巾不要直接接触皮肤。

2. 热毛巾中要保留水分，不可拧得太干。

3. 将毛巾放入塑料袋时，袋口不要完全封紧。

4. 热敷时若感到腰部不适，要立刻停止。

热毛巾的做法

❶ 准备干毛巾2条，塑料袋1个

❷ 将1条毛巾浸湿后轻轻拧干，湿度保持在提起毛巾一角时，有一点水落下

❸ 把弄湿的毛巾装进塑料袋中，放进微波炉加热1分钟。注意袋口不要封紧

❹ 用另1条干的毛巾把塑料袋完全包裹住即可

热毛巾热敷的姿势

将热毛巾放在腰部正后方的中心位置，人平躺在床上，热敷10分钟。

双髋与双膝屈曲呈45°

在头部和臀部下方各垫1个枕头以增加舒适度

双脚掌着地

泡脚疗法 针对冷体质者的腰痛

绝大多数的女性常常会因为体温过低产生腰部疼痛，另外生理痛也是造成腰痛的一个原因。在这种情况下，利用泡脚方式进行热疗，能很好地促进脚部血液循环，进而保证全身血液循环的顺畅，有效缓解腰部疼痛。

● 泡脚的优点

1. 可以温暖脚趾等最容易变冷的部位。

2. 突发性腰部疼痛者也可以使用，该方法不会快速提高腰部温度。

3. 脚底的穴位也能得到热敷刺激。

● 注意事项

1. 热水如果太少，效果会不明显。

2. 尽量保持房间温度和热水的温度相近。

3. 泡脚之后要保持脚部温暖，避免脚部变冷。

泡脚的步骤

❶ 先准备1盆热水，水温在41℃左右 → ❷ 在椅子旁边放1壶备用热水 → ❸ 双脚放进热水中，保证热水量到脚踝上方约4指宽的高度 → ❹ 泡脚之后，可擦些乳液进行按摩，或者穿着袜子走走，保持脚部温暖

泡脚

泡脚的时候，一定要坐在椅子上，为了保证热水的温度，应在旁边放着备用热水，坚持泡20分钟。

热水量要到脚踝上方4指宽的高度

按摩保暖

泡完脚之后，因为脚尖温度降低得很快，所以可擦些乳液或精油进行按摩，保持脚部温暖。

生姜湿巾 针对腰部僵硬疼痛

缓解腰部僵硬疼痛时，不仅可以使用热毛巾热敷及其他热敷方法，还可以在热毛巾里做一些"小手脚"，增强热敷的效果。这个"小手脚"就是制作"生姜湿巾"，因为生姜中的姜辣素可以刺激皮肤，促进疼痛部位的血液循环。

◉ 生姜湿巾的优点

1.生姜汁可以延长热度的维持时间。

2.可以自己调节温度，避免温度过高或过低。

3.此方法让身体从内部先热起来，可由内到外地消除疼痛。

4.还能达到放松精神的效果。

◉ 注意事项

1. 湿巾不要直接接触皮肤。

2. 湿巾中要保留水分，不可拧得太干。

3. 热敷时若感到疼痛加剧，要立刻停止。

4. 将湿巾放入塑料袋，袋口要完全封紧。

生姜湿巾的做法

❶ 准备干毛巾2条，塑料袋1个，纱布1块，生姜200克左右 → ❷ 将生姜捣成泥状，用纱布包裹住，放入热水中煮沸2~3分钟 → ❸ 将1条毛巾浸入姜水后捞出，保持中等湿度 → ❹ 把弄湿的毛巾装进塑料袋中，袋口要封紧 → ❺ 用另1条干的毛巾把塑料袋完全包裹住即可

生姜湿巾热敷的姿势

人体放松躺下，脚不要伸直，自然弯曲。头和脚下面各放1个枕头，将处理好的生姜湿巾放在腰背中间的下方，维持这个姿势热敷15分钟左右。

生姜湿巾放在腰背中间的下方

药敷熏洗 缓解腰痛

药敷熏洗是在热敷的基础上加入了中药，借助药性达到缓解腰痛目的地一种疗法。这两种方法需要先由医生开出可以用来治疗病症的药方，然后才能进行药敷熏洗，相对于其他的热敷方法，此法更具有针对性。

● 药敷熏洗的优点

1.本方法是使身体从内到外发热来缓解疼痛的。

2.温暖身体的同时，中药的有效成分也得以渗入疼痛部位，发挥作用。

3.针对病症开出的药方具有活血通络止痛的作用，能有效缓解疼痛。

4.该方法对慢性腰痛和突发性腰痛都适用。

● 注意事项

1. 药方剂量的使用一定要遵循医嘱。

2. 温度和时间可根据自己的情况自行把握。

3. 使用过程中若出现皮肤过敏等不良现象，应停止使用。

4. 熏洗时注意皮肤可接受的温度，避免烫伤皮肤。

药敷的步骤

方法一

❶ 先将药材浸泡2~4个小时，同时准备2条毛巾、1个塑料袋 ➡ ❷ 将药材放入锅内加水煎煮，直至水煮沸 ➡ ❸ 拿出1条毛巾在煮好的药汤中浸泡，然后捞出，保留少许水 ➡ ❹ 将浸湿的毛巾装入塑料袋中，袋口封紧 ➡ ❺ 用另1条干毛巾裹住塑料袋，贴在疼痛部位上热敷即可

方法二

❶ 先将药材浸泡2~4个小时，同时准备1块纱布、1条毛巾 ➡ ❷ 将药材从水中捞出，加入食醋搅拌 ➡ ❸ 用纱布把搅拌后的药材包裹住，放在锅内蒸 ➡ ❹ 用干毛巾裹住蒸好的药材包，放在疼痛处热敷即可

熏洗的步骤

❶ 准备1条毛巾 ➡ ❷ 将药材放入锅内加水煎煮，直至水煮沸 ➡ ❸ 等药汁温度降到50℃左右时，用毛巾浸水后擦洗疼痛处即可

腰腿病特效自疗全书

暖风刺激 缓解慢性腰痛

　　吹风机和电暖炉刺激的原理一样，都是通过其散发的热力增加疼痛部位的热度，使体温升高，从而缓解疼痛的。但要注意的是，这种从外部施加的热量很容易冷却，所以要使疼痛部位和衣服同时加热，这样才能维持热度的持久性。

● 吹风机、电暖炉刺激的优点

1.使用方便，直接靠近疼痛部位吹热即可。

2.能长时间持续加热。

3.热度可自行控制。

4.还能使腰背部肌肉得到放松。

● 注意事项

1. 吹风机、电暖炉要放在离疼痛部位20厘米左右的位置。

2. 热力的强度不可过大，暖风就可以了。

3. 在使用暖风刺激的时候不仅要吹热疼痛部位，也要把衣服同时吹热。

4. 注意刺激时间不宜过长，以免烫伤皮肤。

吹风机的使用

　　吹风机放在离疼痛部位20厘米左右的斜上方，手也斜放在疼痛部位上面，用暖风进行吹拂，一个部位持续吹3~5分钟，然后从腰到臀依次吹拂。

吹风机在疼痛处的斜上方20厘米左右处

手在疼痛部位的斜上方

疼痛区域

电暖炉的使用

　　将电暖炉放在离身体30厘米左右的地方，将腰背部对着暖炉，以不会太热的温度烘20分钟左右。左右两侧各烘7~8分钟就可以了。

电暖炉距身体30厘米左右

注：腰带扣、手表等金属物品加热时容易造成烫伤，所以使用电暖炉时身上不能戴金属饰品。

冰块冷敷 针对室内突发性腰痛

前面介绍的方法都属于热敷的范畴，而且基本上都适用于慢性腰部疼痛，现在要介绍给您的则是主要针对突发性腰痛的。刚发生突发性腰痛的时候，使用冰块或冰枕冷敷患处，能有效地抑制肿胀或水肿，避免疼痛加剧。

● 冷敷的优点

1.能够快速有效地使突发性腰痛得到缓解。

2.通过降低身体温度来防止水肿出现。

3.同时也可以缓和情绪，让精神稳定下来。

● 注意事项

1. 根据自己的身体状况控制冷敷时间，不要冷敷过度。

2. 冷敷时若疼痛加剧，应立刻停止。

3. 冷敷时间1天加起来以1小时为限，不宜超过此限度。

冰袋的做法

❶ 提前冰冻好冰块，准备1个塑料袋和1条毛巾 → ❷ 将冰块放进塑料袋中，用皮筋扎紧袋口 → ❸ 塑料袋外用毛巾包裹好即可

冰袋冷敷的姿势

侧躺，然后把用毛巾包裹好的冰袋放在腰后疼痛处，一定要注意不能让冰块直接接触皮肤，冷敷15分钟就可以了。记得冷却后要擦干身体，以免使腰部受凉。

双膝弯曲

放在腰后疼痛处。在塑料袋的冰块上撒些盐，能减缓冰块融化的速度

冷敷的重点部位

冷敷时，可以用冰块的边角对重点部位做重点按压，每个部位按压10秒，然后休息5秒，再按压下个部位，反复做5次。

冷敷的4个重点部位

物品冷敷 针对室外突发性腰痛

很多时候，我们会在室外办事或运动时突发腰痛，这时就要学会利用身边现有的东西进行冷敷，以最快的速度让疼痛部位降温，以抑制肿胀，便于接下来更专业的治疗。

● 室外冷敷的场所

1.阴凉处，没有阳光照射的地方。

2.有足够的空间能让人平躺。

3.不会影响其他人。

● 注意事项

1. 用手帕或身边现有的衣服包好"冷却物"，再接触疼痛部位。

2. 以10分钟左右为间隔，随时确认是不是冷敷过度。

3. 待身体可以移动的时候，立刻停止冷敷，去医院就诊。

使用罐装冷冻饮料冷敷的步骤

❶ 疼痛发生后立刻在附近买1瓶冰冻的罐装饮料 → ❷ 找到可以坐下的地方，将手中的包抱在怀里，坐下 → ❸ 用随身带的手帕或衣物之类的东西包住罐装饮料 → ❹ 将包裹好的冰冻饮料放在疼痛部位冷却

使用石头的步骤

❶ 疼痛发生后在附近阴凉处或水里捡几颗石头 → ❷ 用随身带的手帕或衣物之类的东西包住石头 → ❸ 将手中的包抱在怀里，坐下 → ❹ 将包裹好的石头放在疼痛部位冷却

注：此方法适用于野外或有水的地方。

使用运动喷剂冷敷的步骤

❶ 疼痛发生后立刻在附近找到可以坐的地方 → ❷ 将手中的包抱在怀里，坐下 → ❸ 拿出喷剂，对着疼痛部位喷3~5下

注：根据疼痛程度每隔10分钟喷一次。

运动员在运动后使用的喷剂，可以降低肌肉温度，这突发性疼痛时也可以用来抑制肿胀。

营养疗法 缓解兴奋焦躁的情绪

所谓营养疗法，就是通过味觉和饮食中补充的营养使人们的身心放松，平缓紧绷、焦躁的情绪，进而避免出现压力累积所造成的腰痛。

● 热牛奶的营养

富含丰富的钙质，可以抑制兴奋感。1杯热牛奶，就可以让您舒缓焦躁的情绪。另外，给牛奶加点"料"，营养会更丰富，如在牛奶中加入1～3匙黄豆粉与等量白糖或蜂蜜；或把2～4匙的芝麻捣碎，混合1～2匙的白糖或蜂蜜，搅拌均匀即可。

● 热牛奶的优点

1.含有丰富的钙质，可以抑制兴奋，舒缓焦躁感。

2.睡前喝可促进睡眠，保证睡眠质量。

3.适当的温度可以达到最佳的放松效果。

4.牛奶中的蛋白质成分能有效滋养皮肤。

● 注意事项

1. 牛奶在加热时，温度不要太高，只要加热到直接可以喝就行了。煮到沸腾的话，会破坏牛奶中的营养成分，不利于睡眠。

2. 在牛奶中加入适量的糖，具有舒缓情绪的功效，但切忌过量，否则会导致肥胖。

热牛奶的做法

❶ 准备200毫升的牛奶，1个锅，还有白糖或蜂蜜

❷ 将牛奶倒入锅中，用小火煮1分钟左右

❸ 向锅内加入1～2汤匙的白糖或蜂蜜，慢慢搅拌均匀

❹ 搅拌1分钟之后，热牛奶就加热完成了，关火即可

睡觉疗法 舒缓肌肉疼痛

好好地睡上一觉，对缓解肌肉的疼痛是很有帮助的。这既包括中午短暂的午睡，也包括夜晚的熟睡，可以及时让疲劳的肌肉放松下来，不会累积腰部的疲劳，自然也就减少了腰部疼痛的发作次数。

● 午睡的优点

1.缓解肌肉半天的疲累，暂时抑制交感神经活动。

2.舒缓大脑的疲劳，午睡后可以更有精神地完成下午的工作。

● 午睡注意事项

1. 不要躺着午睡，避免午睡时间过长，睡20～30分钟为佳。

2. 午睡的最佳时机是在用过午餐后到下午2点之间。

3. 办公室的灯光调暗一点，播放一些舒缓的音乐，能使午睡的效果更好。

● 熟睡的优点

1. 舒缓劳累1天的肌肉，恢复身体各部位的功能，保证第2天能更加有效地运作。

2. 大脑得到充分休息，身心获得平静，精神得以放松。

● 熟睡注意事项

1. 睡觉前可以泡个热水澡，床垫不宜太软，有助于睡眠。

2. 听一些舒缓的古典音乐，可以让精神安静下来。

3. 夏天开着空调睡觉时，要注意室温不能过低。

午睡的姿势　　　　　　　**熟睡的姿势**

把包、靠垫等之类的东西抱在胸前

采取侧卧姿势，脊柱呈弓形，肌肉呈放松状态，身体所受的压力较小

在双腿间夹个枕头会提高睡觉时的舒适感

第五章　现代疗法治疗腰痛

冥想疗法 消除压力与疼痛

工作上的负担会使精神上承受重大压力，腰部也会因为压力的增加而出现疼痛。很多人周末一从工作中解放出来，腰痛就突然消失了，这都是压力过大导致的腰痛。而冥想疗法就是针对这种腰痛的一种轻松疗法。

● 冥想疗法的优点

1.可以在短时间内，放松精神，让身心获得休息。

2.消除压力造成的疼痛。

3.可以锻炼想象力和发散思维。

● 注意事项

1. 不管是在上班途中还是在休息时，都可以进行冥想。

2. 在回忆或想象中，要往美好、积极的方向想象。

3. 冥想时，身体要放松，但不要睡着。

冥想疗法的步骤

❶ 找出能勾起自己回忆的小道具（比如曾经的照片、过去的日记、喜欢的音乐等）

❷ 全身放松地坐下或躺下（可以喝一杯热茶让自己身心平静下来）

❸ 看看曾经的照片，听听熟悉的音乐（重新翻出以前喜欢的东西，容易勾起美好的回忆）

❹ 在脑海中重构过往的画面（更鲜明地进行更深层的冥想，提高冥想疗法的效果）

冥想疗法的特点

冥想疗法最大的好处就是不需要道具，也不需要特别的时间和场地。只要您让自己静下来，回忆一下过去的美好事情，或憧憬一下计划中的旅游，就可以在精神上获得平静，达到冥想治疗的效果。

森林疗法 五种感觉消除疼痛

森林疗法在放松疗法中是全方位缓解腰痛的一种方法，只要处在森林中就会在无意识间获得平静，让身心得以休息，以此来消除疼痛。如果您的腰痛已经持续很久，非常顽固，那不妨到森林里去放松一下，享受一下"森林浴"，从五种感觉上吸取森林精华，开始消除疼痛的全新体验。

● 森林浴的优点

1. 森林中的片片绿意可以抑制大脑的兴奋，使人身心放松。

2. 森林空气中独有的香气可以镇静亢奋的神经。

3. 树林中的微风和清脆的鸟声，会让人感到平静。

4. 全身心的放松和舒缓，能有效缓解压力和疼痛。

● 注意事项

1. 穿着要舒适轻松，不要穿高跟鞋和紧身的衣服。

2. 不要破坏森林中的事物。

3. 可以躺下来看书或听音乐，放松身心。

4. 要选择风和日丽的天气去做"森林浴"。

五种感觉消除疼痛

	听觉	森林中各种鸟类的鸣叫声可以镇静亢奋的神经，有松弛神经的作用，树叶摇晃摩擦的声音也有抑制兴奋的作用。
	视觉	森林中放眼过去的绿色可以缓解眼睛的疲劳，有保护眼睛的作用。
	味觉	在森林新鲜的空气中，全身都处在放松的状态，无论吃什么都会使心情舒畅，毫无压力。
	触觉	用手去触摸树木的表面，沿着粗糙的表层来回滑动，能辅助降低人的血压。
	嗅觉	树木里散发出的香气含有多种精油成分，它对于因工作紧张而造成的神经紧绷，有很好的舒缓功效。

本章看点

下 篇

第六章
清楚认识您的下肢

　　人类走路、上下楼梯等，没有一样能离开下肢的参与。一旦下肢出现问题，就会出现酸痛、疲劳、腿痉挛等症状，严重困扰我们的生活和工作。保护好下肢，是我们刻不容缓的使命。请注意：当下肢出现上述症状的时候，是身体在向我们发出求救的信号，此时我们必须立即调整自己的生活方式，以减轻下肢的负担。

下肢的生理结构

　　人体下肢包括大腿、小腿、膝关节、踝关节、足等，清楚认识人体下肢的生理结构，有助于更好地保护它，让它更好地为我们的生活服务。

● 腿部的结构

　　腿是人体的重要运动器官，其表面有丰富的肌肉、血管、筋膜、韧带和神经，大腿和小腿通过膝关节得以连接。

● 构成膝关节的4个骨骼

　　在下肢的结构中，具有屈曲功能的膝关节是最重要的组成部分。膝关节，是由股骨、胫骨、腓骨、髌骨4个骨骼构成的。在关节的周围，由关节囊所包裹，里面充满关节液。膝关节外侧的软骨就像海绵，可利用回复原状的弹性吸收营养素。

● 下肢的肌肉

　　下肢的活动，离不开下肢肌肉的支撑。大腿和小腿肌肉可以辅助膝关节弯曲或伸直，还能协助身体维持一定的姿势。但肌肉的力量会随着年龄增长而渐渐衰退，如果不注意保养，这些支撑着身体的重要肌力就会逐渐减弱，致使膝关节必须独自承担全身的重量，久而久之，膝关节就会产生酸痛的感觉。

● 踝关节的结构

　　踝关节是人体下肢的另外一个重要关节，由胫骨、腓骨下端和距骨滑车组成。胫骨下端向内和向下凸出的部分分别称为内踝和后踝，腓骨下端的凸出部分称为外踝，它们共同构成踝关节。

　　踝关节是参与人体负重的主要关节之一，其活动多，韧带多，关节面也多，很容易发生关节扭伤、韧带损伤、骨折或关节软骨损伤等，必须注意保护。

● 足的结构

　　人体足部由骨骼、关节、肌肉和结缔组织组成，有内侧纵足弓、外侧纵足弓、横足弓3个足弓，这3个足弓共同支撑并维持着身体的平衡。一般而言，我们所说的扁平足就是指内侧纵足弓。

下肢的肌肉和足弓

认识和治疗下肢疾病，先从认识下肢的结构开始。下图所示为下肢的肌肉构成和足弓，以及足的支撑点。

下肢的主要肌肉

人体下肢的活动，离不开肌肉的参与，主要有股四头肌、腘旁肌群、腓肠肌。

股四头肌
位于大腿前面，伸直膝关节和伸直下肢的时候会使用到。

比目鱼肌
因其形似比目鱼而得名。

阿基里斯腱
人体最大的肌腱，附着于跟骨。

阔筋膜张肌
位于大腿外侧。

股二头肌
位于大腿后面，膝关节向内和向外扭转，以及膝关节弯曲时会使用到。

腓肠肌
位于小腿后面，用脚尖站起，或是用力伸直脚的时候会使用到。

足弓

足弓由内侧纵足弓、外侧纵足弓、横足弓3个足弓组成，它们各自对人体起着不同的作用。

足的支撑点

人体足部主要有3个支撑点，它们各自承受着人体不等的重量。

横足弓
横贯整个脚掌。

内侧纵足弓
从脚的内侧，一直向前延伸到前4个脚趾，承受着身体大部分的重量。

外侧纵足弓
承受着身体的小部分重量，同时起平衡身体的作用。

第1趾骨头
承受人体的重量仅次于足跟。

第5趾骨头
承受最少的重量。

足跟
承受人体大部分重量。

膝关节的功能

膝关节是人体下肢最主要的关节之一，起着支撑身体和协助下肢活动的作用，而膝关节的活动，也离不开韧带和肌肉的作用。

●髌骨是下肢屈伸的重要组织

髌骨位于股骨下端，又称髌股关节。在股骨下端的表面有浅沟，髌骨就是沿着这个沟在移动。髌骨的前面是凸形隆起，后面则被软骨所覆盖。外面附着有股四头肌，下面和左右则由股四头肌的 3 条韧带固定在关节上。

伸直脚时，位于大腿前面的股四头肌就收缩，牵引胫骨，使脚伸直。此时，髌骨还承担着帮助股四头肌牵引胫骨的责任。如果没有髌骨，股四头肌为了牵引胫骨，就需要多花 30% 的力量。

现在许多年轻人都有膝关节疼痛的情况，原因就是过度使用膝关节，造成软骨的代谢能力降低，进而使髌骨，尤其是软骨的部分损伤。

●起缓冲作用的韧带和半月板

膝关节上有前十字韧带、后十字韧带、内侧副韧带和外侧副韧带这 4 条粗的韧带。前十字韧带具有阻止胫骨向前方移位、扭转的作用；后十字韧带具有阻止胫骨向后方移位的作用；内侧、外侧副韧带，在保护膝关节两侧稳定性的同时，还具有固定半月板以控制膝关节活动的作用。

半月板，位于股骨和胫骨之间，是分散加在关节面的压力、缓和冲击的软骨。半月板像 2 个英文字母 "C" 相向，以韧带强力连接。除了扮演缓冲垫的角色之外，半月板还具有润滑关节的作用。

●与膝关节相关联的肌肉

除了髌骨、半月板、软骨外，位于膝关节外侧的肌肉也十分重要。这些肌肉主要包括伸直膝关节的肌肉群、弯曲膝关节的肌肉群两部分。伸直膝关节的肌肉群，即位于大腿前方的股四头肌；弯曲膝关节的肌肉群，即位于大腿后方的屈膝肌群。此外，下肢的重要肌肉还有小腿肚的小腿三头肌，即腓肠肌和比目鱼肌的合称。

以上这些肌肉群具有稳定膝关节、协助膝关节活动的作用，一旦这些肌肉开始衰弱，人体膝关节和下肢就会出现相应的病症。

膝关节的结构

　　膝关节的功能与它的结构有着密切关系，下面介绍一下膝关节的韧带，以及膝关节的重要组成部分——半月板的结构。

膝关节周围的韧带及其功能

　　膝关节周围的韧带围绕在 4 个不同的方向，共同支撑着膝关节，可以防止关节朝其他方向移位或过度倾斜。

正面

前十字韧带
　　防止膝关节往前方移位和扭转。

外侧副韧带
　　防止膝关节左右移位和过度倾斜。

后十字韧带
　　防止膝关节往后方移位。

内侧副韧带
　　防止膝关节左右移位和过度倾斜。

半月板的结构

　　半月板具有稳定膝关节、分散膝关节负荷、润滑膝关节的作用。正由于半月板的存在，才保证了膝关节常年负重运动而不致损伤。

正面

前十字韧带

外侧副韧带

髌骨
半月板
髌韧带

胫骨

96

引起下肢疾病的原因一

引起下肢发病的原因多种多样，如风湿病、骨质增生症、半月板损伤等，一些容易出现膝关节和下肢疼痛、僵硬的人更容易受伤。

●风湿病

风湿病是引起下肢疾病的一个主要原因，是关节滑膜上慢性的炎症。滑膜一旦发炎，各种炎症因子就会从中释出，破坏骨骼或软骨。如果炎症不断反复，最终会使关节完全失去功能，无法弯曲和伸直。风湿病男女发病比例为1：4，引起的下肢疾病常表现为原因不明的关节疼痛、肿胀、僵硬。

●骨质疏松症

骨质疏松症就是骨骼变得疏松、脆弱，表现为身高减少、背部弓起。骨质疏松症的患者，容易跌倒和骨折。引起骨质疏松症的原因有高龄、钙质不足、运动不足、维生素D不足等。骨质疏松症的女性患者多于男性，女性的骨质一般从40岁开始疏松，80岁的人中，3人就有2人患此疾病。预防方法是，从年轻时起就要注意储存骨钙，延缓钙质的流失速度，还要注意不要吸烟，也不能喝过量的咖啡。

●骨质增生症

骨质增生症是指骨关节边缘增生骨质，好发于脊柱及其他负重关节，是关节的生理性退行性变化，其发生与年龄、关节创伤或退变等因素有关，常见于中老年人。从本质上说，骨质增生是骨关节为适应变化而发生的防御反应，它可以使失稳的关节、脊柱趋于稳定。但如果增生的骨质对周围神经、血管及其他结构产生压迫时，就会出现疼痛等症状。

●半月板损伤

半月板位于股骨和胫骨之间，负责分散来自膝关节的压力，使关节的动作圆滑顺畅。由于半月板几乎没有再生的能力，所以受伤之后就无法再恢复，运动、衰老、跪坐过度是产生疼痛的主要原因。

半月板对扭转动作的应变能力较弱，所以，当重复扭转膝关节的动作时，半月板的受伤概率就会大大提高。

骨质增生与半月板损伤

骨质增生和半月板损伤是引起下肢疾病的重要原因，下图所示为正常关节和因骨质增生而导致病变的关节，以及半月板受损的情况。

骨质增生与正常关节的对比

骨质增生是骨关节的一种退行性变化，又称骨性关节炎，由于骨头增生成尖刺状，所以俗称"骨刺"。

正常的关节　　　　　　　　　　　　　病变的关节

关节囊 ———　　　　　　　　　　　——— 关节囊增厚

软骨 ———　　　　　　　　　　　——— 软骨旁的骨头硬化，与增生
　　　　　　　　　　　　　　　　　　关节的软骨发生磨损

滑膜 ———　　　　　　　　　　　——— 滑膜增厚

半月板损伤的种类

半月板损伤是造成下肢疾病的一个重要原因，常见的半月板损伤种类有以下几种：

纵裂　　　　　　　斜裂　　　　　　　横裂（又称放射裂）

提篮样裂　　　　　层裂　　　　　　　复杂裂

（97）

引起下肢疾病的原因二

关节发炎、韧带损伤等也是引起下肢疾病的重要原因。此外，过量运动后肌肉容易酸痛；坐骨神经痛会牵引整个下肢出现疼痛症状；幼儿、青少年生长过快也会出现下肢疼痛。

●坐骨神经痛

坐骨神经是指从腰椎到骶椎的各椎骨之间所发出的神经束，它是人体最粗大的神经束，从腰经过臀部，一直行至下肢。当坐骨神经的根部受到压迫或发炎时，就会产生疼痛，这种疼痛不只存在于腰部，还会放射至小腿肚、脚底等部位。如将一脚抬高不足 60° 就会出现下肢放射痛，即为坐骨神经痛。

●变形性膝关节症

变形性膝关节症是引起膝关节疼痛的最主要原因，多因退行性改变所致，而骨折和扭伤也可引发疼痛。随着年龄的增长，肌肉开始衰退，关节周围的软骨组织也开始衰退，逐渐丧失其弹性，相应地，膝关节的功能也会减弱。下楼梯时会有强烈的痛感，开始行走或走长路后疼痛会加重。

●韧带损伤

膝关节的前后左右，由称为韧带的组织支撑着。韧带具有伸缩性，可以帮助身体完成很复杂的动作。如果韧带失去了伸缩性，就会伸展过度，导致骨头之间发生撞击，从而产生疼痛的感觉。如果韧带本身被撕裂，膝关节一动就会产生剧烈疼痛。

●延迟性肌肉酸痛症

一般发生在体育锻炼24小时后，常表现为肌肉酸痛、僵硬，轻者仅有压痛，重者肌肉肿胀，活动受限。此症的发生原因是骨骼肌的激烈运动或肌肉的过度使用，一般在 24 ~ 72 小时酸痛达到极限，5 ~ 7 天后疼痛自动消失。

●幼儿、青少年生长痛

少数儿童在生长发育的过程中会出现短暂间歇性的肢体疼痛，以下肢较为常见，称为生长痛。其发病年龄有 2 个高峰期，即 3 ~ 5 岁和 8 ~ 12 岁，发病与生长高峰期的软组织结构相对缩短有关。

下肢的坐骨神经支配

　　坐骨神经痛是下肢比较常见的一种疾病，下图所示为支配下肢的坐骨神经。了解这些神经，对认识坐骨神经痛很有好处。

下肢的坐骨神经支配

　　坐骨神经发生病变后，疼痛会沿坐骨神经通路即腰、臀部、大腿后、小腿后外侧和足外侧向下放射。

第1腰椎

腰神经丛

骶神经束

骶椎

尾椎

坐骨神经

坐骨

股神经

股骨

股神经

胫骨

腓骨

98

哪些人的下肢容易生病

下肢的发病与某些因素有关，如肥胖、衰老、过度运动、O型腿等。为了下肢的健康，我们应该做好保健工作，尽量预防这些病变。

●肥胖的人

肥胖是引起下肢疾病的一个重要原因。研究表明，人在走路时，会对膝关节造成体重的3倍左右的压力，上下楼梯时会对膝关节造成体重的7倍左右的压力。所以，身体越肥胖，对膝关节造成的压力也就越大。如果长期维持这种状态，膝关节就很容易变形。

如果不能使自己保持标准身材，至少也要让自己的体重维持在一个标准的数值范围内，才能起到保护下肢、预防下肢疾病的效果。

●O型腿的人

80%以上的变形性膝关节症患者都是O型腿。正常人的脚稍有X型倾向，从髋关节向脚踝以垂直向下的负重线经过膝关节的中央，通过整个膝关节支撑身体。但O型腿的人的负重线偏向内侧，对膝关节内侧形成强大的压力，使人体下肢重心不稳和失去平衡，从而使膝关节的内侧磨损变形。有O型腿的人，可以尝试步行法，以锻炼下肢的肌肉，对于缓解O型腿和预防变形性膝关节症很有好处。

●肌肉衰弱的人、姿势不良的人

肌肉或韧带如果开始衰弱，关节的稳定性就会受到影响，进而引起磨损、变形。尤其是股四头肌衰弱的话，会使膝关节的屈伸和脚的活动功能受到影响。如果肌肉衰弱的人，再采取不良姿势的话，就会加速肌肉的衰弱，给肌肉造成极大的负担。预防的方法是经常做活动下肢的运动，并养成正确的姿势。

●激烈运动的人

虽然运动可以锻炼肌肉，但激烈的运动会对下肢肌肉和膝关节造成伤害，所以，锻炼时必须遵循正确的原则：运动量要由小渐大，运动方式要有益于健康，运动时要以享受的心情去进行。做到了这些，您就保护好自己的下肢了。

膝关节的负重

膝关节是下肢重要的组成部分，下肢许多疾病的出现，如 O 型腿，都与膝关节的负重和变形有关。

上下楼梯时膝关节的负重

上楼梯时，膝关节平均弯曲 50°；下楼梯时，膝关节平均弯曲 65°。这个过程中会给膝关节增加约 7 倍体重的压力。

约65°   约50°

加在O型腿上的负担

正常人的腿和 O 型腿所承担的重量是不同的，如图所示：

正常的腿

负重线

股骨中轴

负重线与股骨中轴所成角度约5°

股骨与胫骨所成角度为175°～177°

膝关节的内侧

胫骨中轴

O型腿

负重线

股骨中轴

股骨与所成角度为183.3°

膝关节的内侧

负重线偏向膝关节的内侧，容易促使膝关节变形

胫骨中轴

本章看点

第七章
保养下肢小诀窍

　　许多人平时不注意对下肢的保护，等到出现疾病的时候才追悔莫及。其实，只要我们在平时生活中注重一些小细节，如在起床、睡觉、洗漱、上厕所、做家务时讲究一些技巧，就可以预防下肢的病变。

做家务的时候

许多人在做家务的时候养成了一些不良习惯，这些不良习惯时刻在伤害着我们的身体，也使我们的下肢受到伤害。改掉这些不良习惯，就是在保护我们的下肢。

●洗碗时

如果下肢疼痛，可在洗碗池前放 1 个约 10 厘米高的踏台，洗碗时把疼痛一侧的脚踏在上面。这样可以减轻疼痛一侧下肢的负担，洗碗时也比较轻松。

●打扫时

擦窗户或做其他清洁工作的时候，如果采取弯腰的姿势来支撑全身的重量，会对下肢造成很大的负担。所以，清洁时应选择不用弯腰、挺直脊背就能打扫的拖把或专用清洁工具。如果吸尘器不够长，可接上延长管。

清扫房间时还要注意保持身体平衡。如果总是用同一只手拿着扫帚或吸尘器，身体会很容易歪曲，所以要每隔几分钟就换一次手。

●放东西时

餐具和打扫用具等经常用到的东西，应该放在轻松就能拿到的地方。较高的地方或是必须蹲下去才能拿到东西的地方，适合放一些不常使用的物品。

●晾衣服时

把洗好的衣服放在不用弯腰就能够拿到的位置，这样就避免了重复蹲下去和站起来的动作。位置的理想高度应该是与腰齐平，这样干起活来也会比较轻松。

●熨衣服时

采取站立、弯腰或坐在地板上的姿势熨衣服，会给下肢带来持续性的负担。如果要长时间熨衣服，最好把桌子当作熨衣台，坐在椅子上慢慢熨。

做家务时保护下肢的技巧

日常生活中，应时时注意保护下肢，做家务的时候如果不注意，就很容易伤到下肢，所以要注意以下一些技巧。

利用踏台减轻患肢的疼痛

洗碗时，把疼痛一侧下肢放在有适当高度的踏台上，可减轻患肢的疼痛。

约10厘米高的踏台 ——

—— 把疼痛一侧的下肢放在踏台上

晾衣服时避免重复弯腰

为了避免重复弯腰的动作，可把洗好的衣服放在较高的位置。晾衣绳也不要太高，以免踮脚对下肢造成伤害。

晾衣绳的高度在稍抬手就能够到为宜

高度与腰齐平 ——

清洁用具要足够长

选择足够长的清洁用具，可避免弯腰对下肢和腰部造成的伤害。做清洁工作时，还要注意保持身体的平衡。

双手握住吸尘器，可避免身体的不平衡。

吸尘器不够长时，可接上延长管。

第七章 保养下肢小诀窍

(100)

213

睡觉的时候

睡觉是保护下肢的最好时机，但要注意一些技巧：首先，要选择自己最舒适的姿势；其次，不要睡在地板上，尽量要睡在床铺上，选择的被子也要轻巧。

●选择舒适的姿势

睡觉的时候要选择舒适的姿势，这样可以起到保护下肢的效果。如果下肢有疼痛的感觉，可以将疼痛的一侧肢体轻轻屈起，把1条卷好的毛巾垫在下面，这样睡觉时就会比较轻松。有时候，轻轻弯曲膝关节后，疼痛会变得剧烈，这时，可以把疼痛一侧的肢体立起，倒向外侧或内侧，不痛的那一侧肢体自然弯曲着睡觉。

●床具的选择

首先，要睡在床铺上，不要睡地板。这是因为地板太硬，睡觉时会对膝关节造成很大的负担，早上起床时，身体会有酸痛的感觉，睡在床铺上则不会有这种感觉。其次，要注意被子的重量，比较轻巧的被子在睡觉时不会给人造成负担，会给人带来舒适的睡眠。

睡觉时将膝关节屈起

将疼痛的一侧肢体轻轻屈起，把1条卷好的毛巾垫在下面，这样睡觉就会比较轻松。

弯曲疼痛的膝关节

膝关节轻轻弯曲后，疼痛如果变得剧烈，可以把疼痛一侧的肢体立起，倒向外侧或内侧，不痛的那一侧肢体自然弯曲着睡觉。

将疼痛一侧的肢体倒向内侧或外侧

起床的时候

起床的时候如果姿势不当，就会对下肢造成伤害，因此起床之前最好先在床上活动一下肢体，使身体由静态到动态有一个自然的过渡，不要突然用力翻身跃起。

●屈伸下肢

将被子拿掉，保持自然呼吸状态，用双手抱住膝关节，以这个姿势维持 2～3 秒钟，然后再慢慢地把双脚伸直，重复这个动作 5～6 次。注意：双手抱住膝关节时，膝关节不要触碰到胸部，然后在不致疼痛的范围内，将膝关节弯曲和伸直。如果感到疼痛，就把手放开，左右交替将膝关节轻轻弯曲、伸直即可。

●旋转下肢

上身自然伸直，下肢弯曲，双腿同时倒向左侧，然后再转向右侧，如此左右各重复 5 次。注意：如果在倒向其中一侧时有疼痛的感觉，就往不痛的方向运动，再回到原来的位置，重复做 7～8 次。

第七章 保养下肢小诀窍

屈伸下肢

每天做屈伸下肢的动作，不仅可以预防下肢疾病，对于已发疾病也有积极的治疗效果。

旋转下肢

双下肢弯曲，朝左右两侧旋转。每天重复这一动作，对下肢保健很有好处。

双手抱住下肢，维持2～3秒后，将膝关节伸直，重复这一动作5～6次

左右旋转下肢，每天7～8次

洗漱的时候

早上起床后不要马上弯腰洗漱，这样很容易对肢体造成负担。洗漱时，最好把一只脚放在踏台上，也不要长时间弯腰洗漱。

●在洗漱池前准备1个踏台

在洗漱池前放1个约10厘米高的踏台，洗漱时就可以把一只脚放在踏台上。尤其是一只脚或腿有疼痛等症状时，在洗漱时可以将有不适症状的脚放在踏台上，就能减缓不适，还可以避免症状加重。

●无法站立时可采取坐位

如果膝关节疼痛剧烈而无法站立，可在洗漱池边放1张椅子，坐着洗漱。

使下肢舒适的洗漱方式	减轻膝关节负担的方式
在洗漱台前放1个10厘米高的踏台，洗漱时将疼痛一侧的下肢放在踏台上，这种方式不仅可以减少对下肢的伤害，还可以起到保护腰部的作用。	在餐厅或工作单位的洗手间洗脸、洗手时，可以微微屈膝，用膝关节顶着洗手池，这种姿势能有效地分散体重，不会对腰部和下肢造成过大的负担。

将疼痛一侧的下肢放在踏台上

高约10厘米的踏台

下肢受力被分散

膝关节微微弯曲，顶在洗手池边上

用餐的时候

用餐的时候最好坐在椅子上，跪坐会造成体内血液循环不良，也会对膝关节造成很大的负担。

●理想的椅子高度

理想的椅子高度应该是：坐在椅子上，膝关节弯曲成 90° 时，脚掌刚好可以踏在地板上。如果膝关节还没屈曲到 90° ，脚就已经踏到地板，说明椅子太低；如果膝关节屈曲到 90° 时，脚还没有踏到地板，说明椅子太高。

●避免跪坐用餐

人在跪坐或盘坐用餐时，下肢会过度屈曲，这种姿势不仅会使体内血液循环不良，对膝关节造成很大的负担，还会让人感觉不适，用餐反而变成一种负担。

让膝关节感觉舒适的椅子

合理利用椅子，可以有效保护我们的下肢，理想的椅子应该符合以下标准：

人取坐位时，背部刚好碰到椅背

大腿与小腿呈90°

脚掌刚好踏在地面上

第七章 保养下肢小诀窍

217

上厕所的时候

许多人上厕所都有"马拉松"的习惯，这可不是一个好习惯。长时间蹲厕不仅会影响身体的血液循环，还会对下肢造成伤害。除此以外，上完厕所起身时也要讲究一些技巧，时时注意对下肢的保护。

● 选择坐式马桶

选择蹲式马桶，光是蹲的姿势，就会给下肢带来很大的负担。特别是起身的时候，所用的力气比坐式马桶要大很多。因此建议选用蹲式马桶的家庭改用坐式马桶，慢性膝痛的患者更要如此。目前市场上有一种非常方便的马桶座，只要把这种马桶座覆盖在蹲式马桶的上面，就可以使之变成坐式马桶。

● 起身时要讲究技巧

人从下蹲到站起的过程中，会对膝关节造成很大的负担，所以，如果厕所装有扶手，起身时就可以借助扶手慢慢站起；如果没有扶手，则要用手扶着墙壁慢慢站起来。理想的扶手位置是坐在马桶上就可以轻松够到，位于腰和肩膀之间为最佳高度。

选择 "L" 形扶手最理想

位于腰和肩膀之间的"L"形扶手，坐在马桶上就可以轻松够到，能够帮助如厕后的您轻松站起。

扶手位于腰和肩膀之间

扶手材质以木质最佳

手扶墙壁站起

没有扶手时，可以手扶墙壁站起来，通过手臂用力来分散下肢的受力。

手臂向下用力，可以分散膝关节的压力

准备出门的时候

人们在出门之前总是要先梳洗打扮一番，这个过程中也要注意。尤其是穿衣服的时候，最好是坐在床上或椅子上，或把脚放在踏板上，避免单脚站立。

● 梳洗打扮时要坐在椅子上

如果采取站立的姿势穿衣服，难免会有单脚站立的时候。而单脚站立时，身体所有的重量都会落在站立的下肢，会加重下肢的负担，久而久之就会对下肢造成伤害。如果坐在椅子上穿衣服，下肢的负担就会减轻不少。

另外，长时间地站立会对下肢造成更大负担，所以，在做打领带、刮胡子、化妆等出门前的准备活动时，坐在椅子上进行会让下肢轻松许多。

● 什么样的椅子让下肢最舒适

理想的椅子是人坐下来后大腿与小腿呈90°，其深度以坐下后，背部刚好可以碰到椅背为最佳。座椅两侧最好有扶手，这样站起来时就可以双手向下用力，减轻下肢的负担。

单脚站立时加在下肢的负担

许多人有站着穿裤子的习惯，这样就难免会有单脚站立的情况，不仅危险，还会给站立的下肢造成很大的负担。

全部的重量加在站立的下肢上

第七章 保养下肢小诀窍

外出的时候

出门在外，也要注意对下肢的保护。服饰不仅要舒适，还要注意保暖；鞋子大小要合脚，利于步行；要注意正确的步行姿势；还要给自己留出充足的时间，避免慌张跑动。

● 服饰的选择

首先，为了避免下肢着凉，最好穿长裤和保暖内裤。尤其当膝关节有疼痛症状时，或是慢性膝痛的人，最好不要穿裙子等露出下肢的服装，在有空调的房间中更要注意。

其次，选择舒适的鞋子。鞋子的大小要合脚，鞋底要有一定的硬度和厚度。最好是脚穿上鞋子之后，脚尖可以在鞋内轻轻晃动。

最后，采取正确的步行姿势。正确的步行姿势应该是先以脚跟着地，再以脚尖离地。

● 给自己留出充裕的时间，避免慌张急跑

人在步行时，加在膝关节上的负担是自己体重的 2 ～ 3 倍，而跑的时候则多达 4 ～ 5 倍。因此在日常生活中，除了身体锻炼外，无论做任何事情都不要把时间排得太紧，避免慌张乱跑。

选择适合步行的鞋子

理想的适合步行的鞋子应该符合以下要求：

鞋舌能完全覆盖脚背

鞋子大小合适，脚尖可在鞋内轻轻晃动

鞋底要有一定的弹性，能减缓冲击力

> **爱心提示**
>
> 人的脚到下午时会肿胀一些，所以买鞋的最佳时间应该是傍晚。如果第 2 天感觉鞋子有些松，可以通过增加袜子的厚度和垫高鞋垫的方法来进行调整。

腰腿病特效自疗全书

上下楼梯的时候

在上下楼梯的时候，尽量充分利用楼梯的扶手，避免把身体的重量全部加在下肢上。当一侧下肢疼痛时，上下楼梯时就更要讲究方法。

●充分利用楼梯的扶手

前面我们说过，人在上下楼梯时会给膝关节造成约 7 倍体重的压力。为了减少膝关节的负重，我们在上下楼梯时就要尽量利用楼梯的扶手。

如果楼梯没有扶手，可利用拐杖等来代替楼梯扶手，以减轻上下楼梯时给下肢造成的负担。

●上下楼梯的正确方法

当一侧下肢疼痛时，可以在手扶住楼梯扶手的同时，先移动不痛的下肢往上一层，再移动疼痛的下肢，使双脚并列于楼梯面上。重复这样的动作，慢慢爬上楼梯。

下楼梯时，则先移动疼痛的下肢，再移动不痛的下肢，这样可减轻疼痛一侧下肢的负担。

一侧下肢疼痛时

当一侧下肢疼痛时，上下楼梯时应按照下列步骤进行，可减轻疼痛一侧下肢的负担。

下楼梯时
先移动疼痛的下肢，再移动不痛的下肢，使双脚并列于楼梯面上。

上楼梯时
先移动不痛的下肢，再移动疼痛的下肢，使双脚并列于楼梯面上。

第七章 保养下肢小诀窍

步行困难的时候

步行有困难的时候，要善于利用适合自己的道具。如使用拐杖和手推车辅助步行，或用骑自行车代替步行等。

●利用拐杖辅助步行

在日常生活中，许多人不愿意使用拐杖，尤其是年轻人。但是如果一直忍着疼痛步行，久之就可能导致下肢疾病恶化，甚至到无法行走的地步。

●使用手推车帮助步行

如果借助拐杖步行，患处却越来越痛，这时，建议您在外出时使用手推车，这样可以帮忙支撑身体的重量，不需用多大力就可以轻松行走。

●借助自行车代替步行

如果有的人只是膝关节疼痛，妨碍步行，这时可利用自行车代替步行。我们的推荐是淑女型自行车，这种自行车在骑乘时不需要大幅度弯曲膝关节，非常适合膝关节疼痛的患者。如果经过的地区有许多斜坡，则最好使用电动自行车。

自行车的最佳高度

骑自行车时，自行车坐垫的高度要调到最佳，才不至于对膝关节造成伤害。那么，多高的坐垫才算最佳呢?

自行车坐垫应保持水平，坐垫头过高或过低都会造成骑车时的不舒服

自行车的最佳高度应是：当脚踏板踩到最低处时，膝关节应处于微屈状态

拿东西或抱婴儿的时候

许多人在拿东西或抱婴儿时会有一些不良习惯，如能改掉这些坏习惯，就是对我们下肢的最好保护。

●行李要分双手拿

一手提行李或购物袋很容易使身体倾向一侧，这时应把东西分成2个袋子，用两只手来提，这样左右两侧重力均等，身体也容易保持平衡。另外，使用双肩背包也是一个不错的选择。

●采取正确的姿势

许多人从地上拿东西，抱婴儿或宠物时，喜欢弯腰将其抱起（拿起），这一动作不仅容易使人一不小心扭到腰，还会对下肢造成很大的负担。正确的姿势应是：走到婴儿旁边，完全蹲下再把婴儿抱起。在这一过程中，双脚要与肩同宽。

带婴儿外出时，尽量利用娃娃车。背着婴儿就如同在背上负重行走一样，会对膝关节造成很大的负担。即使是抱在手上也同样有负担，而且长时间抱着婴儿，会影响手臂的血液循环。

第七章 保养下肢小诀窍

双手提行李

行李较多时，要将其分成2份，用双手来提，这样可保持身体平衡。

左右两侧重量均等的行李，可帮助身体保持平衡

搬东西时的正确姿势

搬东西时要先走到东西前面，完全蹲下后，再将东西轻轻搬起。

身体完全蹲下后再将东西搬起

双脚打开，与肩同宽

洗澡的时候

洗澡前应先预热，使身体从一个环境进入另一个环境时有一个自然过渡，以避免温度骤变对身体产生刺激。还要注意，身体突发性疼痛时应避免进入浴室。

●洗澡之前先要预热

使用浴缸洗澡时，要先在里面浸泡至身体暖和之后，再把膝关节伸直，然后再开始洗澡。使用淋浴洗澡时，要先放热水，至房间达到一定的温度后再进去洗澡。另外，也可以在浴室安装"浴霸"，进入浴室之前先把"浴霸"打开，待达到适宜的温度后再洗澡。

●在浴室里放1把椅子

洗澡的时候，特别是采取淋浴方式清洗下肢时，许多人都有弯腰的习惯，其实这种习惯很不好，最好的方法是坐在椅子上洗澡。现在，市面上看到的浴室专用椅，高度都太低。坐在这样的椅子上，会使膝关节过度弯曲，光是坐下就有可能引发下肢疼痛。理想的椅子高度应该是，坐在椅子上，脚碰到地面时，大腿与小腿呈90°。

洗澡之前先预热

洗澡时，身体从一个环境进入另一个环境，如果要让身体有一个自然的过渡，就必须先预热。

先在浴缸中先浸泡身体，使全身变暖后，再舒展身体开始洗澡

腰腿病特效自疗全书

运动或劳作的时候

由于运动和劳作时都有可能损伤下肢，因此在运动和劳作之前，我们最好做一些热身，以舒缓僵硬的肌肉和关节，在运动和劳作之后也应做一些恢复性的动作。

● 运动或劳作时

在运动或劳作前，尤其是做剧烈运动前，应先做一些热身运动，这样可以舒缓僵硬的肌肉和关节，避免突然的运动或劳作而造成肌肉拉伤。

运动或劳作之后身体开始降温，这时可做一些缓和动作或伸展操，让运动中升高的体温逐渐恢复到正常，这也是放松和保养活动过度的肌肉的好方法。

需要注意的是，劳作过程中，如果采取下蹲的方式，一定要双脚交替，以缓解长时间对一侧下肢所造成的伤害，并且劳作一会儿后就要站起来舒展一下四肢。如果是做园艺的，也可坐在椅子或矮凳上进行劳作。

● 不要做勉强自己的运动

选择运动方式时要充分考虑自己的体质，不要勉强自己做体力不支的运动项目。即便是以前经常做的运动，经过几年肌力的减弱，也可能已经不再适合自己了，因此绝对不能勉强自己。

劳作时的注意事项

在劳作过程中，会给下肢造成很大的负担，除了经常要舒展四肢外，还要注意一些细节问题：

穿平底鞋，并且双脚轮流替换蹲坐

配合季节穿着，夏天戴帽子，冬天穿保暖衣服

本章看点

第八章

专家答疑解惑

许多人下肢出现疾病后，不是去正规医院就医，而是到一些小诊所治疗，结果不仅使许多病症错过了最佳治疗时机，还会使病情愈来愈严重。本章通过患者的实际体验和专家面对面答疑解惑，希望能为您解答关于下肢疾病方面的问题。

膝关节酸痛未必是风湿病

问 我的左膝关节酸痛有十几年了，开始以为是风湿病，但是用了多种药酒和药物进行治疗，都没有明显效果。最近半年，我发现在上车、爬楼梯时，稍一用劲儿，关节就酸痛得厉害。现在，我的左腿关节根本使不上劲，还有些肿胀。请问大夫，这是怎么回事？

答 根据您的叙述，这很可能是膝关节积液，建议您去做一个B超。

膝关节积液即膝关节滑膜炎，门诊中常会遇到一些膝关节肿胀明显、酸痛，甚至不能行走的老年患者，检查后发现他们的膝关节内有大量关节积液。

膝关节积液是由于受到急性或慢性劳损，引起滑膜损伤或破裂，导致膝关节腔内积血或积液的一种非感染性炎症反应性疾病，一般有急性和慢性之分。您的关节酸痛已有十几年，应该是慢性劳损所致。

建议老年人适当参加体育锻炼，保持标准的体重；注意保暖防潮，防止过度劳累；预防感冒及全身各脏器的慢性病变所引发的关节肿痛。如果出现关节红、肿、痛等症状，应及早去医院检查。

关节积液的部位

膝关节积液是由于滑膜发炎所致，常给患者带来痛苦。那么，关节积液到底积在哪里呢？

髌骨　积液　股四头肌　股骨　关节囊　胫骨

老年人吃钙片可以预防骨质疏松症吗

问 我是一个已经绝经几年的女性，最近经常感觉腰背疼痛、两腿无力，医生说是骨质疏松造成的。广告上说吃钙片可以预防骨质疏松症，请问，吃什么钙片好呢？

答 现在越来越多的中老年人受广告影响，采用吃钙片的方式来防治骨质疏松症。但是，这种方法并不可取。因为单纯吃钙片而不吃促进钙吸收的药物，吃的钙片基本上都会从大便中被排出，和没吃的效果一样。

人在进入中老年之后，身体各器官陆续开始退变，而骨质疏松正是身体开始退变的表现，是一种正常现象。研究表明，人对钙的吸收率与年龄成反比，平均每增加10岁，钙的吸收率就减少5%～10%。70～79岁的人与20岁的人相比，钙吸收率减少1/3，80岁以上的老年人钙吸收率极差。

为了减缓骨质疏松症的发生，在补钙的同时，必须采取相应的措施：①补充维生素D。肠道对钙的吸收，必须在维生素D存在的条件下才能进行。②补充微量元素如锰、锌、铜、磷等，来加强对钙的吸收能力。③接受适量紫外线照射，也就是要晒太阳。紫外线能使皮肤中的7-脱氢胆固醇转化成维生素D，从而促进肠道对钙的吸收。④从食物中补钙是最好的途径。牛奶、鱼类、蛋黄、动物内脏、肉类、禽类等对钙质的补充有重要作用，而且易于人体吸收。植物性食物中也含有丰富的钙，但在烹调前必须先用沸水焯一下，以除去蔬菜中对钙有破坏作用的草酸。⑤循序渐进地坚持运动，不仅可减缓骨钙的流失，还可明显提高骨盐含量。

正常的骨基质与骨质疏松

骨质疏松的出现是由于钙盐与骨基质的正常比例被打破，是一种以骨密度减少、骨的微观结构退化为特征，表现为骨的脆性增加、易于发生骨折的全身性骨骼疾病。

正常的骨基质

疏松的骨基质

晨僵可能是类风湿性关节炎

（问） 我最近一段时间早上起床后，膝关节、肘关节和腕关节都感觉很僵硬，但是活动一会儿后，这种僵硬感就会消失。有的时候我怀疑是前天晚上睡眠不好所致，可是有时候睡得很好，第2天还是会有这种情况出现。请问，我的现象是风湿性关节炎吗？

（答） 有些人在早上起床后，会有局部或全身性关节活动不便，医学上称为"晨僵"，活动后晨僵现象的消失。晨僵的持续时间，应从患者早上醒来后开始活动算起，到患者晨僵现象明显减轻为止，以分钟计算。

晨僵现象的出现是由于在睡眠或运动减少时，组织液蓄积在炎性组织中，使关节周围组织肿胀所致。患者活动后，随着肌肉的收缩，组织液被淋巴管和小静脉吸收，晨僵现象也随之缓解。所以，只要受累关节活动减少或长时间维持在同一姿势，白天也可出现关节僵硬，和晨僵的原理是一样的。

老年人出现轻度晨僵属正常现象，时间一般少于15分钟，程度较轻，易于缓解。但是如果每天晨僵持续时间超过1个小时，或伴有关节肿痛等，就可能是类风湿性关节炎的征兆了，必须多加注意。

类风湿性关节炎是一种常见的原因不明的慢性炎症性疾病，为主要致残性疾病之一。据统计，患病10年以上的患者，约50%会因此而残疾，此病还可累及全身各个脏器。类风湿性关节炎可发生于任何年龄，但以40～60岁的女性居多。

此外，许多风湿性疾病也可出现晨僵，如骨关节炎、系统性红斑狼疮、纤维肌痛综合征、强直性脊柱炎、银屑病性关节炎、反应性关节炎、皮肌炎等。所以如果仅有晨僵症状，还不能明确诊断是哪种疾病所致，就要通过临床表现综合判断才可确诊。

用伸展操揭开每天的序幕

每天醒来后通过做伸展操来揭开一天的序幕，不仅可以缓解下肢的晨僵现象，还可以预防关节疾病。

一腿屈膝，双手抱住屈膝的大腿向胸部运动，同时，两脚尖上勾，停留2～3秒，换另一侧

两手平展，一侧膝关节弯曲，向对侧旋转，停留2～3秒，换另一侧

踝关节扭伤后怎么办

问 我昨天在和几个同学踢球时，不小心扭伤了脚踝，当时只是感觉疼痛，但不是很剧烈。我想用热毛巾敷一下，但被奶奶制止了。她帮我用冷毛巾敷了一会儿，肿胀就消失了。为什么踝关节扭伤后要冷敷呢？

答 一些人在足踝扭伤后，先是使劲揉搓肿胀的地方，把淤积起来的血揉开搓散；然后再用热毛巾敷，以活血消肿；最后强忍着疼痛走路、活动。但实践证明这样做是不妥当的，因为局部的小血管破裂出血后，会形成血肿，一般要在24小时后才能停止出血，慢慢恢复正常。如果扭伤后立即使劲揉搓、热敷、强迫活动，势必会在揉散一部分淤血的同时加速出血和渗液，甚至加重血管的破裂，造成更大的血肿。

正确方法应该是：①分辨病情轻重。一般来说，如果自己活动足踝时虽然疼痛，但并不剧烈，大多为软组织损伤，可以自行医治。如果自己活动足踝时疼痛剧烈，不能站立和挪步，感觉痛在骨头上，扭伤时有声响，伤后迅速肿胀等，则是骨折的表现，应立即到医院诊治。②正确使用热敷和冷敷。热敷和冷敷的作用原理截然不同。血遇热则行，得寒则凝，所以在受伤初期宜冷敷，以减少局部血肿；在出血停止后再热敷，可加速消散患处周围的淤血。一般来说，要等受伤24小时后再用热敷。③局部按摩。敷前可用双手拇指轻轻按揉患处，方向是从足至小腿，这样既可止痛又可消肿。

冷敷和热敷的原理

冷敷和热敷虽然都可加速疾病痊愈，但它们的原理截然不同，必须区别使用。

冷敷：原理是降低患处周围的温度，减少血液回流，从而缓解肿胀或减少出血。

热敷：原理是通过提高患处周围的温度，加速血液循环，从而促进患处快速痊愈。

本章看点

第九章
中医疗法治疗下肢痛

　　逛街一天回到家，下肢又酸又痛，小腿和脚竟然还肿胀了；游泳游得正高兴，突然小腿痉挛了；在办公室坐着工作时间长了，竟然不知不觉出现了坐骨神经痛。遇到上述情况，不要着急，本章将从中医的角度，用不同的方法，如穴位按压、按摩、刮痧、艾灸、拔罐、食疗等，教您如何缓解上述症状。

委中穴 缓解下肢疼痛

腰腿无力、腰酸腿痛，几乎成了每一个现代人的通病，而按摩委中穴，则有强腰健腿的效果。

部位： 在腘横纹中点，当股二头肌腱与半腱肌肌腱的中间。

主治： 此穴具有通络止痛的作用。长期按摩此穴，对腰背、腿部的各种疾病，如腰腿无力、腰痛、腰部不能转侧等都有良好的疗效。此穴还可有效治疗坐骨神经痛、小腿疲劳、下肢瘫痪、臀部疼痛、膝关节疼痛、腓肠肌痉挛等病症。

取穴技巧

端坐垂足，双手轻握大腿两侧，拇指在上，其余四指在下，食指放于膝关节内侧，即腘横纹的中央，则食指指腹所在的位置即是该穴。

按压方法

坐在床上，弯曲膝关节，以两手拇指用适当的力度按压穴位。每次左右各按压1～3分钟。

或趴在床上，在膝关节或脚踝下面垫毛巾或抱枕，请他人轻轻按压穴位。

犊鼻穴 缓解膝关节酸痛

许多人经常感到膝关节疼痛、酸软，要么无法站立，要么不能久站。当遇到这些情况时，可以长期坚持按摩犊鼻穴，以达到调理保健的作用。

部位： 屈膝，在膝部，髌骨与髌韧带外侧凹陷中。

主治： 此穴具有通经活络、疏风散寒、消肿止痛的作用。长期按摩此处穴位，能够治疗膝关节痛、下肢麻痹、脚气水肿、足膝无力、不能久站等病症。

取穴技巧

双手掌心向下，轻置于膝关节上，食指放于膝关节髌骨下外侧的凹陷处，则食指指腹所在位置即是。

按压方法

弯曲膝关节坐下，双手掌心向下，轻置膝关节上。食指与中指重叠，同时用力按压两侧的穴位。每天早晚各1次，每次按压1～3分钟。

第九章 中医疗法治疗下肢痛

235

昆仑穴 治疗脚踝肿痛

昆仑穴属足太阳膀胱经，有舒筋化湿、消肿止痛、强肾健腰的功效。《医宗金鉴》中说："足腿红肿昆仑主，兼治齿痛亦能安。"《肘后歌》中记载："脚膝经年痛不休，内外踝边用意求，穴号昆仑并吕细。"

部位： 在足部外踝后方，当外踝尖与跟腱之间的凹陷处。

主治： 此穴具有消肿止痛、散热化气的作用。按摩这个穴位，对脚踝红肿、脚腕疼痛、脚踝肿痛、踝关节及周围软组织疾病等具有很好的疗效。此穴还可缓解坐骨神经痛、关节炎、脚气病等病症。

取穴技巧

正坐垂足，将要按摩的脚稍向斜后方移至身体侧边，脚跟抬起。用同侧手，四指在下，掌心朝上扶住脚跟底部。拇指弯曲，指腹置于外踝后的凹陷处，则拇指指腹所在位置即是。

按压方法

坐在床上，一手拇指弯曲，用指腹由上向下轻轻按压。每次左右各按压1~3分钟。在泡澡的时候刺激穴位，效果更好。

曲泉穴 缓解下肢肿痛

　　曲泉穴是治疗膝关节疼痛、大腿内侧疼痛的常用穴位，也是治疗男女生殖系统疾病的常用穴位。经常按摩这个穴位，具有养生保健、益寿延年的功效。

　　部位： 在膝内侧，屈膝，当膝关节内侧横纹头内侧端，股骨内侧髁的后缘，半腱肌、半膜肌止点的前缘凹陷处。

　　主治： 此穴具有清利湿热、通调下焦的功效。经常按摩这个穴位，对治疗膝髌肿痛、下肢痿痹、下肢肿痛等病症，具有明显的疗效。

取穴技巧

屈膝正坐，手掌置于腿的外侧，拇指置于膝关节上，四指并拢置于膝内侧横纹头端凹陷处，中指指尖所在的位置即是。

按压方法

坐在床上，弯曲膝关节，对侧拇指放在穴位上，轻轻按压穴位，会有胀、酸、疼痛的感觉。每次左右各按压3～5分钟。

阳陵泉穴　防治下肢痉挛

中医上有"筋会阳陵"之说。长期筋骨僵硬、酸痛，容易痉挛的人，只要平时多按摩这个穴位，就能使症状得到改善。

部位： 在小腿外侧，当腓骨小头前下方凹陷处。

主治： 此穴具有疏泄肝胆、清利湿热、舒筋健膝的功效。按摩这个穴位，可以有效缓解下肢痉挛、筋骨僵硬酸痛等，对肩关节痛、膝关节痛、下肢麻木瘫痪等病症也有很好的改善和保健作用。

腰腿病特效自疗全书

取穴技巧

正坐，垂足约呈90°，上身稍前俯，用左手手掌轻握右脚膝关节前下方，四指向下，拇指指腹所在位置即是。

按压方法

坐在床上，弯曲膝关节，食指指腹放在穴位上，垂直按揉，会有酸、胀、痛的感觉。每次左右各按揉1～3分钟。

足三里穴 疏通下肢经络

　　足三里穴是胃腑精气的聚集点，是人体最重要的治病穴位之一。按摩此穴，可以疏通经络，对腰腿疲劳等有很好的疗效。经常按摩此穴，还可以预防衰老，达到养生保健的效果。

部位： 在小腿前外侧，当犊鼻穴下3寸，胫骨前嵴外1横指处。

主治： 此穴具有补气行气、调理脾胃、疏通经络的功效。经常按摩此穴，可增强下肢肌力、消除疲劳、安定神经，防治四肢肿满、倦怠、股膝酸痛、软弱无力。对胫腓骨神经痛、坐骨神经痛、小儿麻痹症、风湿痹痛、末梢神经炎等病症都有较好的疗效。

取穴技巧

正坐，屈膝90°，手心对髌骨（左手对左腿，右手对右腿），手指朝下，无名指指端处即是该穴。

按压方法

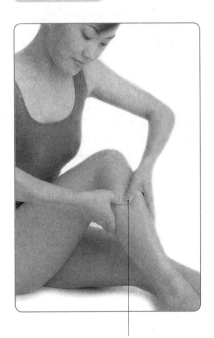

拇指指腹垂直用力按压穴位，每日早晚各按压1次，每次1～3分钟。

涌泉穴 治疗下肢无力

涌泉穴是肾经的首要穴位。《寿视养老新书》中说："旦夕之间擦涌泉，使脚力强健，无痿弱酸痛之疾矣。"经常按摩这个穴位，能增强人体的免疫功能。此穴还有强身健体、益寿延年的功效。

部位： 在足底部，卷足时足前部凹陷处，约当足底第2、第3趾趾缝纹头端与足跟连线的前1/3处。

主治： 此穴具有清热、益肾的作用。经常按摩这个穴位，可补肾益气、滋阴清热，对腰腿疲劳无力、神经衰弱、脚气病等病症有很好的疗效。

取穴技巧

正坐，跷一足于另一膝上，足掌朝上，用另一手轻握足跟，四指置于足背，弯曲拇指按压处即是。

按压方法

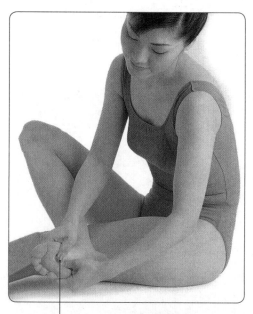

左右拇指重叠对准涌泉穴，其余四指扶住脚背，拇指用力揉搓穴位，左右各揉搓1～3分钟，每天早晚各1次。

承扶穴 治疗坐骨神经痛

　　许多办公室工作人员由于工作繁忙，经常在办公室一坐就是一整天，臀部肌肉长期处于被挤压的状态，不仅会使美丽的臀部变得松弛、下垂，还容易导致坐骨神经痛。

部位： 在大腿后面，臀横纹的中点。

主治： 此穴具有通便消痔、舒筋活络的功效。按摩此穴，对腰腿痛、坐骨神经痛、下肢瘫痪等病症有很好的疗效。经常按摩此穴，还具有美化臀部曲线的功效。

取穴技巧

　　正坐，将两手掌心朝上，五指并拢，置放在臀部与大腿交接处，则中指指腹所在的位置即是该穴。

按压方法

　　患者侧卧在床上，另一人将食指、中指、无名指并拢，放在穴位上，用力按揉穴位。每次左右各（或双侧同时）按揉1~3分钟。

第九章　中医疗法治疗下肢痛

(121) 承筋穴 治疗小腿疼痛

承筋穴属足太阳膀胱经，膀胱经的上行阳气在此穴位化风而行。关于此穴的疗效，《针灸甲乙经》中说："痹寒转筋，"指出此穴是治疗腰背疼痛、小腿疼痛等症的一个很有效的穴位。

部位：在小腿后面，当合阳穴与承山穴的连线上，腓肠肌肌腹中央，委中穴下5寸。

主治：此穴具有舒筋活络、强健腰膝的功效。经常按摩此穴，对小腿疼痛、腓肠肌痉挛、腰背疼痛、急性腰扭伤等病症有很好的疗效。现代临床中，常用此穴来治疗下肢麻痹、坐骨神经痛等疾病。

取穴技巧

正坐垂足，一手五指并拢，手背贴小腿肚，将拇指放于同侧腿的膝关节后腘横纹处，则小指所在的小腿正中央处，即小腿后部肌肉的最高点处。

按压方法

坐在床上，弯曲膝关节，拇指叠压在小腿后的穴位上，其余手指轻握住小腿起固定作用，两手拇指同时用力按压穴位。每次左右各按压1~3分钟。

腰腿病特效自疗全书

环跳穴 治疗下肢麻痹

中医认为，环跳穴可治疗半身不遂、髀枢痛不可举、腰胁相引急痛、股膝酸痛、胫痛不可屈伸、足麻痹等疾病。日常生活中，我们偶尔会遇到腰酸腿痛的情况，此时，按摩环跳穴可使难受的身体得到舒缓。

部位： 在臀外侧部，侧卧屈股，当股骨大转子最高点与骶管裂孔连线的外 1/3 与中 1/3 交点处。

主治： 此穴具有运化水湿的功效。经常按摩此穴，对腰腿痛、背痛、坐骨神经痛等症状有很好的疗效。此外，按摩此穴对下肢麻痹、腰部炎症、膝关节炎、风疹、脚气病等病症，也有很好的调理和保健作用。

取穴技巧

自然站立，或侧卧，伸下足，屈上足，同侧手叉臀上，四指在前，拇指指腹所在位置即是。

按压方法

侧躺在床上，上面腿的膝关节要触及地板，另一人双手拇指叠压在穴位上，垂直向下用力，此时趾尖会有麻麻的感觉。每次左右各按压 3~5 分钟。一般先左后右，或先按健侧、再按患侧。

第九章 中医疗法治疗下肢痛

243

风市穴　治疗腰膝酸痛

也许您或您的家人、朋友曾受到过风湿病的困扰，也许您曾经感到腰酸腿痛，也许您常有肢体麻木的感觉。遇到这种情况，您不妨按揉一下风市穴，对这些症状会有很好的改善作用。

部位： 在大腿外侧的中线上，当腘横纹上 7 寸。

主治： 此穴具有祛风湿、利关节的功效。经常按摩这个穴位，对脚痛、腰膝酸痛等症状有很好的疗效，还可以有效改善下肢神经麻痹、脚气病、股神经炎、全身瘙痒、半身不遂等病症。

取穴技巧

直立，或侧卧，手自然下垂，手掌轻贴大腿中线如立正状，中指指腹所在位置即是。

按压方法

坐在椅子上，用手握住大腿，中指指腹压在穴位上，中指指腹垂直向下用力，此时会有酸、胀、麻等感觉。每次左右各按压1～3分钟。先左后右，或两侧同时按压。

阴廉穴 缓解下肢酸软无力

阴廉穴属足厥阴肝经，肝经的水湿风气在此穴位散热吸湿。此穴不仅是治疗妇科病的常用穴位，还是治疗下肢疼痛痉挛、酸软无力的特效穴。

部位： 在大腿内侧，当气冲穴直下 2 寸，大腿根部、耻骨结节的下方，长收肌的外缘。

主治： 此穴具有调经止带、通利下焦的功效。经常按摩此穴，对少腹疼痛、腰腿疼痛、下肢酸软无力等症有很好的疗效。

取穴技巧

正立，两手叉着臀侧，掌心向着大腿，四指并拢平贴于小腹部，小指刚好在大腿根部。拇指位于大腿外侧，无名指指尖所在的位置即是。

按压方法

正坐，手握住大腿，拇指放在穴位上，用力按揉，此时会有胀、酸、疼痛的感觉。每次左右各按揉3~5分钟，或两侧同时按揉。

第九章 中医疗法治疗下肢痛

摩擦皮肤 缓解下肢疲劳

　　人体的手掌上，似乎具有不可思议的力量。当结束一天的活动之后，在睡觉前夫妻之间互相摩擦一下下肢皮肤，不仅可以增进夫妻感情，还可以促进下肢血液循环，缓解下肢疲劳。

● 摩擦皮肤的方向

　　摩擦的方向是从远心端向近心端按摩，即从距离心脏较远处往近处按摩。对脚的按摩是从脚趾向脚踝，对腿的按摩是从脚踝向大腿根部。如以皮肤稍微感到温热的力度摩擦，这时身体会有很舒适的感觉。注意，轻擦法的力度不可以太强，摩擦的速度也不能太快。

● 摩擦皮肤的方法

　　1. 用整个手心摩擦：把手心贴在皮肤上，用皮肤感到温暖的力度来摩擦。这是按摩丰厚的肌肉时常用的手法，适用于从背部到腰部、从臀部到大腿的按摩。

　　2. 用 2 根手指摩擦：用拇指和食指以钳子般的手势摩擦，适用于手指或脚等细长部位的按摩。

　　3. 用 4 根手指摩擦：用拇指以外的 4 根手指摩擦，适用于小腿、胸部和前臂等部位的按摩。

● 摩擦法缓解大腿疲劳

　　先按摩大腿后侧：患者俯卧，膝关节弯曲，按摩者从腘窝开始向大腿根部，以一定的力度从膝关节往臀部的方向摩擦 2 分钟，如同要把血液输送到心脏一般。

　　再按摩大腿前侧：患者仰卧，按摩者从膝关节向上轻轻摩擦到大腿根部。从外侧到内侧依次分成外侧、中间、内侧这 3 个区域，边移动边按摩，约按摩 2 分钟。

● 摩擦法缓解小腿疲劳

　　先摩擦小腿后侧：患者仰卧，膝关节弯曲，按摩者一手握住脚掌，另一手置于脚踝上，向下快速摩擦到膝关节。摩擦的速度为 1 秒钟 1 ～ 2 次，每只脚摩擦 5 秒左右。

　　再摩擦小腿前侧：患者仰卧，按摩者一手握住脚掌起固定作用，另一手放在脚踝上，向膝关节方向快速摩擦，速度同上。

腰腿病特效自疗全书

摩擦下肢皮肤

下肢的疲劳可以通过温和摩擦的方式来缓解，下图所示为摩擦大腿和摩擦小腿时的技巧。

摩擦大腿

大腿的摩擦方向是从膝关节向大腿根部，以皮肤稍微感到温热的力度按摩。摩擦时，要一手固定大腿，一手从膝关节向大腿根部摩擦。

摩擦大腿后侧

摩擦大腿前侧

一手从腘窝向大
腿根部摩擦

一手扶住腘窝起
固定作用

一手从膝关节向
大腿根部摩擦

一手握住膝关节下方
起固定作用

摩擦小腿

小腿的摩擦方向是从脚踝向膝关节，以皮肤稍微感到温热的力度按摩。摩擦时，要一手固定小腿，一手从踝关节向膝关节方向摩擦。

摩擦小腿后侧

摩擦小腿前侧

一手抓握脚掌

一手从脚踝向膝关节方向快速摩擦

一手抓握脚掌起固定作用

一手从脚踝向膝关节
方向快速摩擦

126 揉捏肌肉 缓解下肢僵硬

揉捏法是将揉和捏结合起来的一种方法，通过揉捏肌肉可提高肌肉的收缩力和柔软性，缓解下肢僵硬，消除下肢疲劳。

● 揉捏的方向

基本上，揉捏的方向也是从远心端向近心端进行，但是需要用画圆圈的方式来揉捏，以患者不会感觉到疼痛的力度，在一定范围内用力揉捏，适用于四肢及腰背部的软组织损伤。注意揉捏时不是靠手腕的力量，而是借由手腕把身体全部的重量加压在患部。

● 揉捏的方法

1. 用整个手心揉捏：这是按摩较丰厚的肌肉时所用的手法，如大腿的部位。

2. 用2根手指揉捏：即用拇指和食指揉捏，适用于手指或脚等细长部位的按摩。

3. 用手指关节揉捏：即用拇指和小指根部揉捏，适用于腰部、背部、大腿等平坦肌肉的按摩。

● 揉捏法缓解大腿僵硬

先用双手重叠揉捏大腿后侧：越接近臀部，肌肉就越丰厚，所以按摩腘窝时要轻一点、快一点，接近臀部时要重一点、慢一点。大腿外侧和内侧分2次按摩，各按摩2次。

再提揉大腿前侧：按摩者一手握住膝关节下方，一手置于大腿上方，把肌肉和骨头分开般地进行提拉揉捏，不只表层肌肉，连深层肌肉也要一起慢慢地提拉揉捏，膝关节下面的那只手要紧贴着皮肤。

● 揉捏法缓解小腿僵硬

先揉捏小腿后侧：患者弯曲膝关节，按摩者一手握住脚掌，一手用拇指揉捏小腿后侧，从脚踝到膝关节做螺旋式推进。先放松表层肌肉，再舒缓深层肌肉。揉捏5次之后，用轻擦法按摩1次，重复4～5次。

再揉捏小腿前侧：双手拇指相对，并放在小腿上，从脚踝向膝关节方向揉捏，每个部位各揉捏2～3次，在靠近膝关节的过程中，力度逐渐增强，速度逐渐减慢。最后以轻擦法结束按摩。

揉捏下肢肌肉

揉捏肌肉是较摩擦皮肤的力度要强的方式，可以从内到外缓解下肢的疲劳，揉捏大腿和揉捏小腿的方式如下图所示。

揉捏大腿

揉捏大腿后侧

双手叠压揉捏大腿

方向为从腘窝向大腿根部

揉捏大腿前侧

一手用力提拉揉捏大腿肌肉

一手握住膝关节下方

揉捏小腿

揉捏小腿后侧

一手握住脚掌

一手从脚踝向膝关节方向揉捏

揉捏小腿前侧

两手指相对，并在小腿上同时用力揉捏

方向为从踝关节向膝关节

126

127 摩擦揉捏 消除膝关节疲劳

膝关节的疲劳可以通过他人或自己对膝关节周围的肌肉摩擦揉捏等方式来放松，但是要注意有些情况是不能按摩的。

●出现这些现象时禁止按摩

有些情况下，膝关节是不能按摩的，否则不仅达不到预期的目的，反而会发生意外。这些情况包括：膝关节本身就疼痛；膝关节有肿胀或发热的情况；膝关节有积液或积血的水肿现象；膝关节完全无法屈曲。

●用手掌摩擦膝关节周围

患者仰躺在床上，双腿伸直，按摩者一只手放在患者大腿上起固定作用，另一只手掌包裹住整个膝关节，从膝关节下方向上方轻轻摩擦，时间约1分钟。

●用拇指揉搓膝关节周围

患者躺在床上，膝关节微微弯曲，按摩者将拇指指腹置于患者半月板及其相邻骨头（股骨）之间，沿着半月板，轻轻揉搓5分钟左右。注意，用力一定要轻，否则可能会压伤半月板。拇指较粗大的人，可以用食指或中指按摩。

●伸直下肢时的揉捏

患者趴在床上，下肢伸直，按摩者用手抓住患者腘窝内侧的肌肉，以轻微的力度，用画圆圈的方式慢慢扭转5～6次。膝关节外侧的肌肉也以同样的方式按摩。

●弯曲膝关节时的揉捏

患者膝关节弯曲，按摩者扶住其脚背，抓起腘窝处的肌肉，静止大约5秒钟后放开，重复做5次。

●自己按摩膝关节

1. 自己按摩：坐在床上，膝关节弯曲，一只手放在膝关节下方的小腿上固定，不要让膝关节摇动；另一只手的拇指或食指指腹以自己感到舒服的力度按压半月板周围，按摩3～5分钟。

2. 摩擦腘窝：坐在床上，弯曲膝关节，一手握住大腿下方肌肉以固定大腿，另一手从膝关节上方往腘窝方向反复摩擦。

摩擦揉捏膝关节

将摩擦和揉捏两种方式结合起来，可以有效缓解膝关节的疲劳，下图所示为按摩膝关节前侧和膝关节后侧的具体方法。

按摩膝关节前侧

膝关节疲劳时，要通过对膝关节前侧和后侧的按摩来消除。对膝关节前侧的按摩方式有：手掌摩擦、拇指揉搓。

手掌摩擦膝关节

一手从膝关节下方向大腿根部摩擦

一手握住大腿起固定作用

拇指搓揉膝关节

一手握住大腿肌肉以固定

一手拇指指腹置于半月板和股骨之间，上下揉搓5分钟

按摩膝关节后侧

膝关节后侧肌肉的疲劳可以通过扭转按摩和提拉肌肉的方式来放松，如下图所示：

扭转按摩

抓住腘窝处的肌肉，以画圆的方式慢慢扭转5~6次

提拉肌肉

一手握住脚掌

一手抓起腘窝处肌肉，静止5秒钟后放开，重复做5次

127

放松按摩 缓解坐骨神经痛

坐骨神经痛可以引起腰部直至脚踝的疼痛。坐骨神经痛的原因很多，但主要是因椎间板突出压迫坐骨神经所致。通过按摩可以有效缓解由坐骨神经痛所致的下肢疼痛、发麻等症状。

●大腿后侧的按摩

患者采取侧躺的姿势，疼痛侧的腿朝上，膝关节弯曲成"V"字形。按摩者先用手掌在患者臀部的中央以画圆的方式按压搓揉，然后再从大腿中央的后侧按摩到膝关节后的上方。在腿和臀部的分界点，从侧躺时臀部最高的部位沿腿的外侧，向下按压到膝关节的上方，每处按压 5 ~ 6 次。

●大腿前侧的按摩

患者改为仰卧，按摩者先按摩其大腿。用拇指外的 4 根手指在疼痛侧的大腿前侧，以画圆的方式进行按压，再从大腿根部直至膝关节上方，每处按压 5 ~ 6 次。

●小腿前侧的按摩

按摩者按摩完患者大腿后，用拇指外的其余四指指腹按摩小腿，在腓骨外侧的肌肉与胫骨之间凹陷处，以画圆的方式按揉，直至外踝的上方。

●小腿后侧的按摩

按摩者将拇指以外的其余 4 根手指并拢，放在胫骨内侧与小腿后侧的肌肉之间，以画圆的方式进行按摩，从膝关节一直按摩到内踝的上方。

●脚部的按摩

按摩者两拇指重叠在涌泉穴处，其余四指握住脚背，拇指用力向下按压脚底。除了脚底外，其余脚部皆用拇指的指腹以画圆的方式按压，每处按压 5 ~ 6 次。

●对坐骨神经痛有效的穴位

除了按照上述方法对下肢进行按摩外，按摩以下穴位对治疗坐骨神经痛也有很好的疗效：关元俞穴、上髎穴、次髎穴、中髎穴、承扶穴、殷门穴、委中穴，主要集中在腰部和膝关节之间。

放松按摩下肢

坐骨神经痛时，疼痛会从臀部直达脚部，所以按摩时要按摩整个下肢的前后侧，包括脚。

侧卧按摩下肢后侧

按摩大腿后侧

手掌以画圆的方式按摩臀部中央的肌肉

以4根手指按摩股骨大转子至膝关节的上方

按摩小腿后侧

以4根手指在后侧肌肉和胫骨之间的肌肉处，边划小圆边按压

仰卧按摩下肢前侧

以4根手指的指腹边画圆边按摩大腿前侧至膝关节

用4根手指以画圆的方式从小腿前侧一直按摩到外踝

按摩脚部

两拇指重叠在涌泉穴处，其余四指握住脚背，拇指用力向下按压脚底

128

松解按摩一 治疗梨状肌综合征

　　松解按摩是治疗梨状肌综合征的主要方法之一，可显著改善症状，缓解患者痛苦。此症的松解按摩的关键在于准确定位。患者取俯卧位，双下肢后伸，使腰臀部肌肉放松，按摩者自髂后上棘到股骨大粗隆作一连线，连线中点直下2厘米处即为坐骨神经处梨状肌下孔的部位，其两侧为梨状肌。常用于治疗梨状肌综合征的松解按摩有以下几种：

●双手交叉推揉法

　　患者趴在床上，身体自然放松。按摩者双手交叉，用力推揉患者臀部痛点，直至患者局部肌肉由僵硬变为松软。此时，患者痛点周围如有发热舒适的感觉，说明按摩效果较好。

●弹拨梨状肌法

　　患者趴在床上，身体自然放松。按摩者双手拇指互相叠压，在钝厚或变硬的梨状肌部位，用力深压并来回拨动，弹拨10～20次。需要注意的是：弹拨方向应与梨状肌纤维方向垂直，弹拨的力度要足够大，否则，就不能深达梨状肌。按摩者也可用肘尖代替拇指进行弹拨。

●双手交叉按压法

　　患者趴在床上，身体自然放松。按摩者以掌根按摩患者臀部肌肉，然后用双手交叉按压痛点，直至患者局部肌肉由僵硬变为柔软，患者的症状就会明显减轻。

●运摇牵拉法

　　在依次进行以上几种方法的基础上，患者改为仰卧，健侧下肢屈髋屈膝。按摩者一手握住患者健侧踝部，一手置于患者膝部，做环状运摇，同时配合牵拉蹬空，进行5～10次。然后再以同样的方法对患侧下肢进行牵拉。

　　最后，按摩者轻轻用力，使患者膝部连续做小幅度的上下抖动，进行10～20次，以此结束治疗。

松解按摩下肢

梨状肌综合征常给患者带来很大痛苦，松解按摩可以很好地帮助患者解除疼痛。

双手交叉推揉法

患者俯卧　　双手交叉，用力推揉臀部痛点

弹拨梨状肌法

患者俯卧　　两拇指重叠，深压臀部肌肉，来回拨动梨状肌10~20次

双手交叉按压法

患者俯卧　　以双手交叉按压痛点

运摇牵拉法

患者仰卧，患侧下肢屈髋屈膝

一手握住健侧踝部，一手置于膝部，做环状运摇

129

松解按摩二 缓解膝关节疼痛

膝关节病变是引起膝关节疼痛的一个重要原因。引起膝关节疼痛的主要原因有：人在运动，尤其是剧烈运动时，双腿都会承受因运动带来的负担，从而诱发疼痛。此外，膝关节内外侧间隙宽窄不等会造成内外侧作用力不平衡，从而诱发疼痛。对于膝关节病变引起的疼痛，可以通过以下松解按摩来缓解：

●摩揉搎捏法

患者仰卧，让疼痛的膝关节微屈，腘窝下垫 1 个软枕。按摩者站立在患者疼痛侧，按下述步骤进行：

1. 用双手大鱼际或手掌摩揉膝部脂肪垫区和局部，直到患者感到温热。然后，用双手掌指关节搎膝部脂肪垫区，小鱼际搎髌骨上、下部位各 3 ~ 5 分钟。

2. 用拇指和食指左右、上下活动髌骨，并沿髌骨两侧间隙上、下方揉捏数次，反复捏提股四头肌下段。

●过度屈膝点揉法

按摩者一手握住患者膝部，一手握住踝关节，先将膝关节充分屈曲，再使膝关节处于过伸位；同时手掌用力按压髌骨，用一只手的拇指点、揉、拨、刮髌骨旁脂肪垫区的痛点，持续 2 ~ 3 分钟，反复做 3 次。

●主动屈膝环转法

患者弯腰、屈膝，双手抱膝使其靠拢，做膝关节环转活动，先顺时针再逆时针，各旋转 15 ~ 20 次。

●拔伸牵引法

患者俯卧，按摩者站立于患者疼痛下肢侧，用一只手按压大腿，另一只手握住踝关节，使膝关节屈曲 90°，进行拔伸牵引；同时向各方向旋转小腿，再过度屈曲膝关节后，缓缓伸直。此法可解除被嵌顿的脂肪垫，从而缓解疼痛。

上述方法可配合中药外敷、熏洗，也可配合股四头肌收缩练习和膝关节功能锻炼。

松解按摩膝关节

对于膝关节病变引起的膝关节疼痛，主要通过对膝关节的牵引和按摩使症状得以缓解。

摩揉滚捏法

患者仰卧

侧膝关节微屈，下垫1个软枕

按摩者用双手掌指关节膝部脂肪垫区

过度屈膝点揉法

患者仰卧

两手分别握住患者膝部和踝关节，将膝关节充分屈曲后再过伸，然后，一手掌用力按压髌骨，用一只手的拇指点、揉、拨、刮髌骨旁脂肪垫区的痛点

主动屈膝环转法

患者腰部微弯、屈膝

双手扶住膝关节，使其做顺时针和逆时针旋转，各做15~20次

拔伸牵引法

患者俯卧

一手按压患侧大腿，另一手握住踝关节，使膝关节屈曲90°，进行拔伸牵引，然后旋转小腿，再过度屈曲膝关节

(131) 轻柔摩擦 缓解小腿肚僵痛

长时间保持一个姿势后，小腿就会有僵硬和疼痛的感觉，遇到这种情况，可通过按摩的方法来松解发硬的肌肉。如果能在泡澡后再进行肌肉按摩，效果会更好。

●轻柔摩擦小腿肚

小腿肚僵硬时，要通过轻柔摩擦来使其得到缓解。如果采取用力揉搓的方式，反而会使症状更加严重。

首先，坐在床上，弯曲膝关节，用两手夹着脚，从脚踝至小腿肚，再到膝关节，一直向上摩擦，反复10次。注意力度不要太大。此方法可使淤积在小腿肚的乳酸得以消除，促进其局部血液循环，从而缓解疼痛。注意按摩的方向一定要从脚踝开始，向膝关节柔和地摩擦。

●有效消除小腿肚疼痛的穴位

进行上述按摩后，如果能结合穴位按摩，效果更好。以下穴位可有效消除小腿肚的僵硬和疼痛：足三里穴、承筋穴、承山穴、飞扬穴。按压穴位时，一定要避免一直用力按压，应轻轻按压。

缓解小腿肚的僵硬

小腿肚僵硬时，可从脚踝到膝关节，进行如同要将血液送回心脏般的柔和摩擦。

消除小腿肚的疼痛

小腿肚疼痛时，可通过按摩以下穴位来缓解。

承筋穴
在小腿后面，当合阳穴与承山穴的连线上，腓肠肌肌腹中央，委中穴下5寸。

飞扬穴
在小腿后面，当外踝后，昆仑穴直上7寸，承山穴外下方1寸处。

脚部按摩 消除脚底、脚跟疼痛

走路时间长了，除了腿部疲劳外，脚底和脚跟也会出现疼痛的现象，甚至还会引发脚底肌膜炎等疾病。遇到这种情况时，可以通过按摩的方式来缓解和治疗。

● 消除脚跟疼痛的穴位

脚踝是许多穴位的聚集部位，当脚跟疼痛时，我们就可以通过按摩这些穴位来进行治疗。可有效消除脚跟疼痛的穴位包括：内踝周围的太溪穴、水泉穴；外踝周围的昆仑穴、申脉穴、仆参穴。

● 消除脚底疲劳的穴位

在我们的脚底，有 1 个名为涌泉穴的特效穴。以该穴位为中心，用拳头以轻且有节奏的方式敲打脚底 100 次左右，可有效缓解脚底疲劳。

● 脚跟的按摩

脚跟的疼痛或疲劳，也可以通过按摩的方式来消除。在脚跟后的部位有一凹陷，将手的拇指放在此处，用手从小腿的后侧握住脚跟。拇指用力按压后放松，如此反复进行 10 次左右，可使脚跟变得舒适、轻快。

敲打脚底

脚底疲劳时，用拳头以涌泉穴为中心，有节奏地敲打脚底100次左右。

按摩脚跟

用手抓住脚跟，如同将拇指插入肌肉一样，用力按压后放松。

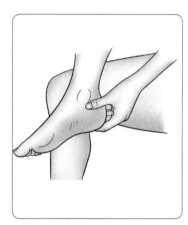

下肢按摩 消除疲劳和水肿

脚部的疲劳和腰也有很大关系，这是因为腰部的疲劳会影响到脚，而脚的疲劳也会影响到腰。所以按摩时，不仅要按摩脚，也要按摩腰。按摩顺序是先以腰痛的按摩法来松解腰部肌肉，再对脚部进行按摩。脚部的水肿一般因疲劳所致，所以按摩的原理同消除脚部的疲劳相同。

● 消除脚部疲劳

脚部疲劳时的按摩方法是从脚踝开始向膝关节或大腿的根部按摩，仿佛要把淤积的血液送回心脏般来进行。

1. 首先，患者仰卧在床上，在脚踝下面垫 1 个枕头，或者将坐垫折起垫在脚踝下，将脚部稍微抬高。按摩者用双手尽量抓住脚踝稍上的部位，对整只脚的每处反复进行抓捏、放松的动作各 5 ~ 6 次。

2. 然后，沿着胫骨和胫骨前肌之间的凹陷处进行按摩。首先，以拇指抵住脚踝稍上、胫骨和肌肉之间的凹陷处，拇指以画圆式一直按压揉搓到膝关节下，对每处各按压 5 ~ 6 次。然后，再以同样的动作按摩大腿外侧。在大腿的外侧上，从股骨大转子一直到膝关节的侧方较粗的肌肉，对该肌肉进行从膝关节上向股骨大转子进行的按摩。将拇指指腹抵在肌肉上，缓慢按压旋转到股骨大转子，直到揉开肌肉。对胫骨侧面的凹陷处，可以稍用力按压揉搓，但对于大腿的肌肉就不要太用力旋转按压，而要慢慢旋转按压。每处各施术 5 ~ 6 秒钟。

3. 接着，伸展小腿后侧的肌肉。方法是先用左手轻轻按着膝关节，将右手的手掌抵在脚尖的脚底上，保持这一姿势，右手用力，慢慢立起脚尖。左脚也以同样动作进行。

4. 最后，揉开脚趾的根部。使用拇指按摩时，其他 4 根手指放在皮肤上，支撑拇指进行按摩。

● 消除脚部水肿

当长时间行走后，脚部会因疲劳而出现血液或淋巴液的回流受阻，从而引起水肿的情形。遇到这种情况时，可在腿下垫 1 个坐垫或枕头以抬高脚部，然后在小腿肚的外侧，从脚踝向膝关节的方向，用手掌摩擦 10 次左右。

下肢按摩疗法

下肢疲劳和水肿时，可以通过按摩下肢两侧的肌肉和伸展下肢后侧的肌肉来缓解，其具体方法有两手抓捏、手掌摩擦、拇指按摩等。

两手按摩下肢两侧

患者仰卧

脚踝下垫1个枕头，从脚踝开始，一直到大腿的根部，用两手以抓握后放开的动作按摩下肢两侧的肌肉

按摩小腿肚外侧

患者俯卧

一手握住脚，一手对着小腿肚的外侧，从脚踝向膝关节，用手掌往上摩擦10次

伸展下肢后侧的肌肉

患者仰卧

按摩者一手按住膝关节一手手掌抵在脚底，使脚尖立起

拇指按摩下肢两侧

以4根手指作支撑

以拇指指腹从脚踝到膝关节沿胫骨侧面的凹陷处，以画圆的方式按摩，接着以同样方法按摩大腿侧方的肌肉，按摩5~6次

133

134 温经通络 治疗梨状肌综合征

梨状肌为臀部的深部肌肉，起于骶椎前面，穿坐骨大孔而分为梨状肌上孔与下孔，止于股骨大转子。其主要作用是协同其他肌肉完成大的外旋动作，另外，坐骨神经也经由梨状肌下孔出骨盆。当梨状肌受损或梨状肌与坐骨神经解剖关系改变时，就会产生一系列临床症状。

● 临床表现

梨状肌综合征的主要表现是疼痛，多以臀部为主，位置常常较深，可向下肢放射，有的甚至伴有小腿外侧麻木或会阴部不适，患者常用"刀割样"或"灼烧样"来描述疼痛。疼痛严重影响了患者的生活：常不能行走或行走一段距离后即开始剧烈疼痛，需休息后才能继续行走；夜间因疼痛不能入睡；大小便、咳嗽、打喷嚏等增加腹压的动作可使疼痛加重；双腿屈曲困难，双膝呈跪卧状态等等。

梨状肌综合征的诊断依据主要有临床症状和体征两大类。就症状来说，主要就是上面提到的可放射的臀部疼痛，大小便、咳嗽等可使疼痛加重等。体征的表现主要有：患侧臀部明显压痛，以梨状肌部位为重，还可伴有肌肉萎缩；行直腿抬高试验时，梨状肌被拉长，使得梨状肌对坐骨神经的压迫加重，所以当直腿抬高小于60°时，即出现疼痛，但是一旦大于60°，因为梨状肌不再被拉长，疼痛反而减轻；梨状肌紧张试验通常也为阳性。

● 艾灸疗法

治疗原则：温经通络、行气活血。

艾灸取穴：环跳穴、秩边穴、承扶穴、殷门穴、委中穴。

艾灸配穴：伴有湿重型类风湿性关节炎者加灸阴陵泉穴，伴有淤血型类风湿性关节炎者加灸足三里穴。

艾灸方法：悬灸。使用方法是将点燃的艾条悬于施灸部位之上，艾条的火距皮肤约3厘米，灸5～10分钟，这种方法可使皮肤有温热感而不至于烧伤皮肤，以出现红晕为达到效果。操作方法是每次选患侧6穴，每日1次，6日为1个疗程。除悬灸外，也可行直接灸、温针灸。

艾灸治疗

梨状肌综合征的治疗以温经通络、行气活血为原则，并可根据不同的病变部位加灸一些特定穴位。

艾灸取穴

环跳穴
臀外侧部，侧卧屈股，当股骨大转子最高点与骶管裂孔连线的外1/3与中1/3交点处。

殷门穴
在大腿后面，当承扶穴与委中穴的连线上，承扶穴下6寸。

秩边穴
在臀部，平第4骶后孔，骶正中嵴旁开3寸。

承扶穴
在大腿后面，臀横纹的中点。

委中穴
在腘横纹中点，当股二头肌腱与半腱肌肌腱的中间。

艾灸配穴

伴有湿重型类风湿性关节炎者，加灸阴陵泉穴。

阴陵泉穴
在小腿内侧，当胫骨内侧髁后下方凹陷处。

伴有血淤型类风湿性关节炎者，加灸足三里穴。

足三里穴
在小腿前外侧，当犊鼻穴下3寸，胫骨前嵴外1横指处。

操作步骤

以悬灸为例

❶ 将要艾灸的穴位处皮肤裸露出来，擦拭干净 ➡ ❷ 将艾条点燃，一手拿艾条悬于施灸的穴位上3厘米 ➡ ❸ 皮肤出现红晕为达到效果，此时将艾条移开 ➡ ❹ 按上述方法艾灸穴位，每日1次，连续艾灸6日

134

活血止痛 治疗膝关节疼痛

关节痛在中医中属于痹症，是指由于各种原因导致的以关节痛、麻木、肿胀为主要表现的一种病症。临床常由风湿性关节炎、类风湿性关节炎、骨性关节炎等所致。本病在气候寒冷、潮湿、多风的地区比较多见，发病原因多是由于卫气不固、腠理空虚，或劳累出汗之后受了风邪，或久居潮湿之地，使寒邪和湿邪乘虚而入，导致气血不畅、经络痹阻，为风寒湿痹。如果是阳盛或风寒湿邪在体内久郁化热，则为热痹。

●临床表现

膝关节疼痛，主要是由于经络不通而导致关节疼痛、肿胀，具体表现根据入侵的邪气不同而有不同：

1. 行痹：主要是由于感受风邪而引发，疼痛呈游走性，表现为关节游走性疼痛，且此起彼伏、痛无定处，或同时表现为恶风、舌苔黄、脉浮紧。

2. 痛痹：主要是由于感受寒邪而引发，疼痛剧烈，表现为关节疼痛，痛有定处，遇热疼痛减轻，遇冷则疼痛加重，舌苔白，脉弦紧。

3. 着痹：主要是由于感受湿邪而引发，肢体酸楚麻木，表现为关节疼痛麻木，重着不移，阴雨天常可诱发，舌苔白腻，脉濡。

4. 热痹：发病急剧，且伴有发热症状，表现为关节酸痛、红肿灼热、痛不可触，患者活动受限，同时伴有发热口渴、舌苔黄、脉滑数。

●艾灸疗法

治疗原则：温经通痹、活血止痛。

艾灸取穴：梁丘穴、阳陵泉穴、犊鼻穴、鹤顶穴。

艾灸配穴：风湿性关节痛者加灸风市穴、血海穴、足三里穴、昆仑穴。

艾灸方法：

1. 悬灸：弯曲膝关节，在上述各穴各灸10～20分钟，每日1次，连灸10～20次。

2. 隔姜灸：准备枣核大小的艾炷，伸直膝关节，在上述穴位灸5～7壮，每日1次，5次为1个疗程。

艾灸治疗

膝关节疼痛的治疗以温经通痹、活血止痛为原则，可根据疼痛的类别加灸一些特定穴位。

艾灸取穴

梁丘穴
屈膝，在大腿前面，当髂前上棘与髌底外侧端的连线上，髌底上2寸。

犊鼻穴
屈膝，在膝部，髌骨与髌韧带外侧凹陷中。

阳陵泉穴
在小腿外侧，当腓小骨头前下方凹陷处。

艾灸配穴

风湿性关节痛者，加灸风市穴、血海穴、足三里穴、昆仑穴。

血海穴
屈膝，在大腿内侧，髌底内侧端上2寸，当股四头肌内侧头的隆起处。

风市穴
在大腿外侧的中线上，当腘横纹上7寸。

足三里穴
在小腿前外侧，当犊鼻穴下3寸，胫骨前缘嵴外1横指处。

昆仑穴
在足部外踝后方，当外踝尖与跟腱之间的凹陷处。

操作步骤

以悬灸为例

❶ 准备艾条、火柴，将膝关节裸露，弯曲

❷ 将艾条点燃，悬于膝关节上3厘米

❸ 每个穴位灸10～20分钟后，换另一穴位

❹ 按照上述方法，每日1次，连续灸10～20日

135

祛风除湿 治疗风湿性关节炎

早上起床时，身体显得特别疲倦，昨天的疲劳依旧，手部僵硬，这些症状是风湿性关节炎的初期症状。刚开始时是小指等部位的小关节疼痛，随着症状的发展，身体大关节也开始疼痛，关节活动变得不灵活；严重时，连接关节的部分也僵硬、凸起，成为风湿性结节。

通过艾灸特定穴位，可促进局部血液循环，加速新陈代谢，提高身体自愈能力，对治疗风湿性关节炎很有好处。

●临床表现

风湿性关节炎主要表现为关节疼痛、局部红肿、屈伸不利、活动困难等。在急性期，常表现为身体多个大关节（如膝、踝、肩、髋、肘）的红肿热痛，且疼痛呈游走性。急性期后，常表现为关节酸痛、活动不便。此外，本病病程较长，常因气候变化、劳累、受寒、潮湿而加重。

中医认为，此病的发生多是由正气不足，加上风、寒、湿、热邪侵袭所致。如素体虚弱，腠理空虚，营卫不固，外邪乘虚而入；或居处潮湿，涉水冒寒；或劳累之后，汗出当风，以致风寒湿邪侵袭人体，注于经络、留于关节、气血淤阻，发为风寒湿痹；或因素体阳盛、阴虚内热，复感风寒湿邪，郁久化热；或感受热邪，留注关节，出现关节红肿热痛或发热，发为热痹。

●艾灸疗法

治疗原则：祛风除湿、温经散寒、通经活络。

艾灸取穴：大椎穴、足三里穴、阴陵泉穴。

艾灸配穴：髋关节痛者加灸环跳穴、风市穴；膝关节痛加灸犊鼻穴、鹤顶穴；踝关节痛加灸悬钟穴、丘墟穴、昆仑穴。

艾灸方法：

1. 温和灸：每穴灸 10～30 分钟，每日或隔日 1 次，10 次为 1 个疗程。

2. 隔姜灸：准备如枣核大小的艾炷，每穴灸 3～5 壮，每日 1 次，10 日为 1 个疗程。

3. 无瘢痕灸：准备如麦粒大小的艾炷，每穴灸 3～5 壮，每日 1～2 次，10 次为 1 个疗程。

艾灸治疗

风湿性关节炎的治疗以祛风除湿、温经散寒、通经活络为原则，可根据病变部位加灸一些特定穴位。

艾灸取穴

大椎穴 —— 在后正中线上，第7颈椎棘突下凹陷中。

阴陵泉穴 —— 在小腿内侧，当胫骨内侧髁后下方凹陷处。

艾灸配穴

髋关节痛者，加灸环跳穴、风市穴。

环跳穴 —— 在臀外侧部，侧卧屈股，当股骨大转子最高点与骶管裂孔连线的外1/3与中1/3交点处。

风市穴 —— 在大腿外侧的中线上，当腘横纹上7寸。

膝关节痛者，加灸犊鼻穴、鹤顶穴。

鹤顶穴 —— 在膝上部，髌底的中点上方凹陷处。

犊鼻穴 —— 屈膝，在膝部，髌骨与髌韧带外侧凹陷中。

操作步骤

以隔姜灸为例

❶ 准备枣核大小的艾炷、姜片 → ❷ 伸直要艾灸的膝关节，将姜片放在要灸的穴位上 → ❸ 将艾炷放在姜片上点燃，待艾炷燃尽后，用镊子将姜片连同艾炷移去 → ❹ 按照上述方法，每穴灸3～5壮，每日1次，连续10日

136

137 祛风通络 治疗类风湿性关节炎

类风湿性关节炎是一种以关节病变为主的慢性全身性疾病。其典型表现是晨僵，活动后可以缓解，常持续1个小时以上。艾灸疗法对治疗类风湿性关节炎很有效，但由于类风湿性关节炎病情较风湿性关节炎更缠绵，非一时能奏效，所以应坚持治疗。

● 临床表现

类风湿性关节炎主要以游走性的关节疼痛为主，刚开始时为小关节，以腕关节和足趾关节最为常见，以后逐渐累及脊柱及大关节。病变关节常出现发红、发热、梭形肿胀、疼痛，后期可出现关节僵硬和畸形。

中医认为，本病的发生和风湿性关节炎相近，与风、寒、湿、热邪的侵袭有关，身体虚弱使外邪易于入侵；或处在潮湿的环境之中；或出汗后风邪入侵，流注于经络和关节；或身体内热，外感热邪等。现代医学则认为，此病的发生与免疫力下降有关。

无论如何，对于本病的预防和治疗，平时要注意防寒保暖，尽量避开潮湿的地方。

● 艾灸疗法

治疗原则：祛风除湿、温经散寒、通经活络。

艾灸取穴：大杼穴、血海穴、大椎穴至腰俞穴段。

艾灸配穴：根据病变部位加灸穴位，髋关节痛者加灸环跳穴、风市穴；膝关节痛者加灸犊鼻穴、阳陵泉穴、鹤顶穴；踝关节痛者加灸悬钟穴、丘墟穴、昆仑穴。

艾灸方法：

1. 隔姜灸：用于寒湿型类风湿性关节炎。每穴灸5～7壮，每日1次，10次为1个疗程。

2. 温和灸：用于湿热型类风湿性关节炎。每穴灸15～20分钟，每日1次，10次为1个疗程。

3. 熏灸：将艾条点燃放进熏灸器，固定在穴位上，每日早晚各灸1次，每穴灸15～20分钟，连续灸5日，症状缓解后改为每日1次。

艾灸治疗

类风湿性关节炎的治疗以祛风除湿、温经散寒、通经活络为原则,可根据病变部位加灸一些特定穴位。

艾灸取穴

大椎穴
在后正中线上,第7颈椎棘突下凹陷中。

大杼穴
在背部,当第1胸椎棘突下,旁开1.5寸。

腰俞穴
在骶部,当后正中线上,适对骶管裂孔。

血海穴
屈膝,在大腿内侧,髌底内侧端上2寸,当股四头肌内侧头的隆起处。

艾灸配穴

髋关节痛者,加灸环跳穴、风市穴。

踝关节痛者,加灸悬钟穴、丘墟穴、昆仑穴。

环跳穴
在臀外侧部,侧卧屈股,当股骨大转子最高点与骶管裂孔连线的外1/3与中1/3交点处。

风市穴
在大腿外侧的中线上,当腘横纹上7寸。

悬钟穴
在小腿外侧,当外踝尖上3寸,腓骨前缘。

昆仑穴
在足部外踝后方,当外踝尖与跟腱之间的凹陷处。

丘墟穴
在足外踝的前下方,当趾长伸肌腱的外侧凹陷处。

操作步骤

以熏灸为例

❶ 准备艾条、火柴、熏灸器

❷ 将患侧的关节裸露,擦拭干净

❸ 将艾条点燃,放进熏灸器,固定在穴位上

❹ 每穴灸15～20分钟,每日2次,连续灸5日,症状缓解后每日1次

137

活血通痹 治疗膝关节骨性关节炎

膝关节骨性关节炎又叫增生性关节炎，是指膝关节软骨变形，劳损，外伤，先天或后天关节畸形等导致的以膝关节肿胀、疼痛、屈伸受限等为特点的退行性病变，在中医中属于痹症。

●临床表现

本病多见于中老年人，发病比较缓慢，早期多无症状，所以不易察觉，以后逐渐出现疼痛、僵硬，疼痛常伴随日常生活中的姿势而发生改变，如下蹲时、转身时、久坐后站起时、上下楼梯时疼痛较为明显，其他时候疼痛不明显。静止后关节僵硬酸痛，活动片刻后，僵硬和疼痛减轻，但活动剧烈时又感到腿部不适，并有弹响和粗糙的摩擦感、摩擦音。当病情继续发展到关节软骨消失、软骨下骨质裸露时，疼痛表现为持续性，在平地上走路也感到疼痛，晚上睡觉时把腿放到哪里都感到不舒服，熟睡后有时被痛醒，膝关节有红肿和波动感，这是关节积液的表现，说明病情比较严重，应及时到医院检查和治疗。

●艾灸疗法

治疗原则：通经活络、活血通痹。

艾灸取穴：主要艾灸膝关节周围穴位，如鹤顶穴、内膝眼穴、犊鼻穴、血海穴、梁丘穴、阴陵泉穴、足三里穴、委中穴、委阳穴、曲泉穴、阳陵泉穴。

艾灸方法：

1. 悬灸：将燃着的艾条在距离相应穴位皮肤上 3 ～ 5 厘米处来回熏灸，每穴每次灸 10 ～ 15 分钟，每日 1 次，10 次为 1 个疗程。

2. 艾灸器温和灸：每次每穴灸 10 ～ 15 分钟，每日 1 ～ 2 次，10 次为 1 个疗程。若艾灸时感觉温度太高，可打开盒盖，但不需要移开艾灸器。

3. 隔姜灸：准备枣核大小的艾炷，每次选用 2 ～ 4 个穴位，每穴灸 5 ～ 7 壮，每日或隔日灸 1 次，7 ～ 10 次为 1 个疗程。

4. 温针灸：先针刺，得气后留针，然后在针炳处裹上艾绒，点燃施灸。每次选穴 3 ～ 5 个，每穴灸 10 ～ 15 分钟，每日或隔日灸 1 次，10 次为 1 个疗程。

艾灸治疗

膝关节骨性关节炎的艾灸以通经活络、活血通痹为原则，主要灸膝关节周围的一些穴位。

艾灸取穴

内膝眼穴 —
　　屈膝，在髌韧带内
侧凹陷处。

阴陵泉穴 —
　　在小腿内侧，当胫
骨内侧髁后下方凹陷处。

鹤顶穴
　　在膝上部，髌底中
点的上方凹陷处。

足三里穴
　　在小腿前外侧，当犊
鼻穴下3寸，距胫骨前嵴外
1横指处。

委中穴 —
　　在腘横纹中点，当
股二头肌腱与半腱肌肌腱
的中间。

委阳穴 —
　　在腘横纹外侧端，
当股二头肌腱的内侧。

血海穴
　　屈膝，在大腿内侧，
髌底内侧端上2寸，当股四
头肌内侧头的隆起处。

曲泉穴
　　在膝内侧，屈膝，
当膝关节内侧横纹头内侧
端，股骨内侧髁的后缘，
半腱肌、半膜肌止点的前
缘凹陷处。

操作步骤

以温针灸为例

❶ 将要艾灸的膝关节裸露出来，擦拭干净，消毒

❷ 针刺穴位，得气后留针

❸ 在针炳处裹上艾绒，点燃施灸，灸10~15分钟

❹ 按照上述方法，每次选穴3~5个，每日或隔日灸1次，连续灸10次

138

祛风化湿 缓解下肢痹症

痹症是由于风、寒、湿等外邪入侵人体，而导致经脉气血运行不畅或闭塞不通，表现为肢体关节和肌肉酸痛、麻木、重着、屈伸不利，或者关节肿大灼热等症状，多见于风湿性关节炎、类风湿性关节炎、纤维组织炎及神经痛等病症中。需要说明的是，艾灸对痹症有很好的治疗效果，但对类风湿性关节炎仅有缓解作用。艾灸的同时，要注意保暖，注意劳逸结合。

●临床表现

1. 风寒湿痹：关节酸痛，或部分肌肉酸重麻木，迁延日久，可致肢体拘急，甚至出现关节肿大。如肢体关节疼痛此起彼伏、游走不定，兼见恶寒发热、舌苔黄腻、脉浮滑者为风气胜之行痹；如肌肤麻木，肢体关节酸痛、重着不移，阴雨天加剧，苔白腻，脉濡缓者为湿气胜之着痹；如全身或局部关节疼痛，痛处固定，得热痛减、遇冷加剧，苔白、脉紧者为寒气胜之痛痹。

2. 热痹：关节疼痛，红肿灼热，痛不可触，关节活动不利；兼有发热、口渴、苔黄、脉数。

●艾灸疗法

治疗原则：温经散寒、祛风化湿、活血通络。

艾灸取穴：

根据病变部位取穴：髀部：环跳穴、居髎穴、悬钟穴；膝部：梁丘穴、足三里穴、犊鼻穴、阳陵泉穴；踝部：申脉穴、照海穴、丘墟穴、昆仑穴；足部：后溪穴、八髎穴、大肠俞穴。

根据病性取穴：行（风）痹：肺俞穴、血海穴；痛（寒）痹：肾俞穴、关元俞穴；着（湿）痹：足三里穴、商丘穴；热痹：大椎穴、曲池穴。

艾灸方法：

1. 悬灸：每次随症选取 2 ~ 4 个穴位，每穴每次悬灸 10 ~ 15 分钟，每日或隔日 1 次，7 次为 1 个疗程。

2. 隔姜灸：每次随症选用 3 ~ 5 个穴位，每穴每次施灸 5 ~ 7 壮，艾炷如枣核大，每日施灸 1 次，7 次为 1 个疗程。

3. 隔盐灸：取适量精盐平铺在穴位上，上盖 0.3 ~ 0.4 厘米厚的姜片 1 块，置艾炷灸之，艾炷如枣核大。每次施灸 15 ~ 30 壮，每日或隔日 1 次，7 次为 1 个疗程。

艾灸治疗

下肢出现痹症时，艾灸治疗以温经散寒、祛风化湿、活血通络为原则，选穴时可以根据病变部位选取，也可以根据疾病的性质选取。

艾灸取穴

髀部：环跳穴、居髎穴、悬钟穴。

居髎穴
　　在髋部，当髂前上棘与股骨大转子最高点连线的中点处。

环跳穴
　　臀外侧部，侧卧屈股，当股骨大转子最高点与骶管裂孔连线的外1/3与中1/3交点处。

悬钟穴
　　在小腿外侧，当外踝尖上3寸，腓骨前缘。

膝部：梁丘穴、足三里穴、犊鼻穴、阳陵泉穴。

梁丘穴
　　屈膝，在大腿前面，当髂前上棘与髌底外侧端的连线上，髌底上2寸。

犊鼻穴
　　屈膝，在膝部，髌骨与髌韧带外侧凹陷中。

阳陵泉穴
　　在小腿外侧，当腓骨小头前下方凹陷处。

足三里穴
　　小腿前外侧，当犊鼻穴下3寸，胫骨前嵴外1横指处。

操作步骤

以隔盐灸为例

❶ 准备精盐适量，姜切片，若枣核大艾炷若干

❷ 取适量精盐平铺在穴位上，再将姜片放在精盐上，艾炷放在姜片上，点燃

❸ 待艾炷燃尽后，用镊子将姜片连同艾绒拿掉

❹ 用上述方法，每穴施灸3~5壮，每日或隔日1次，连续灸7次

139

通经养脉 治疗下肢肌肉萎缩

中医认为，痿症是由于五脏精气受损，肢体筋脉失养所导致的肢体筋脉弛缓、软弱无力，不能自如活动，并伴有麻木症状，甚至肌肉瘦削萎缩的一种病症。

●临床表现

1. 肺热津伤所致的痿症：开始时表现为发热或热退后突然肢体软弱无力，皮肤枯燥，心烦口渴，咽干咳呛，少痰，小便短赤，大便秘结，舌红苔黄，脉细数。

2. 湿热浸淫所致的痿症：开始时表现为四肢感觉异常，继而下肢无力、肢体困重麻木、胸脘痞闷、大便黏浊、小便赤涩，舌黄苔厚腻、脉滑数而濡。

3. 脾胃气虚所致的痿症：主要表现为四肢软弱无力，逐渐不能伸缩，肌肉瘦削并伴有神疲乏力、食少便溏、面目虚浮无华，舌淡胖、脉沉细或沉弱。

4. 肝肾亏损所致的痿症：表现为患者一侧或双侧下肢感觉障碍，或感觉消失，最终导致下肢痿废、腰背酸软、头晕耳鸣、遗精滑泄，或月经不调，舌淡红少苔、脉沉细数。

5. 淤血阻滞所致的痿症：表现为四肢软弱无力，或麻木不仁、筋脉抽掣，甚至萎枯不用、舌紫唇青，或舌见淤斑、四肢脉络青涩、脉涩滞。

●艾灸疗法

治疗原则：通经养脉。

艾灸取穴：髀关穴、梁丘穴、足三里穴、解溪穴。

艾灸配穴：根据致病原因加取穴位，肺热者加灸尺泽穴、肺俞穴；肝肾阴虚者加灸肝俞穴、肾俞穴、三阴交穴。

艾灸方法：

1. 悬灸：每次随症选取 4～6 个穴位，每穴每次悬灸 5～10 分钟，每日或隔日 1 次，10 次为 1 个疗程。

2. 隔姜灸：准备如枣核大小的艾炷，每次随症选取 4～5 个穴位，每穴每次灸治 5～7 壮，每日或隔日 1 次，10 次为 1 个疗程。

3. 艾灸器温灸：随症选取背部腧穴，每穴每次灸治 10～15 分钟，以局部皮肤出现红晕为度，每日或隔日 1 次，10 次为 1 个疗程。

艾灸治疗

下肢肌肉萎缩时，艾灸的治疗以通经养脉为原则，根据发病的原因，加灸一些特定的穴位。

艾灸取穴

髀关穴
在大腿前面，当髂前上棘与髌底外侧端的连线上，屈股时平会阴，居缝匠肌外侧凹陷处。

梁丘穴
屈膝，在大腿前面，当髂前上棘与髌底外侧端的连线上，髌底上2寸。

足三里穴
小腿前外侧，当犊鼻穴下3寸，胫骨前嵴外1横指处。

解溪穴
在足背与小腿交界处的横纹中央凹陷中，当拇长伸肌腱与趾长伸肌腱之间。

艾灸配穴

肺热者加灸尺泽穴、肺俞穴。

尺泽穴
在肘横纹中，肱二头肌腱桡侧凹陷处。

肺俞穴
在背部，当第3胸椎棘突下，旁开1.5寸。

操作步骤

以隔姜灸为例

❶ 准备姜片、枣核大小的艾炷

❷ 每次随症选取4~5个穴位，将姜片放在要灸的穴位上

❸ 将艾炷放在姜片上点燃，待艾炷燃尽后，用镊子将姜片和艾炷移去

❹ 每穴每次灸治5~7壮，每日或隔日1次，10次为1个疗程

140

275

祛淤消肿 治疗下肢关节扭伤

扭伤主要是由于剧烈运动或身体负重时姿势不当或不慎跌扑、牵拉和过度扭转，而引起某一部位的皮肉筋脉受损，以致经络不通、经气运行受阻、淤血壅滞局部；从而导致扭伤部位疼痛、关节不能活动或活动不利，继而出现患处肿胀、肌肤发红或青紫。对于下肢来说，扭伤主要发生在踝关节和膝关节，其中，以踝关节扭伤最为常见。

●临床表现

关节扭伤患者会自感扭伤部位疼痛、关节不能活动或活动不利，继而出现患处肿胀、肌肤发红或青紫。检查时会有局部压痛点，踝关节内翻或外翻时疼痛加重。

如果出现皮肤发红，多为皮肉受伤；皮肤发青，多为筋伤；皮肤发紫，多为淤血凝滞。新伤疼痛肿胀、活动不利者，为气血阻滞；若旧伤每遇天气变化而反复发作者，为寒湿侵袭，淤血阻络。此外，也可根据扭伤部位的经络所在来辨明扭伤部位的经脉所属。

●艾灸疗法

取穴原则：祛淤消肿、舒筋通络。

艾灸取穴：阿是穴。

艾灸配穴：根据受伤部位所在的经络，循经取穴。膝关节扭伤者，加灸梁丘穴、膝眼穴、膝阳关穴；踝关节扭伤者加灸解溪穴、昆仑穴、丘墟穴。

艾灸方法：

1. 悬灸：每次随症选用2～4个穴位，每穴每次悬灸7～10分钟，每日1次，3日为1个疗程。

2. 隔姜灸：准备如黄豆大的艾炷，每次随症选用2～4个穴位，多选用病变局部明显的压痛点；每穴每次施灸3～5壮，灸至局部皮肤潮红，每日1～2次，3日为1个疗程。

3. 隔椒灸：将花椒烘干研成细末，备用。施灸时取适量花椒末，用醋调成糊膏状，制成厚约0.1厘米、比患部略大的药饼，敷于局部压痛明显处，将艾炷放在上面。待局部自觉灼痛时，用镊子取下艾炷，再换艾炷点燃施灸。每处每次施灸15～20壮，每日1～2次，3日为1个疗程。

腰腿病特效自疗全书

艾灸治疗

下肢关节扭伤时，艾灸治疗以祛淤消肿、舒筋通络为原则，除了艾灸感觉疼痛的穴位外，还要根据扭伤的部位，加灸一些特定穴位。

艾灸配穴

膝关节扭伤者，加灸梁丘穴、膝阳关穴、膝眼穴。踝关节扭伤者加灸解溪穴、昆仑穴、丘墟穴。

内膝眼穴

屈膝，在髌韧带内侧凹陷处。

梁丘穴

屈膝，在大腿前面，当髂前上棘与髌底外侧端的连线上，髌底上2寸。

外膝眼穴（犊鼻穴）

屈膝，在膝部，髌骨与髌韧带外侧凹陷中。

解溪穴

在足背与小腿交界处的横纹中央凹陷中，当拇长伸肌腱与趾长伸肌腱之间。

昆仑穴

在足部外踝后方，当外踝尖与跟腱之间的凹陷处。

操作步骤

以隔椒灸为例

❶ 将花椒烘干，研成细末，取适量花椒末，用醋调和糊膏状，制成厚约0.1厘米、比患部略大的药饼

❷ 将药饼敷于局部压痛明显处，将艾炷放在上面，点燃

❸ 局部自觉灼痛时，用镊子取下艾炷，再换艾炷点燃施灸

❹ 按照上述方法，每处每次施灸15~20壮。每日1~2次，连续灸3日

141

拔罐疗法一 治疗梨状肌综合征

梨状肌综合征是指由于梨状肌发生病变而引起的下肢疼痛，主要表现为病变一侧臀部及下肢的酸胀疼痛、活动受限。现代医学认为，当梨状肌受到外伤、劳损时，会发生充血、水肿及痉挛、粘连，刺激或压迫坐骨神经干，引起下肢疼痛。所以有人说梨状肌的病变属于坐骨神经痛的一个病因，只是由于本病发病率高，人们对其认识较早，所以将其单独列为一个病症。

● 发病机理

梨状肌与坐骨神经关系密切：梨状肌为臀部的深部肌肉，起于骶椎前面，穿坐骨大孔而将其分为梨状肌上孔与下孔，止于股骨大转子，其主要作用是协同其他肌肉完成大的外旋动作，而坐骨神经也是经梨状肌下孔出骨盆。当梨状肌受损或梨状肌与坐骨神经解剖关系改变时，会产生一系列临床症状。

引起梨状肌综合征的原因主要有三类，分别是梨状肌损伤、梨状肌与坐骨神经解剖关系的改变和妇科疾病。其中，梨状肌损伤是最主要的原因。大部分患者因外伤或动作不协调，如闪挫、扭、跨越、站立、肩扛重物下蹲、负重行走、下肢外展、下肢外旋或由蹲位变直位等造成梨状肌损伤，局部组织充血、水肿或痉挛，压迫坐骨神经而导致梨状肌综合征。对反复损伤的患者来说，梨状肌可增生肥厚，并直接压迫坐骨神经而引起梨状肌综合征。

对女性患者应当先了解其有无妇科炎症，如盆腔卵巢或附件炎症，因为这些炎症病变可能累及梨状肌，进而影响通过梨状肌下孔的坐骨神经。

● 拔罐疗法

1. 多罐法

取穴：夹脊穴、秩边穴、环跳穴、阳陵泉穴、承山穴、悬钟穴。在以上穴位采取多罐法，每日 1 次，留罐 15 分钟。

2. 走罐法

在患者疼痛区域采取走罐的方式，以皮肤变为潮红或皮下出现淤斑为达到效果，每周 1 次。

3. 血罐法

找到患者的痛点，然后用三棱针点刺，加罐，5 分钟后取罐，以棉球擦净血迹，每周 1 次。

拔罐治疗

梨状肌综合征的拔罐方法有多罐法、走罐法、血罐法，所选穴位主要集中在腰背部和下肢部。

拔罐取穴

秩边穴

在臀部，平第4骶后孔，骶正中嵴旁开3寸。

环跳穴

臀外侧部，侧卧屈股，当股骨大转子最高点与骶管裂孔连线的外1/3与中1/3交点处。

阳陵泉穴

在小腿外侧，当腓骨小头前下方凹陷处。

悬钟穴

在小腿外侧，当外踝尖上3寸，腓骨前缘。

承山穴

在小腿后面正中，委中穴与昆仑穴之间，当伸直小腿或上提足跟时腓肠肌肌腹下出现的尖角凹陷处。

操作步骤

走罐法

❶ 将要拔罐的穴位裸露出来，擦拭干净 ➡ ❷ 在穴位上采取走罐的方式，直至皮肤变为潮红或皮下有淤斑为止 ➡ ❸ 按照上述方法，每周拔罐1次

血罐法

❶ 找到患者的痛点，用三棱针点刺，加罐 ➡ ❷ 5分钟后将罐取掉，用棉球将血迹擦净 ➡ ❸ 按照上述方法，每周拔罐1次

142

拔罐疗法二 治疗股神经痛

股神经痛是指由于腰椎病变压迫股神经，或股神经炎性病变产生的股神经支配区域的放射性痛。临床表现多为腰痛（部分人无腰痛症状）、大腿前侧痛，并向小腿内侧放射。

● 发病机理

1. 寒湿侵袭：久卧湿地或感受寒湿，就会导致寒湿凝滞、经脉拘紧、气血运行不畅，进而引发疼痛。

2. 筋骨劳伤：有劳伤史，损伤筋骨，致使气血淤滞、筋骨失养而发病。

现代医学认为腰椎病变，如腰部损伤、腰椎间盘突出、腰椎退行性病变、脊柱结核、脊柱肿瘤等刺激神经根时，都会引起股神经痛。但也有少数股神经痛病因不明，可能与寒冷、潮湿、感染等因素有关。

● 诊断

1. 股神经损伤会使患者表现出特殊步态，患者尽量避免屈膝，行走步伐细小，先伸出健足，然后患足拖曳而行。若出现皮肤损伤会产生剧烈的神经痛或痛觉过敏现象。

2. 让患者采取俯卧位，检查者上抬其下肢，此时患者会出现大腿前面和腹股沟疼痛。患者蹲坐在两脚上会引起疼痛而必须伸直，膝腱反射消失，大腿前部内侧感觉障碍，可同时伴有水肿、青紫等症状。

● 拔罐疗法

1. 多罐法

取穴：夹脊穴、四强穴、血海穴、三阴交穴。在以上穴位留罐 15 分钟，每日 1 次。

2. 走罐法

沿督脉（大椎穴至腰阳关穴）、足太阳膀胱经 1 线的疼痛区域走罐，直至皮肤潮红或皮下出现瘀痕，每周 1 次。

3. 血罐法

找到患者的痛点，用三棱针点刺，加罐，5 分钟后取罐，以棉球擦净血迹，每周 1 次。

拔罐治疗

股神经痛的拔罐方法有多罐法、走罐法、血罐法等，患者在治疗时可选择任意一种。

拔罐取穴

大椎穴
在后正中线上，第7颈椎棘突下凹陷中。

腰阳关穴
在腰部，当后正中线上，第4腰椎棘突下凹陷中。

夹脊穴
第1胸椎至第5腰椎棘突下，旁开0.5寸。

血海穴
屈膝，在大腿内侧，髌底内侧端上2寸，当股四头肌内侧头的隆起处。

四强穴
在大腿前侧正中线上，当髌骨上缘中点直上4.5寸。

三阴交穴
在小腿内侧，当足内踝尖上3寸，胫骨内侧缘后方。

操作步骤

走罐法

❶ 患者将背部裸露，擦拭干净

❷ 沿患者大椎穴至腰阳关穴、足太阳膀胱经1线，在疼痛区域走罐

❸ 患者皮肤出现潮红或皮下有瘀痕时为达到效果

❹ 按照上述方法，每周拔罐1次

血罐法

❶ 准备三棱针，进行消毒

❷ 找到患者的痛点，用三棱针点刺，加罐

❸ 5分钟后取罐，用棉球将血迹擦净

❹ 按照上述方法，每周拔罐1次

143

拔罐疗法三 治疗膝关节骨性关节炎

膝关节骨性关节炎的主要发患者群为 50 岁以上的中老年人，所以又叫退行性骨关节病。患者多表现为关节疼痛、肿胀、运动受限等。现代医学认为，骨质增生实际是一种自我修复的表现，早期表现为关节疼痛，主要是髌骨下疼痛，有摩擦感，上下楼梯或坐位起立时明显，关节肿胀积液可自然消退，但会反复发作。随着病情的发展，可产生关节骨缘增大，出现内翻或外翻畸形，关节活动受限，疼痛加重。

●诊断

1. 关节疼痛：轻度骨性关节炎表现为膝关节酸胀或不适，随年龄增加，症状会逐渐加重，转变为慢性疼痛；活动后疼痛加剧，休息后疼痛减轻，疼痛从间歇性发展为持续性，可出现夜间疼痛加剧现象。

2. 关节活动受限：多数患者晨起时出现关节僵硬、运动不灵活的现象，活动 5 ~ 15 分钟后，疼痛可减轻。

3. 关节肿胀或畸形：由于膝关节内出现关节积液、滑膜增生、骨质增生等，导致病变关节常出现肿胀现象；同时关节周围的肌腱、韧带等软组织挛缩，导致关节无力，引起关节内翻或外翻畸形。

4. 肌肉萎缩和肌力下降：患者为减少疼痛，减少了病变关节的活动量，久而久之，就造成患侧肢体肌肉萎缩和肌力下降的状态。

5. 检查结果：关节屈伸时有摩擦感，部分患者出现关节绞锁和关节弹响；关节内有积液；X 线片检查可见关节间隙狭窄和不对称，并有程度不同的骨质增生现象，个别患者关节内有游离体存在。

●拔罐疗法

1. 多罐法

取穴：梁丘穴、血海穴、阳陵泉穴、阴陵泉穴、犊鼻穴、悬钟穴。在以上穴位留罐 15 分钟，每日 1 次。

配穴：血淤者加拔膈俞穴、三阴交穴；风寒者加拔风市穴。

2. 血罐法

找到患者的痛点，然后用三棱针点刺，加罐，5 分钟后取罐，以棉球擦净血迹，每周 1 次。

腰腿病特效自疗全书

拔罐治疗

　　膝关节骨性关节炎的拔罐方法有多罐法、血罐法。其中，多罐法在应用时还要根据具体症状加拔一些特定穴位。

拔罐取穴

血海穴
　　屈膝，在大腿内侧，髌底内侧端上2寸，当股四头肌内侧头的隆起处。

阴陵泉穴
　　在小腿内侧，当胫骨内侧髁后下方凹陷处。

梁丘穴
　　屈膝，在大腿前面，当髂前上棘与髌底外侧端的连线上，髌底上2寸。

犊鼻穴
　　屈膝，在膝部，髌骨与髌韧带外侧凹陷中。

阳陵泉穴
　　在小腿外侧，当腓骨小头前下方凹陷处。

悬钟穴
　　在小腿外侧，当外踝尖上3寸，腓骨前缘。

拔罐配穴

　　血淤者，加拔膈俞穴、三阴交穴。

膈俞穴
　　在背部，当第7胸椎棘突下，旁开1.5寸。

三阴交穴
　　在小腿内侧，当足内踝尖上3寸，胫骨内侧缘后方。

操作步骤

血罐法

❶ 准备三棱针，进行消毒 ➡ ❷ 找到患者的痛点，用三棱针点刺，加罐 ➡ ❸ 5分钟后取罐，用棉球将血迹擦净 ➡ ❹ 按照上述方法，每周拔罐1次

144

拔罐疗法四 治疗骨质疏松症

骨质疏松症是由骨组织显微结构受损导致的一种全身骨代谢障碍的疾病，表现为骨矿物质成分和骨基质等比例不断减少、骨小梁数量减少、骨质变薄、骨脆性增加和骨折危险性升高。

●诊断

1.疼痛：原发性骨质疏松症最常见，占患者中的 70% ~ 80%，以腰背痛多见。疼痛沿脊柱向两侧扩散，坐位或仰卧时疼痛减轻，直立位后伸或久立、久坐时疼痛加剧，日间疼痛轻，夜间和清晨醒来时加重，肌肉运动、弯腰、咳嗽、大便用力时加重。一般骨质丢失 12% 以上时即可出现骨痛。老年性骨质疏松症者，椎体骨小梁萎缩、数量减少，椎体压缩变形，脊柱前屈，此时，腰肌为了纠正脊柱前屈而用力收缩，使肌肉疲劳甚至痉挛，从而产生疼痛。

2. 身长缩短、驼背，多出现在疼痛后：脊柱椎体前部几乎多为松质骨组成，而且负重很大，是身体的支柱，尤其第 11、12 胸椎及第 3 腰椎的负荷量更大，容易压缩变形，从而使脊柱前倾，背屈加剧，形成驼背。随着年龄增长，骨质疏松加重，驼背曲度加大，致使膝关节拘挛明显。每个人有 24 节椎体，正常人每个椎体高度约 2 厘米，老年人骨质疏松时每椎体会缩短 2 毫米左右，椎体压缩，身长平均缩短3 ~ 6 厘米。

3.呼吸功能下降：胸椎、腰椎压缩性骨折后，脊柱后弯，胸廓畸形，可使肺活量和最大换气量显著减少，患者通常会伴随出现胸闷、气短、呼吸困难等症状。

4.骨折：这是退行性骨质疏松症最常见和最严重的并发症。

●拔罐疗法

留罐贴敷法

取穴：足三里穴、肾俞穴、脾俞穴、膏肓穴、三阴交穴。先在穴位上拔罐10 ~ 20 分钟，取下罐后，将药饼 (白芥子、巴戟天、肉豆蔻等量，冰片少许，研末，用水调和成形) 贴敷于穴位上，6~18 个小时后取下。隔日治疗 1 次，5 次为1 个疗程，每个疗程间隔 7 天。

拔罐治疗

骨质疏松症患者可通过拔罐，改善身体血液循环，从而增加骨骼营养，改善骨质疏松的症状。

拔罐取穴

膏肓穴
在背部，当第4胸椎
棘突下，旁开3寸。

脾俞穴
在背部，当第11胸
椎棘突下，旁开1.5寸。

肾俞穴
在腰部，当第2腰椎
棘突下，旁开1.5寸。

足三里穴
在小腿前外侧，当
犊鼻穴下3寸，胫骨前
嵴外1横指处。

三阴交穴
在小腿内侧，当足
内踝尖上3寸，胫骨内
侧缘后方。

操作步骤

❶ 白芥子、巴戟天、肉豆蔻等量，冰片少许，研末，用水调和成饼状

❷ 将要拔罐的穴位擦拭干净，拔罐

❸ 10～20分钟后将罐取下，将药饼贴在穴位上，6～18个小时后取下

❹ 按照上述方法，2日治疗1次

145

拔罐疗法五　治疗风湿性关节炎

中医认为，风湿性关节炎是由于风、寒、湿邪侵袭人体，停滞于关节、肌肉，致使气血运行不畅所致。拔罐疗法具有温经通络、祛湿逐寒、行气活血及消肿止痛的功效，能使关节周围的风寒湿邪透于体表而外泄；并能改善局部的血液循环，消除致炎物质，加速新陈代谢，从而减轻症状，促进身体康复。

●诊断

1. 风湿性关节炎的发病比较缓慢，关节症状出现前，可表现为乏力、低热、食欲减退、手足发冷等全身性症状，多数患者为对称性多关节炎。

2. 受累的关节以双手关节、腕、膝、足关节最为多见，其次为肘、踝、肩、髋关节等。

3. 其症状主要表现为关节肿胀，伴有疼痛、压痛和僵硬，而关节僵硬以晨起后最为明显，活动后减轻，即我们平时所说的晨僵。

4. 由于疾病本身对肌肉的侵犯，关节周围肌肉可出现萎缩、肌力减弱等症状。慢性风湿性关节炎晚期可出现关节强直、畸形和功能严重受损等症状。

●拔罐疗法

1. 走罐法

沿督脉、足太阳膀胱经 1 线、2 线（风门穴至大肠俞穴，魄户穴至志室穴）走罐 5 ~ 10 次，每周 2 次。

2. 留罐法

根据病变部位取穴：髋关节选环跳穴、髀关穴、居髎穴、阳陵泉穴、悬钟穴；膝关节选梁丘穴、血海穴、膝阳关穴、曲泉穴、阴陵泉穴、阳陵泉穴、三阴交穴、解溪穴、悬钟穴；踝关节选昆仑穴、太溪穴、解溪穴、丘墟穴、照海穴。

3. 血罐法

首先，在痛点及红肿、肿胀关节处以三棱针点刺，然后加罐，5 分钟后取罐，以棉球擦净血迹。急性发作时，每日 1 次；慢性期及缓解期，则每 3 日 1 次。

拔罐治疗

　　风湿性关节炎和类风湿性关节炎一样，主要根据病变的具体部位进行拔罐。两病病变部位相同，所选穴位也一样，下列所示为膝关节风湿性关节炎。

拔罐取穴

　　膝关节风湿性关节炎，选梁丘穴、血海穴、膝阳关穴、曲泉穴、阴陵泉穴、阳陵泉穴、解溪穴、悬钟穴等。

血海穴
　　屈膝，在大腿内侧，髌底内侧端上2寸，当股四头肌内侧头的隆起处。

曲泉穴
　　在膝内侧，屈膝，当膝关节内侧横纹头内侧端，股骨内侧髁的后缘，半腱肌、半膜肌止点的前缘凹陷处。

三阴交穴
　　在小腿内侧，当足内踝尖上3寸，胫骨内侧缘后方。

梁丘穴
　　屈膝，在大腿前面，当髂前上棘与髌底外侧端的连线上，髌底上2寸。

膝阳关穴
　　在膝外侧，当阳陵泉穴上3寸，股骨外上髁上方的凹陷处。

阳陵泉穴
　　在小腿外侧，当腓骨小头前下方凹陷处。

悬钟穴
　　在小腿外侧，当外踝尖上3寸，腓骨前缘。

操作步骤

血罐法

❶ 准备三棱针、棉球　→　❷ 找到痛点、红肿及肿胀关节，以三棱针点刺，加罐　→　❸ 5分钟后取罐，用棉球将血迹擦净　→　❹ 按照上述方法，急性发作时，每日1次，其他时期则3日1次

146

147 拔罐疗法六 治疗类风湿性关节炎

类风湿性关节炎是慢性全身性结缔组织病，特点是多数关节呈对称性滑膜炎症性改变，常以小关节起病，也可累及其他结缔组织。因以关节疼痛为主，且关节疼痛症状又似风湿性关节炎，故称为类风湿性关节炎，中医属于痹症的范畴。

●诊断

从中医的角度，类风湿性关节炎属于痹症，根据不同的发病原因，分为不同的病症，各种病症的表现又各有不同。临床诊断正是以此为依据。

1. 行痹：关节红肿，走窜不定，痛无定处，不敢屈伸，或兼有恶风、舌质淡红、苔薄白或舌质红、苔薄黄、脉浮弦或浮数。

2. 痛痹：关节肿胀，疼痛剧烈，日久关节僵硬、畸形，得热则舒，遇寒加重，舌质淡红，苔薄白，脉浮紧。

3. 着痹：关节酸痛，不红微肿，痛有定处，日久关节僵硬，筋萎肉削，舌淡质红，苔白腻，脉濡或滑。

4. 热痹：关节红肿疼痛，活动受限，伴有发热、出汗、口渴、头晕乏力、尿黄便干、舌质红、苔黄燥或黄腻、脉数或滑数。

●拔罐疗法

药罐法

药方：麻黄、艾叶、防风、木瓜、川椒、竹茹、秦艽、透骨草、穿山甲、乳香、没药、土鳖虫、川乌、千年健、钻地风、羌活、苍术、防己、当归尾、刘寄奴、乌梅、甘草，上述药材各10克。

操作：根据病情选择合适的罐体材质，将配制成的药物装入布袋内，扎紧袋口，放入清水煮至适当浓度；再把罐体投入药汁内煮15分钟，然后取出罐体并擦去水分，让患者采取适当的体位；主要针对疼痛部位，对以上穴位进行吸拔，时间持续10～15分钟，3～5天拔罐1次。

拔罐治疗

　　和风湿关节炎一样，类风湿性关节炎也主要根据病变的具体部位进行拔罐，下图所示为髋关节和踝关节病变时要拔罐的穴位。

拔罐取穴

　　髋关节类风湿性关节炎，选环跳穴、髀关穴、居髎穴、阳陵泉穴、悬钟穴。踝关节类风湿性关节炎，选解溪穴、照海穴等。

居髎穴 ——
　　在髋部，当髂前上棘与股骨大转子最高点连线的中点处。

照海穴 ——
　　在足内侧，内踝尖下方凹陷处。

解溪穴 ——
　　在足背与小腿交界处的横纹中央凹陷中，当拇长伸肌腱与趾长伸肌腱之间。

环跳穴 ——
　　臀外侧部，侧卧屈股，当股骨大转子最高点与骶管裂孔连线的外1/3与中1/3交点处。

髀关穴 ——
　　在大腿前面，当髂前上棘与髌底外侧端的连线上，屈股时平会阴，居缝匠肌外侧凹陷处。

阳陵泉穴 ——
　　在小腿外侧，当腓骨小头前下方凹陷处。

悬钟穴 ——
　　在小腿外侧，当外踝尖上3寸，腓骨前缘。

操作步骤

❶ 准备麻黄、艾叶、防风、木瓜、川椒、竹茹、秦艽、透骨草、穿山甲、乳香、没药、土鳖虫、川乌、千年健、钻地风、羌活、苍术、防己、当归尾、刘寄奴、乌梅、甘草，各10克

❷ 将上述药物放入布袋，加清水煮至适当浓度，再把罐体投入药汁内煮15分钟后取出，擦去水分

❸ 用经过上面处理的药罐对穴位进行吸拔10~15分钟

❹ 按照上述方法，3~5天拔罐1次

147

拔罐疗法七 治疗下肢麻木

中医认为，身体麻木是由于气血运行不畅所致，如肝阳上亢引起肝风内动，进而导致经络不通；加之体外风邪侵袭，阻于经络。

●诊断

1. 患者下肢麻木时常表现为情绪不稳、烦躁焦虑、入睡困难、早醒梦多、身疲乏力、记忆力减退、注意力不集中、反应迟钝等。

2. 下肢麻木患者还可出现胃肠功能紊乱、食欲减退、腹胀、恶心、胸闷气短。

3. 部分患者表现为头晕头痛、眼睛发胀干涩、颈后发紧发沉、手脚心发热、全身皮肤发热，但体温正常。全身时发热时出汗，或全身有游走性疼痛或异常感等。

●拔罐疗法

留罐法

取穴：髀关穴、风市穴、阴陵泉穴、阳陵泉穴、三阴交穴。采取适当体位，将上述穴位擦拭干净，然后在各穴位留罐 5 ~ 10 分钟，每日 1 次。

拔罐取穴

髀关穴

在大腿前面，当髂前上棘与髌底外侧端的连线上，屈股时，平会阴，居缝匠肌外侧凹陷处。

风市穴

在大腿外侧的中线上，当腘横纹上7寸。或直立垂手时，中指指尖处。

阳陵泉穴

在小腿外侧，当腓骨小头前下方凹陷处。

阴陵泉穴

在小腿内侧，当胫骨内侧髁后下方凹陷处。

三阴交穴

在小腿内侧，当足内踝尖上3寸，胫骨内侧缘后方。

拔罐疗法八 治疗下肢肌肉痉挛

下肢肌肉痉挛是一种比较常见的疾病，发作时常给患者带来很大的痛苦。现代医学认为，下肢肌肉痉挛是由于中枢神经系统疾病导致运动功能异常所引起的。中医认为，下肢肌肉痉挛可由两方面原因引起：因外感风热引起肝风内动所致；因肝阴不足、阴虚阳所致。

●诊断

1. 全身肌肉强直：全身肌肉阵发性抽动，头后仰，全身向后弯曲呈弓形，双眼上翻或凝视，患者神志不清。

2. 仅局部肌肉抽动：有的仅维持几秒钟，严重者达数分钟。

3. 高热惊厥：主要发生于 6 个月到 4 岁的小儿高热时，时间短暂，并且很快恢复意识。

●拔罐疗法

留罐法

取穴：肝俞穴、肾俞穴、髀关穴、风市穴、阳陵泉穴、三阴交穴。采取适当体位，将上述穴位擦拭干净，然后在各穴位留罐 5 ～ 10 分钟，每日 1 次。

拔罐取穴

肝俞穴
在背部，当第9胸椎棘突下，旁开1.5寸。

肾俞穴
在腰部，当第2腰椎棘突下，旁开1.5寸。

髀关穴
在大腿前面，当髂前上棘与髌底外侧端的连线上，屈股时平会阴，居缝匠肌外侧凹陷处。

风市穴
在大腿外侧的中线上，当腘横纹上7寸。或直立垂手时，中指指尖处。

阳陵泉穴
在小腿外侧，当腓骨小头前下方凹陷处。

三阴交穴
在小腿内侧，当足内踝尖上3寸，胫骨内侧缘后方。

拔罐疗法九 治疗足跟痛

足跟痛是由于足跟的骨质、关节、滑囊、筋膜等处发生病变而引起的疾病，往往发生于长期站立或行走工作的人身上，是长期、慢性、轻微的外伤积累而导致的病变。

● 发病机理

引起足跟部疼痛的原因很多，根据不同年龄及发病原因，足跟痛可分为儿童跟骨痛，主要是由跟骨骨骺缺血性坏死或骨骺炎引起；青年跟骨痛，主要是由类风湿性跟骨炎所致；老年人跟骨痛，多因跟骨骨质增生、跟骨结节滑囊炎及跟部脂肪垫变性所引起。

中医认为，足跟痛多为肝肾不足或久病体虚，引起足底部功能退化所致。此外，体虚肥胖会造成足底部皮肤及皮下脂肪负担过重，也会引起组织功能退化。而当跟骨骨质增生发生于跟骨结节部前缘时，会使跖骨筋膜和屈趾短肌在附着处受累，牵拉增生的骨质而导致疼痛。

● 诊断

1. 儿童的跟骨痛：早期症状不明显，站立或行走时渐感跟部疼痛，局部不肿或微肿，常有明显压痛，X线片可见跟骨部位骨骺骨密度增加，呈分裂状，边缘不整齐。

2. 青年的跟骨痛：多局限于跟骨两旁、跟骨结节及跟腱止点处。足跟底部及后部肿胀、疼痛、不能负重，X线片显示足部骨质疏松，软组织阴影增厚，骨皮质有轻度增生，跖腱膜附着处有较大范围的骨质增生。

3. 老年人的跟骨痛：多见于肥胖的老年人。单纯骨质增生有时无症状，当负重走路时，会出现疼痛；在晨起或久坐后站立行走，疼痛加重；行走片刻后则疼痛减轻，但行走过久又会加重。

● 拔罐疗法

刺络拔罐法

取穴：承山穴、太溪穴、昆仑穴、涌泉穴、照海穴；足三里穴、三阴交穴。将第1组穴位点按后拔罐15分钟。用火针点刺患肢足三里穴，用闪火法拔罐5～10分钟，以吸拔出较多淤血为度。对于三阴交穴要采取艾灸的方法，隔日灸1次,5次为1个疗程。

拔罐治疗

　　足跟痛症状常见于长期站立或行走工作的人，是一种长期、慢性的疾病，可通过拔罐来治疗。

拔罐取穴

承山穴
　　在小腿后面正中，委中穴与昆仑穴之间，当伸直小腿或上提足跟时腓肠肌肌腹下出现的尖角凹陷处。

三阴交穴
　　在小腿内侧，当足内踝尖上3寸，胫骨内侧缘后方。

太溪穴
　　在足内侧，内踝后方，当内踝尖与跟腱之间的凹陷处。

足三里穴
　　在小腿前外侧，当犊鼻穴下3寸，胫骨前嵴外1横指处。

昆仑穴
　　在足部外踝后方，当外踝尖与跟腱之间的凹陷处。

操作步骤

刺络拔罐法

| ❶ 点按承山穴、太溪穴、昆仑穴、涌泉穴、照海穴，然后拔罐15分钟 | → | ❷ 用火针点刺患肢足三里穴，用闪火法拔罐5~10分钟 | → | ❸ 按照上述方法，每2日拔罐1次 |

150

刮痧疗法一 治疗类风湿性关节炎

　　类风湿性关节炎的高发人群是 20 ~ 45 岁的青壮年，以女性居多。中医认为，肾藏精，精生髓，髓养骨。肾精旺盛，骨髓就会得到濡养，骨骼就会强壮；肾精不旺，骨髓就会空虚，骨骼就会脆弱，容易患骨关节疾病。另外，骨骼依靠筋肉连接，一旦筋肉发生病变，就会直接影响骨关节的稳定性，加速骨骼的磨损和老化。而刮痧的目的就是强壮骨骼和筋肉。

● 取穴原理

　　1. 刮拭腰背部的穴位，可促进肾精旺盛，使骨髓得以濡养，进而达到强健骨骼的目的。

　　2. 刮拭下肢的穴位，可起到疏通经络、祛风化湿的作用，增强筋骨、肌肉的稳定性，从而更好地保护关节。

● 刮痧取穴

　　1. 背部穴位：大椎穴、腰俞穴。

　　2. 下肢穴位：阴陵泉穴、三阴交穴、阳陵泉穴、悬钟穴、委中穴、飞扬穴、委阳穴、血海穴、解溪穴、足三里穴。

● 刮痧疗法

　　1. 大椎穴至腰俞穴：刮痧板下缘 1/3 接触皮肤，向刮拭方向倾斜 45°，用长刮法从上向下刮拭。

　　2. 阴陵泉穴至三阴交穴：方法同上，用长刮法从上向下刮拭。

　　3. 阳陵泉穴至悬钟穴：方法同上，用长刮法从上向下刮拭。

　　4. 委中穴至飞扬穴：方法同上，用长刮法从上向下刮拭。

　　5. 委阳穴、血海穴、解溪穴、足三里穴：选择刮痧板的一角，用点按法刮拭。

● 特别提醒

　　1. 保证合理饮食，摄取足量均衡的营养，多吃猪瘦肉、鱼、鸡蛋、豆制品以及新鲜蔬菜和水果，提高身体免疫力。

　　2. 养成健康的生活习惯，避免淋雨，出汗后要及时换洗汗湿的衣服，不要立即用凉水冲洗，也不要立即吹电风扇。

刮痧治疗

类风湿性关节炎的刮痧主要刮拭背部、腿的前侧、腿的后侧、腿的侧面，有长刮法和点按法。

刮痧取穴

大椎穴
在后正中线上，第7颈椎棘突下凹陷中。

腰俞穴
在骶部，当后正中线上，适对骶管裂孔。

委中穴
在腘横纹中点，当股二头肌腱与半腱肌肌腱的中间。

委阳穴
在腘横纹外侧端，当股二头肌腱的内侧。

血海穴
屈膝，在大腿内侧，髌底内侧端上2寸，当股四头肌内侧头的隆起处。

阴陵泉穴
在小腿内侧，当胫骨内侧髁后下方凹陷处。

三阴交穴
在小腿内侧，当足内踝尖上3寸，胫骨内侧缘后方。

解溪穴
在足背与小腿交界处的横纹中央凹陷中，当拇长伸肌腱与趾长伸肌腱之间。

阳陵泉穴
在小腿外侧，当腓骨小头前下方凹陷处。

飞扬穴
在小腿后面，当外踝后，昆仑穴直上7寸，承山穴外下方1寸处。

悬钟穴
在小腿外侧，当外踝尖上3寸，腓骨前缘。

刮痧疗法二 治疗风湿性关节炎

对于风湿性关节炎患者，刮痧可以扩张毛细血管，增加汗腺分泌，促进血液循环，进而起到调整经气、解除疲劳、增加免疫功能的作用。

● 取穴原理

1. 刮拭身体各部位对应下肢关节的全息穴区，可以间接调节下肢关节功能，从而改善下肢关节处的病症，促进下肢关节的健康。

2. 刮拭腰背部的督脉和膀胱经，可促进肾精旺盛，使骨髓得以濡养，从而达到强健骨骼的目的。

3. 通过刮拭身体疼痛的关节，可快速缓解关节疼痛。

● 刮痧取穴

1. 身体全息穴区：额顶带后 1/3、额中带、顶颞前斜带和顶颞后斜带。

2. 背部穴位：督脉（大椎穴至腰俞穴），膀胱经（大杼穴至肾俞穴）。

3. 四肢穴位：阿是穴，即病变关节的局部压痛点。

● 刮痧疗法

1. 以厉刮法刮拭头部额顶带后 1/3、顶颞前斜带或顶颞后斜带。

2. 刮痧板下缘 1/3 接触皮肤，向刮拭方向倾斜 45°，用长刮法从上向下刮拭背部。

3. 病变关节局部用面刮法从上向下刮拭。

● 特别提醒

1. 年老体弱、关节畸形、肌肉萎缩者宜用力度小、速度慢的方法进行刮拭。

2. 由于膝关节结构复杂，刮痧时宜用刮痧板棱角刮拭，以便掌握刮痧的正确部位和方向，而不致于损伤关节。

3. 刮膝关节后方及下端时易起斑痧，此时宜轻刮；如遇曲张之静脉可改变方向，由下向上刮拭。

刮痧治疗

对于下肢风湿性关节炎的刮拭，主要包括阿是穴（即身体疼痛处）、身体的全息区域（主要在头部）、背部的督脉和膀胱经。

刮痧取穴

身体全息区域

额顶带后1/3

顶颞前斜带

顶颞后斜带

背部穴位

大杼穴
　　在背部，当第1胸椎棘突下，旁开1.5寸。

大椎穴
　　在后正中线上，第7颈椎棘突下凹陷中。

肾俞穴
　　在腰部，当第2腰椎棘突下，旁开1.5寸。

腰俞穴
　　在骶部，当后正中线上，适对骶管裂孔。

操作步骤

❶ 患者取坐位，以厉刮法刮拭头部额顶带后1/3、额中带、顶颞前斜带或顶颞后斜带

➡

❷ 患者改俯卧位，将背部擦拭干净，刮痧板向下倾斜45°，刮痧板下缘1/3接触皮肤，用长刮法从上向下刮拭

➡

❸ 刮拭病变关节局部时，患者取适当体位，从上向下刮拭疼痛部位

152

刮痧疗法三 治疗膝关节痛

膝关节痛常见于风湿性和类风湿性关节炎、膝关节韧带损伤、膝关节半月板损伤、膝关节骨质增生、膝关节周围纤维组织炎等病症，可通过刮痧来治疗。

● 取穴原理

1. 犊鼻穴和鹤顶穴是治疗膝关节疼痛的奇效穴，还有一些穴位位于膝关节处，疏通这些穴位可祛风散寒、活血通络，治疗膝关节痛。如阴陵泉穴具有清热化湿、通利三焦的作用；而阳陵泉穴主筋，有健骨强筋、祛风除湿的功效。

2. 刮拭身体各部位对应膝关节的全息穴区，可以间接调节膝关节功能，从而改善膝关节处的病症，促进膝关节的健康。

● 刮痧取穴

1. 膝关节周围穴位：梁丘穴、膝阳关穴、阳陵泉穴、阴陵泉穴、鹤顶穴、犊鼻穴、足三里穴、血海穴。

2. 身体的全息区域：顶颞后斜带、顶颞前斜带、手部的腿区。

● 刮痧疗法

1. 犊鼻穴：用点按法点按双膝膝眼穴。

2. 鹤顶穴：用面刮法从鹤顶穴上方向膝下方滑动刮拭。

3. 梁丘穴：用面刮法从上向下刮拭。

4. 足三里穴：用面刮法从上向下刮拭。

5. 膝阳关穴和阳陵泉穴：用面刮法从上向下刮拭。

6. 阴陵泉穴：用面刮法从上向下刮拭。

7. 顶颞斜带：用厉刮法刮拭头部两侧顶颞前斜带、后斜带上 1/3，寻找痛点，并对敏感点重点刮拭。

● 特别提醒

1. 软组织损伤性膝关节痛在 24 小时内不宜进行关节部位的刮痧。

2. 膝关节韧带损伤严重或关节肿胀积液者，可刮拭远端穴位或膝关节的全息穴位。

刮痧治疗

膝关节疼痛时，除了要刮拭相应的穴位外，还要刮拭身体的反射区，其具体方法有厉刮法、面刮法、点按法。

刮痧取穴

下肢穴位

血海穴
屈膝，在大腿内侧，髌底内侧端上2寸，当股四头肌内侧头的隆起处。

阴陵泉穴
在小腿内侧，当胫骨内侧髁后下方凹陷处。

梁丘穴
屈膝，在大腿前面，当髂前上棘与髌底外侧端的连线上，髌底上2寸。

膝阳关穴
在膝外侧，当阳陵泉穴上3寸，股骨外上髁上方的凹陷处。

阳陵泉穴
在小腿外侧，当腓骨小头前下方凹陷处。

犊鼻穴
屈膝，在膝部，髌骨与髌韧带外侧凹陷中。

鹤顶穴
在膝上部，髌底的中点上方凹陷处。

足三里穴
在小腿前外侧，当犊鼻穴下3寸，胫骨前嵴外1横指处。

操作步骤

❶ 患者侧卧，裸露下肢膝关节 → ❷ 用面刮法从上向下刮拭膝阳关穴、阳陵泉穴 → ❸ 患者改仰卧位，裸露下肢 → ❹ 用面刮法从上向下刮拭鹤顶穴、梁丘穴、足三里穴、阴陵泉穴，然后用点按法按揉犊鼻穴

153

刮痧疗法四 治疗小腿痉挛

　　小腿痉挛俗称"小腿抽筋"，医学上称为腓肠肌痉挛，当腓肠肌痉挛时，小腿局部会剧烈疼痛，影响活动。现代医学认为，小腿痉挛与体内缺钙以及出汗后钾盐、钠盐的流失有关。中医认为，此病的发生与体内气血不足有关，所以，可通过刮痧的方法来促进体内血液循环，进而减少小腿痉挛的发生。

● 取穴原理

　　水沟穴主治中风、昏迷、抽搐、急性腰扭伤等病症，点按此穴也可快速缓解小腿痉挛。委中穴是膀胱经的合穴，有祛风除湿的功效，可调节膀胱经经气；委阳穴是膀胱经的重要穴位；阴谷穴是肾经的合穴。拍打以上 3 个穴位，可疏经活血，具有预防和治疗小腿痉挛的效果。液门穴是三焦经的荥穴、水气出入的门户，有通调水气的功效。承筋穴和承山穴是最靠近腓肠肌的穴位，可舒筋活血，主治小腿痉挛。刮拭阳陵泉穴至悬钟穴、阴陵泉穴至三阴交穴均可通调水道、通经活络。

● 刮痧取穴

　　1. 面部穴位：水沟穴。

　　2. 上肢穴位：液门穴。

　　3. 下肢穴位：阳陵泉穴、悬钟穴、委阳穴、承筋穴、承山穴、阴谷穴、委中穴、阴陵泉穴、三阴交穴。

● 刮痧疗法

　　1. 水沟穴：用重力以点按法连续点按。

　　2. 腘窝：在腘窝处涂上刮痧油，用拍打法刮拭。

　　3. 液门穴：用垂直点按法刮拭。

　　4. 承筋穴至承山穴：用面刮法自上而下刮拭。

　　5. 阳陵泉穴至悬钟穴：用面刮法自上而下刮拭。

　　6. 阴陵泉穴至三阴交穴：用面刮法自上而下刮拭。

● 特别提醒

　　经常出现小腿痉挛者，要注意下肢的保暖和补钙。如果通过刮痧、补钙、保暖这 3 项措施仍不能控制症状，应及时到医院查明原因，警惕血管性疾病。

刮痧治疗

对于小腿痉挛，除了刮拭下肢穴位，还需刮拭面部的水沟穴、手部的液门穴，具体的刮拭方法有面刮法、点按法。

刮痧取穴

下肢穴位

阴陵泉穴
在小腿内侧，当胫骨内侧髁后下方凹陷处。

三阴交穴
在小腿内侧，当足内踝尖上3寸，胫骨内侧缘后方。

阴谷穴
在腘窝内侧，屈膝时，当半腱肌肌腱与半膜肌肌腱之间。

阳陵泉穴
在小腿外侧，当腓骨小头前下方凹陷处。

悬钟穴
在小腿外侧，当外踝尖上3寸，腓骨前缘。

委中穴
在腘横纹中点，当股二头肌肌腱与半腱肌肌腱的中间。

承筋穴
在小腿后面，当合阳穴与承山穴的连线上，腓肠肌肌腹中央，委中穴下5寸。

委阳穴
在腘横纹外侧端，当股二头肌腱的内侧。

承山穴
在小腿后面正中，委中穴与昆仑穴之间，当伸直小腿或上提足跟时腓肠肌肌腹下出现的尖角凹陷处。

操作步骤

❶ 患者俯卧，用面刮法从上到下刮拭阳陵泉穴至悬钟穴，然后用面刮法从上到下刮拭委阳穴、委中穴

❷ 患者仰卧，用面刮法从上到下刮拭阴陵泉穴至三阴交穴

❸ 患者改侧卧位，下肢伸直，膝关节处错开，用面刮法从上到下刮拭阴谷穴

154

155 刮痧疗法五 治疗下肢酸痛

下肢酸痛以膝关节酸痛最为多见，膝关节是人体关节中负重最多且运动量最大的关节，最容易出现劳损和运动损伤。中医认为，肝主筋，肾主骨，下肢出现酸痛、沉重，与肝肾不足、筋疲骨弱有关。此外，肾阳不足，气血运行无力，不能抵御寒邪侵袭；肝血虚，血不荣筋，导致下肢膝关节经脉气血不足或气滞血淤，而出现酸痛、沉重的感觉。因此，当下肢还未出现运动损伤，但有酸痛症状时，可以用刮痧法治疗。

●取穴原理

1. 膀胱经气血运行不畅是导致下肢酸痛的一个重要原因，背部的志室穴、肾俞穴和髋部的环跳穴是膀胱经的重要穴位，刮拭这些穴位，可疏通膀胱经。

2. 刮拭督脉的命门穴对肾气不足、精力衰退等病症有固本培元的作用。

3. 膝关节周围有6条经脉经过，分别是：足太阳膀胱经、足阳明胃经、足厥阴肝经、足太阴脾经、足少阴肾经、足少阳胆经。刮拭这些经脉，可疏通膝关节周围的气血。

●刮痧取穴

1. 背部穴位：志室穴、肾俞穴、命门穴。

2. 下肢穴位：犊鼻穴、环跳穴。

●刮痧疗法

1. 命门穴：用面刮法从上向下刮拭。

2. 肾俞穴：用面刮法从上向下刮拭。

3. 志室穴：用面刮法从上向下刮拭。

4. 犊鼻穴：用点按法点拭。

5. 膝关节周围的经脉：从膝关节上3寸处至膝关节下3寸处，用面刮法刮拭膝关节周围的6条经脉。

●特别提醒

1. 拍打腘窝时，被拍打者采取俯卧位，拍打者用手托住被拍打者膝关节前髌骨部位，拍打力度要由轻逐渐加重。

2. 膝关节处有静脉曲张或急性膝关节韧带损伤时，局部不能刮拭。

刮痧治疗

下肢有酸痛症状时，主要刮拭背部和下肢的穴位，刮拭方法有面刮法和点按法。

刮痧取穴

背部穴位

志室穴

在腰部，当第2腰椎棘突下，旁开3寸。

命门穴

在腰部，当后正中线上，第2腰椎棘突下凹陷中。

肾俞穴

在腰部，当第2腰椎棘突下，旁开1.5寸。

下肢穴位

环跳穴

臀外侧部，侧卧屈股，当股骨大转子最高点与骶管裂孔连线的外1/3与中1/3交点处。

犊鼻穴

屈膝，在膝部，髌骨与髌韧带外侧凹陷中。

操作步骤

❶ 患者俯卧，裸露背部肌肉

❷ 用面刮法从上到下刮拭志室穴、肾俞穴、命门穴

❸ 患者改仰卧位，裸露膝关节

❹ 用点按法按揉犊鼻穴，再用面刮法从上到下向下刮拭膝关节周围的经脉

❺ 患者改侧卧位，裸露臀部

❻ 用面刮法从上到下刮拭环跳穴

155

刮痧疗法六 治疗足跟痛

足支撑着我们全身的力量，而足跟更是整个足部的重要受力点。如果足长期水肿而得不到很好的保养，足跟部的软组织就可能会出现损伤，如滑囊炎、跟腱炎；或足跟的骨质增生，都会引起足跟的疼痛。而刮痧疗法对治疗这类疾病有很好的疗效。

●取穴原理

1. 取大陵穴与患侧足跟部的太溪穴、水泉穴、照海穴及足底涌泉穴相配合，既可疏通局部经脉气血、治疗足跟疼痛，又可调节阴阳、益肾补虚。

2. 刮拭头部额顶带后 1/3 可以激发肾气；刮拭头部及第 2 掌骨桡侧足部的全息穴区，可以间接改善足部血液循环。

●刮痧取穴

1. 上肢穴位：大陵穴。

2. 下肢穴位：水泉穴、太溪穴、照海穴、跗阳穴、申脉穴、委中穴、承山穴、涌泉穴。

3. 身体的全息区域：顶颞后斜带、顶颞前斜带、额顶带、手部的足区。

●刮痧疗法

1. 大陵穴：以面刮法刮拭患侧上肢大陵穴。

2. 委中穴至承山穴：以面刮法刮拭。

3. 跗阳穴至申脉穴：以面刮法刮拭。

4. 太溪穴：用平面按揉法刮拭患侧。

5. 水泉穴：用平面按揉法刮拭患侧。

6. 照海穴：用平面按揉法刮拭患侧。

7. 涌泉穴：用面刮法刮拭患侧足底的涌泉穴。

8. 额顶带：以厉刮法刮拭头部额顶带后 1/3。

9. 顶颞斜带：以厉刮法刮拭头部两侧顶颞前斜带、后斜带上 1/3。

10. 手部的足区：用垂直按揉法按揉第 2 掌骨桡侧的足区。

刮痧治疗

对于足跟痛的治疗，除了刮拭上肢、下肢相关穴位外，还要刮拭头部和手部的身体反射区。

刮痧取穴

下肢穴位

委中穴
在腘横纹中点，当股二头肌腱与半腱肌肌腱的中间。

承山穴
在小腿后面正中，委中穴与昆仑穴之间，当伸直小腿或上提足跟时腓肠肌肌腹下出现的尖角凹陷处。

太溪穴
在足内侧，内踝后方，当内踝尖与跟腱之间的凹陷处。

照海穴
在足内侧，内踝尖下方凹陷处。

水泉穴
在足内侧，内踝后下方，当太溪穴直下1寸，跟骨结节的内侧凹陷处。

跗阳穴
在小腿后面，外踝后，昆仑穴直上3寸。

操作步骤

❶ 坐位或站立位，以面刮法从上到下刮拭大陵穴

❷ 患者侧卧，两腿分开，裸露双脚和踝关节

❸ 以面刮法从上到下刮拭水泉穴、太溪穴、照海穴、涌泉穴，再以面刮法从上到下刮拭跗阳穴至申脉穴

❹ 患者改坐位，以厉刮法刮拭头部额顶带后1/3，再以厉刮法刮拭头部两侧顶颞前斜带、后斜带上1/3

❺ 患者仍保持坐位，用垂直按揉法按揉第2掌骨桡侧的足区

156

药膳疗法一 治疗骨质疏松症

治疗骨质疏松症的一种重要方法就是药膳疗法，药膳中含有人体骨骼生长所需的各种基本营养物质，如钙、磷、维生素、蛋白质等。

● 白菜烩豆腐

【材料】豆腐200克，白菜100克，胡萝卜50克，黑木耳30克，植物油、葱花、生姜末、盐、味精、水淀粉、鲜汤各适量。

【做法】豆腐洗净，切成小块；白菜洗净，切条；胡萝卜洗净，切片；黑木耳泡发，洗净。锅中放植物油，烧至七八成热，下入葱花、生姜末炝锅；放入鲜汤烧开，再放豆腐块、白菜条、胡萝卜片、黑木耳、盐、味精；最后用水淀粉勾芡，搅拌均匀即可。

【用法】佐餐，宜常食。

【功效】补钙壮骨。

● 三子芝麻粥

【材料】枸杞子、韭菜子、菟丝子、黑芝麻各等份，大米适量。

【做法】前3味水煎，去渣留汁，加入黑芝麻、大米煮成粥。

【用法】可作早餐，适量食用。

【功效】补肝肾、益精髓、强筋骨。

● 核桃粥

【材料】枸杞子10克，核桃仁、糯米各50克，白糖适量。

【做法】核桃仁洗净，捣成碎末；枸杞子、糯米淘洗干净。核桃仁末、枸杞子、糯米放入锅内，倒入适量清水，用大火煮沸后，改用小火煮成稠粥，加入白糖调味。

【用法】早餐食用。

【功效】补肾益精、强腰壮骨。

药性药效

大豆

属性：味甘，性平。

功效：主治疳积泻痢、腹胀羸瘦、妊娠中毒等，还能抗菌消炎，对咽炎、结膜炎、口腔炎等也很有效。

胡萝卜

属性：味甘，性平。

功效：健脾消食、润肠通便、行气化滞、明目，主治食欲不振、腹胀、腹泻、视物不明等。

黑木耳

属性：味甘，性平。

功效：主治气虚或血热导致的腹泻、崩漏、尿血、齿龈疼痛、脱肛、便血等病症。

生姜

属性：味辛，性温。

功效：散寒、止呕，可治痰饮咳喘、脘腹胀满、腹泻，可解半夏、天南星及鱼蟹、鸟兽肉之毒。

枸杞子

属性：味甘，性平。

功效：滋肾、润肺、养肝、明目，可治肝肾阴虚、腰膝酸软、头晕、目眩、目昏多泪等症。

韭菜

属性：味辛，性温。

功效：温中开胃、行气活血、补肾助阳，主治阳痿、早泄、遗精、腹中冷痛、闭经、白带增多、腰膝痛和产后出血等。

菟丝子

属性：味辛甘，性平。

功效：补肝肾、益精髓、明目，可治腰膝酸痛、遗精、消渴、小便余沥、目暗不明等症。

黑芝麻

属性：味甘，性平。

功效：补肝肾、益精血、润肠通便，可治头晕眼花、耳鸣耳鸣、须发早白、病后脱发、肠燥便秘等症。

核桃仁

属性：味甘，性温。

功效：补肾、温肺、润肠通便。核桃仁含有高浓缩的多种营养成分，具有较高的益智作用。

（157）

药膳疗法二 治疗膝关节骨性关节炎

膝关节骨性关节炎是一种退行性关节炎和增生性关节炎，是以关节软骨的变形、破坏及骨质增生为主要特征的慢性关节病，可以通过食疗的方法进行改善。

● 三七炖鸡

【材料】雄乌鸡1只，三七6克，黄芪10克，料酒10毫升，酱油适量。

【做法】将三七、黄芪一起放入洗净的乌鸡腹内，加入料酒和水，用小火炖至鸡肉熟。

【用法】2日1次，食用时可依据自己的口味用酱油蘸食。

【功效】温阳、益气、止痛，主治阳气不足引起的膝关节骨性关节炎。

● 防风粥

【材料】防风12克，粳米60克，葱白2根。

【做法】将葱白洗净，和防风一起放入锅中，加适量清水，用小火煎药汁备用；再取粳米60克煮粥，待粥将熟时加入药汁熬成稀粥即成。

【用法】每日1剂，作早餐食用。

【功效】祛风湿，主治膝关节骨性关节炎。

● 桃仁粥

【材料】桃仁10克，薏苡仁30克，粳米100克。

【做法】将桃仁洗净，捣烂如泥，与薏苡仁、粳米一起放入锅中，加水煮成粥。

【用法】每日3～4次。

【功效】益气活血、通利关节，主治气虚血淤、湿邪痹阻引起的膝关节骨性关节炎。

● 冬瓜薏苡仁汤

【材料】冬瓜500克，薏苡仁50克，盐适量。

【做法】将冬瓜连皮切片，与薏苡仁一起放入锅中，加适量水共煮，用小火煮至冬瓜烂熟。

【用法】每日3～4次。食用时可根据自己的口味酌加盐调味。

【功效】健脾、清热、利湿，主治湿热内蕴而湿邪偏盛引起的膝关节骨性关节炎。

药性药效

乌鸡

属性: 味甘, 性平。

功效: 提高生理功能、延缓衰老、强筋健骨, 对防治骨质疏松症、佝偻病、女性缺铁性贫血症等有明显功效。

三七

属性: 味甘、性温、微苦。

功效: 散淤止血、消肿定痛, 用于各种内、外出血, 胸腹刺痛, 跌扑肿痛等。

黄芪

属性: 味甘, 性微温。

功效: 治疗气虚乏力、中气下陷、便血崩漏、表虚自汗、痈疽难溃、内热消渴、慢性肾炎、蛋白尿、糖尿病等。

料酒

属性: 味甘, 性辛。

功效: 促进血液循环和新陈代谢, 具有补血养颜、活血祛寒、通经活络的作用, 能有效抵御寒冷刺激、预防感冒。

防风

属性: 味辛甘, 性温。

功效: 祛风、除湿、止痛, 可治头痛、目眩、项强、风寒湿痹、骨节酸痛、四肢挛急、破伤风等症。

桃仁

属性: 味苦, 性平。

功效: 破血行淤、润燥滑肠, 可治闭经、痛经、瘀块、跌打损伤、肠燥便秘等。

粳米

属性: 味甘, 性平。

功效: 可补脾胃、养五脏、壮气力, 促进肠胃蠕动, 预防糖尿病、脚气病、老年斑和便秘等。

薏苡仁

属性: 味甘, 性凉。

功效: 健脾渗湿、除痹止泻, 用于治疗水肿、脚气病、小便不利、湿痹拘挛、脾虚泄泻等。

冬瓜

属性: 味甘淡, 性微寒。

功效: 清热解毒、利水消痰、除烦止渴、祛湿解暑, 用于心胸烦热、小便不利、肺痈咳喘、肝硬化腹水、高血压等。

158

药膳疗法三 治疗坐骨神经痛

中医认为，坐骨神经痛的发病是以肝肾不足、气血两虚为内在因素，以风、寒、湿、热之邪入侵为外在因素导致的。患者表现为腰腿痛、活动受限等。坐骨神经痛的饮食调养，实证以祛邪为主，虚证以补益为主。

●乌头汤

【材料】粳米 50 克，川乌 10 克，薏苡仁 20 克，生姜汁、蜂蜜各少许。

【做法】将粳米、生川乌、薏苡仁放入锅中，加水 500 毫升，煮沸后放入生姜汁、蜂蜜，改文火，煮至米烂。

【用法】隔日 1 次，此方不宜长期食用。

【功效】温经散寒、除痹止痛，可用于寒邪痹阻引起的筋骨剧痛、不得屈伸者。

●蜜汁木瓜

【材料】木瓜 1 个，蜂蜜适量，生姜 2 克。

【做法】将木瓜洗净，去皮切片，放入锅中，加水 300 毫升，调入适量蜂蜜，放生姜煮开，微火煮约 10 分钟即可。

【用法】每日 1 次，作早餐食用。

【功效】祛风利湿、舒筋止痛，适用于湿痹筋挛、关节疼痛者。

●木瓜薏苡仁粥

【材料】木瓜 10 克，薏苡仁 30 克，白糖适量。

【做法】将木瓜、薏苡仁洗净后放入锅中，加水 200 毫升，用文火炖至薏苡仁熟烂，加白糖，稍炖即可。

【用法】每日 1 次。

【功效】祛风除湿、舒筋止痛，用于手足痉挛、活动不利、不得屈伸的风湿痹症。

●猪肉鳝鱼羹

【材料】杜仲 15 克，黄鳝 250 克，猪肉 100 克，葱、生姜、料酒、食用油、醋、胡椒粉、香菜各适量。

【做法】杜仲水煎备用；黄鳝洗净去肠肚、切段；猪肉剁成末，放油炒。加水及杜仲汁，放入鳝鱼、葱、生姜、料酒，煮沸后改文火煮，加醋、胡椒粉后起锅，撒上香菜。

【用法】佐餐食用，每日 1 次。

【功效】补肝肾、益气血、祛风通络，适用于肝脾两虚的痹痛无力者。

药性药效

川乌

属性： 味辛苦，性热。

功效： 祛风除湿、温经止痛，用于风寒湿痹、关节疼痛、心腹冷痛、寒疝作痛等。

生姜

属性： 味辛，性温。

功效： 散寒、止呕，可治痰饮咳喘、脘腹胀满、腹泻，可解半夏、天南星及鱼蟹、鸟兽肉之毒。

蜂蜜

属性： 味甘，性平。

功效： 用于脾胃虚弱、体倦少食、脘腹疼痛、肺燥咳嗽、痰少或干咳、肠燥津枯、大便秘结等。

木瓜

属性： 味酸，性温。

功效： 对腰膝无力、关节肿痛等症状疗效显著，可治脚气剧痒、呕逆、心膈痰唾、心腹痛等。

薏苡仁

属性： 味甘，性凉。

功效： 健脾渗湿、除痹止泻，用于治疗水肿、脚气病、小便不利、湿痹拘挛、脾虚泄泻等。

杜仲

属性： 味甘微辛，性温。

功效： 补肝肾、强筋骨、安胎，可治腰背酸痛、足膝萎弱、小便余沥、胎漏欲坠、胎动不安、高血压等。

黄鳝

属性： 味甘，性温。

功效： 益气血、补肝肾、强筋骨、祛风湿，主治虚劳、疳积、阳痿、腰痛、腰膝酸软、风寒湿痹、产后小便淋沥、痔疮等。

猪肉

属性： 味甘咸，性微寒。

功效： 补肾养血、滋阴润燥，主治热病伤津、消渴羸瘦、肾虚体弱、产后血虚、燥咳、便秘等。

香菜

属性： 味辛，性温。

功效： 用于脾胃不和、食欲不振、风寒感冒、发热无汗、麻疹透发不畅等。

159

药膳疗法四 治疗风湿性关节炎

风湿性关节炎患者的饮食需要注意以下一些原则：饮食要节制，不可因担心体质虚弱、营养不够而暴饮暴食；饮食宜清淡，以保持良好的食欲；不可偏食，五谷杂粮、蔬菜瓜果要合理搭配食用；正确对待食补和药补，如牛奶、豆浆、麦乳精、巧克力等虽属营养佳品，但体内湿热或舌苔厚腻者最好不要食用。

●牛膝蹄筋

【材料】牛膝 20 克，水发鹿蹄筋(或猪蹄筋)100 克，鸡肉 500 克，火腿 50 克，水发香菇 25 克，胡椒粉、味精、料酒、生姜片、葱段、盐各适量。

【做法】将牛膝洗净浸润后，切成斜片；蹄筋洗净切段；火腿、香菇切丝；鸡肉洗净剁成小块。将蹄筋、鸡肉放入蒸碗内，把牛膝片摆在鸡肉的上面，火腿丝和香菇丝撒在周围；放入生姜片、葱段、料酒、盐、胡椒粉、味精，上屉蒸约 3 个小时；待蹄筋熟烂后，拣去牛膝、生姜片、葱段即可。

【用法】佐餐食用。

【功效】祛风湿、补肝肾、强筋骨，适用于风湿性关节炎、手脚乏力、筋骨疼痛等病症。

●木瓜薏苡仁粥

【材料】木瓜 50 克，薏苡仁 30 克，粳米 30 克。

【做法】将木瓜和薏苡仁、粳米一起放入锅内，加冷水适量，武火煮沸后文火炖烂即可。

【用法】喜欢甜食者可加入白糖少许，每日或隔日食用 1 次。

【功效】木瓜有祛湿、舒筋的功效，薏苡仁有祛湿通痹的作用，二药同用，效果更佳。下肢踝关节、膝关节痛，筋脉不舒，湿邪痹阻者，常食有较好的疗效。

●千斤拔瘦肉汤

【材料】千斤拔 50 克，狗脊 20 克，猪瘦肉 80 克，盐适量。

【做法】将上述材料洗净，加水和盐，放入锅中煮熟。

【用法】佐餐食用，吃肉喝汤，每日 1 次。

【功效】补肝肾、强腰膝，对增生性脊柱炎、风湿性关节炎、老年性类风湿性脊柱炎、腰肌劳损、阳痿等有疗效。

药性药效

牛膝

属性：味苦酸，性平。

功效：散淤血、消痈肿，可治淋病、尿血、闭经、症瘕、难产、产后淤血腹痛、喉痹、痈肿等病。

鹿蹄筋

属性：味甘，性温。

功效：强筋壮骨、填精益髓，用于肝肾亏虚、劳损、风寒痹痛、转筋、腰背疼痛、下肢疲乏或软弱无力等。

鸡肉

属性：味甘，性微温。

功效：补中健脾、益气养血、补肾益精，用于虚损羸瘦、病后体弱乏力、脾胃虚弱、食少反胃、气血不足、头晕心悸等。

香菇

属性：味甘，性平。

功效：补肝肾、健脾胃、益气血、益智安神，主治食欲不振、身体虚弱、小便失禁、大便秘结、形体肥胖、肿瘤疮疡等。

胡椒

属性：味辛，性热。

功效：温中散寒、下气消痰，用于胃寒呕吐、腹痛泄泻、食欲不振、癫痫、寒痰壅盛等。

木瓜

属性：味酸，性温。

功效：对腰膝无力、关节肿痛等症状疗效显著，可治脚气剧痒、呕逆、心膈痰唾、心腹痛等。

猪蹄

属性：味甘咸，性平。

功效：填肾精而健腰膝，滋胃液以润皮肤，长肌肉可愈疮疡，助血脉能充乳汁，较肉尤补。

千斤拔

属性：味甘辛，性微温。

功效：用于风湿性关节炎、腰腿痛、腰肌劳损、白带增多、跌打损伤等。

狗脊

属性：味甘苦，性温。

功效：温肾壮阳、温补脾胃，用于肾阳虚所致的腰膝冷痛、小便频数、水肿和脾胃阳气不足所致的脘腹胀满、腹部冷痛等。

药膳疗法五 治疗类风湿性关节炎

类风湿性关节炎的概念须与风湿性关节炎的概念相区别，此病好发于关节，特点是晨僵、疼痛、肿胀。发病机理尚未明确，一般认为是由于受凉、潮湿、劳累、精神创伤、营养不良、外伤等所致，可能与遗传因素有关。对于类风湿性关节炎，可通过药膳疗法来改善。

●玫瑰归红汤

【材料】玫瑰花20克，当归15克，红花10克。

【做法】将上述药材放入药罐，加水300毫升，煎煮半小时，将药汁滤出。再加水300毫升，煎煮半小时，将药汁滤出。2次药汁混合。

【用法】将上述药汁分2次趁热用料酒冲服。

【功效】补血活血、理气散淤，适用于风湿性关节炎、类风湿性关节炎。

●鹿角胶烊奶

【材料】鹿角胶8克，牛奶200毫升，蜂蜜适量。

【做法】将牛奶煮沸，加入鹿角胶中，加蜂蜜调匀即可。

【用法】每日睡前饮用。

【功效】对类风湿性关节炎、骨质增生症、骨质疏松症、肾虚腰痛很有疗效。

●黑豆汤

【材料】食用油300毫升，白糖500克，生姜100克，黑豆500克，大米1000克。

【做法】先将黑豆泡开，再用食用油炸透。把大米加水煮烂，放入黑豆，加白糖、生姜煮成汤。

【用法】佐餐食用。

【功效】主治类风湿性关节炎。

●薏苡仁干姜粥

【材料】薏苡仁150克，干姜9克，白糖5克。

【做法】把薏苡仁、干姜加水煮成粥，加白糖。

【用法】每天1次，连服1个月。

【功效】祛风湿，对类风湿性关节炎很有疗效。

腰腿病特效自疗全书

药性药效

玫瑰花

属性：味甘、微苦，性温。

功效：行气解郁、活血止痛，用于肝胃气痛、食少呕恶、月经不调、跌扑损伤等。

当归

属性：味甘辛，性温。

功效：补血活血、润肠通便，用于血虚萎黄、眩晕心悸、月经不调、痛经、虚寒腹痛、跌打损伤等。

红花

属性：味辛，性温。

功效：活血通经、祛淤止痛，可治难产、死胎、产后恶露不已、淤血作痛、痈肿、跌打损伤等症。

鹿角胶

属性：味甘咸，性温。

功效：温补肝肾、补益精血、止血，用于肾阳虚衰、精血不足、虚弱消瘦、虚寒性吐血、崩漏、尿血等。

牛奶

属性：味甘，性平。

功效：补气血、益肺胃、生津润肠，用于久病体虚、气力不足、营养不良、噎膈反胃、胃及十二指肠溃疡、消渴、便秘等。

蜂蜜

属性：味甘，性平。

功效：用于脾胃虚弱、体倦少食、脘腹疼痛，或泻痢腹痛、肺燥咳嗽、痰少或干咳、肠燥津枯、大便秘结、疮疡热毒等。

白糖

属性：味甘，性平。

功效：润肺生津、补中缓急，用于肺燥咳嗽、津液不足、口干渴、脾虚腹痛，或饮酒过度、胃气不和等。

黑豆

属性：味甘，性平。

功效：补肾益阴、健脾利湿，主治肾虚阴亏、小便频数、头晕目眩、脚气水肿、腰痛等症。

干姜

属性：味辛，性热。

功效：温中祛寒、回阳通脉，可治心腹冷痛、吐泻、肢冷脉微、风寒湿痹、阳虚、吐衄、便血等症。

161

药膳疗法六 治疗下肢肌肉劳损

下肢肌肉劳损是一种反复积累的慢性损伤，主要表现为腿部肌肉酸痛无力、局部压痛、下肢活动受限，继而出现持续性疼痛酸胀、肌肉硬结、功能障碍等。药膳疗法的原则是活血通络、行气止痛。

●鳝鱼强筋汤

【材料】鳝鱼250克，党参25克，当归10克，牛蹄筋15克，料酒5毫升，葱5克，生姜5克，食用油10毫升，盐3克。

【做法】牛蹄筋泡发，去筋膜切长段；党参、当归切片装袋扎口；鳝鱼洗净后切段，入油锅炸至金黄。锅中加水煮沸，把全部材料同时入锅煮至熟烂，拣去药包即可。

【用法】佐餐食用。

【功效】补中益血、通经活络、行气止痛、强筋健骨。

●牛蹄筋花生汤

【材料】牛蹄筋100克，花生仁（生）150克，红糖5克。

【做法】将牛蹄筋浸入温水泡发，切成小段，与洗净的花生仁一起放入砂锅加水，以文火炖煮2个小时，至牛蹄筋与花生仁熟烂、汤汁浓稠时，加入红糖，搅匀即可。

【用法】佐餐食用。

【功效】活血通络、祛湿止痛、强筋健骨。

●良姜猪脊骨粥

【材料】猪脊骨250克，大米120克，高良姜10克，薏苡仁30克，生姜10片，杜仲10克，桑寄生20克，盐3克。

【做法】将上述药材水煎去渣，加入洗净的猪脊骨和大米，加水焖煮至熟后加盐调味。

【用法】作为主食食用。

【功效】活血通络、强筋壮骨，有助劳损组织的恢复。

●薏苡仁生姜羊肉汤

【材料】薏苡仁50克，生姜20克，羊肉250克，盐3克。

【做法】以上材料洗净后加入适量水，以文火煲煮，加盐调味。

【用法】佐餐食用。

【功效】温经、通络、强筋，有助劳损组织的恢复。

药性药效

黄鳝

属性：味甘，性温。
功效：益气血、补肝肾、强筋骨、祛风湿，主治虚劳、疳积、阳痿、腰痛、腰膝酸软、风寒温痹、产后小便淋沥、痔瘘等。

党参

属性：味甘、微酸，性平。
功效：补中益气、健脾益肺，用于脾肺虚弱、气短心悸、食少便溏、虚喘咳嗽、内热消渴等。

当归

属性：味甘辛，性温。
功效：补血活血、润肠通便，用于血虚萎黄、眩晕心悸、月经不调、痛经、虚寒腹痛、跌打损伤等。

牛蹄筋

属性：味甘，性温。
功效：益气、补虚、温中，可治疗虚劳羸瘦、腰膝酸软、产后虚冷腹痛、寒疝腹痛、反胃。

花生

属性：味甘，性平。
功效：健脾、和胃、补肾、通乳，用于脾虚少食、消瘦乏力或小儿营养不良、产后缺乳而气血不足、脾气虚弱、脚气病等。

高良姜

属性：味辛，性热。
功效：温胃散寒、消食止痛，用于脘腹冷痛、胃寒呕吐、嗳气吞酸等。

杜仲

属性：味甘、微辛，性温。
功效：补肝肾、强筋骨、安胎，可治腰背酸痛、足膝痿弱、小便余沥、胎漏欲坠、胎动不安、高血压等。

薏苡仁

属性：味甘，性凉。
功效：健脾渗湿、除痹止泻，用于治疗水肿、脚气病、小便不利、湿痹拘挛、脾虚泄泻等。

羊肉

属性：味甘，性温。
功效：补虚劳、祛积冷、益肾气、补形衰、补益产妇、通乳止带、助元阳、益精血。

162

药膳疗法七 治疗下肢肌肉萎缩

下肢肌肉萎缩是一种由于下肢横纹肌营养不良所致的肌肉体积比正常体积缩小、肌纤维变细甚至消失的病症。中医认为此病多由气血不足、筋脉失养引起。药膳疗法的原则是益气活血、通络强筋。

●羊脊骨面羹汤

【材料】羊脊骨500克，肉苁蓉30克，葱白3根，草果3个，荜茇6克，面粉适量，盐或白糖少许。

【做法】将羊脊骨洗净、捶碎，加入肉苁蓉、草果、荜茇和适量水，文火熬汁，加入葱白，取熬出的汤汁与适量面粉调制成面羹汤即可。

【用法】每日食用，可根据口味加适量盐或白糖调味。

【功效】益气活血、通络强筋。

●活血通络水

【材料】黄柏、苍术、防己、当归、牛膝、龟板、赤芍、丹参、桃仁、红花各10克。

【做法】以上药材洗净，加水以文火熬煮。

【用法】每日服用1次，7日为1个疗程。

【功效】益气活血、通络强筋。

●苏子粥

【材料】苏子6克，伏龙肝10克，粳米50克。

【做法】苏子、伏龙肝水煎，去渣取汁，与粳米同煮成粥。

【用法】每日食用。

【功效】益气活血、调养筋脉。

●牛肉粥

【材料】牛肉100克，糯米100克，生姜、葱、食用油、盐各适量。

【做法】将牛肉洗净切成肉丁，糯米洗净后同肉丁一起放入砂锅内，加水焖煮，待肉烂粥熟后，加入生姜、葱、食用油、盐调味即可。

【用法】每日食用。

【功效】益气活血、调养筋脉。

药性药效

肉苁蓉

属性： 味甘咸，性温。

功效： 补肾阳、益精血、润肠通便，用于阳痿、不孕、腰膝酸软、筋骨无力、肠燥便秘等。

草果

属性： 味辛，性温。

功效： 燥湿祛寒、祛痰截疟、消食化滞，主治疟疾、痰饮痞满、脘腹冷痛、反胃、呕吐、泻痢、食积等。

荜茇

属性： 味辛，性热。

功效： 主治心腹冷痛、呕吐吞酸、肠鸣泄泻、虚寒痢疾、阴疝、头痛、鼻渊、牙痛等。外敷也可治牙痛。

黄柏

属性： 味苦，性寒。

功效： 用于湿热泻痢、黄疸、带下病、热淋、脚气病、痿症、骨蒸潮热、盗汗、遗精、疮痈肿毒、湿疹瘙痒等。

苍术

属性： 味辛苦，性温。

功效： 燥湿健脾、祛风散寒、明目，用于脘腹胀满、泄泻水肿、脚气病、风湿痹痛、风寒感冒、夜盲等。

防己

属性： 味辛，性寒。

功效： 主治水肿、脚气病、小便不利、湿疹疮毒、风湿痹痛、高血压等。

赤芍

属性： 味苦，性微寒。

功效： 清热凉血、散淤止痛，用于温毒发斑、吐血衄血、目赤肿痛、肝郁胁痛、闭经痛经、症瘕腹痛、跌扑损伤、痈肿疮疡等。

丹参

属性： 味苦，性微寒。

功效： 活血调经、祛淤止痛、养血安神，主治月经不调、胸腹刺痛、热痹疼痛、疮痈肿痛、心烦不眠、肝脾肿大、心绞痛等。

牛肉

属性： 味甘，性平。

功效： 补脾胃、益气血、强筋骨，可治疗虚损羸瘦、消渴、脾弱不运、痞满、水肿、腰膝酸软等。

163

药膳疗法八 治疗足跟痛

足跟痛在中医中属于痹症，多由于肝肾阴虚、精髓不足而引起，所以在食疗上应以养阴益肾、益精生髓、通经活血、化淤止痛为目的。

● 跟痛平

【材料】黑芝麻、核桃仁、黑木耳各 500 克，白糖适量。

【做法】将黑芝麻、核桃仁、黑木耳洗净晾干，在热锅中炒熟，研末，加白糖拌匀。

【用法】分次服用。

【功效】滋肾、养阴、除烦，用于肾虚型足跟痛。

● 三色猪脊骨汤

【材料】枸杞子 20 克，何首乌 20 克，猪脊骨 500 克，生姜、葱、料酒、盐各适量。

【做法】将枸杞子、何首乌分别洗净，猪脊骨洗净切成块；一同放入锅内，加清水 1000 毫升，加入生姜、葱，用武火煮开，去浮沫；然后再煮 3 分钟，在锅中加入料酒、盐等调味，再用文火煨 1 个小时。

【用法】分次服食。

【功效】补肝肾、强筋骨，用于肝肾亏损型足跟痛的中后期。

● 肉桂粥

【材料】肉桂 20 克，粳米 50 克。

【做法】将肉桂洗净，粳米淘净，放入锅中，加清水 700 毫升，用武火煮开，5 分钟后改为文火煮 30 分钟。

【用法】分次服用。

【功效】温中助阳、散寒止痛，适用于足跟痛的中后期。

● 益精壮骨粥

【材料】黄豆 100 克，猪蹄 2 只，粳米 50 克，生姜、葱、料酒各适量。

【做法】将黄豆洗净泡开，将上述材料加水同煮，粥成后加生姜、葱、料酒即可。

【用法】分次服用，连用 7 日。

【功效】益精血、壮筋骨，适用于足跟痛的中后期。

药性药效

黑芝麻

属性：味甘，性平。

功效：补肝肾、益精血、润肠通便，可治头晕眼花、耳鸣耳鸣、须发早白、病后脱发、肠燥便秘等症。

核桃仁

属性：味甘，性温。

功效：补肾固精、温肺定喘、润肠通便，用于肾虚、腰酸足软、阳痿遗精、虚寒咳喘、肺虚久咳、肠燥便秘等症。

黑木耳

属性：味甘，性平。

功效：主治气虚或血热所致的腹泻、崩漏、尿血、齿龈疼痛、脱肛、便血等病症。

枸杞子

属性：味甘，性平。

功效：滋肾、润肺、养肝、明目，可治肝肾阴虚、腰膝酸软、头晕、目眩、目昏多泪等症。

何首乌

属性：味甘苦，性微温。

功效：补肾益精、生发乌发，对气血不足引起的毛发脱落、小便频数、女性月经不调均有疗效。

猪脊骨

属性：味甘，性平。

功效：滋补肾阴、填补精髓，用于肾虚耳鸣、腰膝酸软、阳痿、遗精、烦热、贫血等。

肉桂

属性：味辛甘，性热。

功效：补元阳、暖脾胃、除积冷、通血脉，可治肢冷脉微、腹痛腹泻、腰膝冷痛、虚阳浮越、上热下寒等。

粳米

属性：味甘，性平。

功效：可补脾胃、养五脏、壮气力，促进肠胃蠕动，预防糖尿病、脚气病、老年斑和便秘等。

大豆

属性：味甘，性平。

功效：主治疳积泻痢、腹胀羸瘦、妊娠中毒、疮痈肿毒等，还能抗菌消炎，对咽炎、结膜炎、口腔炎、肠炎等也很有效。

(164)

药膳疗法九 治疗骨质增生症

骨质增生症常发生在颈、腰、髋、膝、肘、踝等关节部位，由于中老年人肾气衰弱、精血不足等原因导致肾气精血亏虚，无法荣养筋骨，从而导致了骨质疏松症的发生。

● 枸杞粥

【材料】枸杞子 30 克，粳米 60 克。

【做法】将枸杞子、粳米洗净，放入锅内，加适量水，熬煮成粥。

【用法】分早晚 2 次服用。

【功效】滋阴补肾，用于肾阴亏虚型骨质增生症。

● 韭菜炒鲜虾

【材料】韭菜 150 克，鲜虾 240 克，菜籽油、味精、盐各适量。

【做法】将韭菜洗净，切成寸段；将鲜虾去壳备用。锅热后放入菜籽油，再放入鲜虾，快熟时再将切好的韭菜放入，反复翻炒，最后放入盐、味精调匀即可。

【用法】佐餐食用。

【功效】温肾补阳，用于肾阳亏虚型骨质增生症。

● 枸杞肉丝

【材料】枸杞子 100 克，猪瘦肉 500 克，莴苣 100 克，猪油 20 克，盐、白糖、料酒、味精、香油、酱油各适量。

【做法】猪肉、莴苣洗净切丝，油锅热后，放入肉丝和莴苣丝快炒，将料酒及其他佐料放入，调匀，再放入枸杞子，翻炒几下，淋上香油，再翻炒几下即可。

【用法】佐餐食用。

【功效】滋补肝肾，用于肝肾阴虚型骨质增生症。

● 莲栗糕

【材料】莲子 60 克，板栗（去壳）60 克，糯米 500 克，白糖适量。

【做法】将莲子去心后与板栗一起煮熟，捣碎成泥，再与洗净的糯米拌匀，放入瓷盘，加水适量，放入锅内蒸熟，冷却后切块食用。

【用法】佐餐食用，可根据自己的口味放入适量白糖。

【功效】补益脾肾，用于脾肾亏虚型骨质增生症。

药性药效

韭菜

属性: 味甘辛, 性温。

功效: 温中开胃、行气活血、补肾助阳, 主治阳痿、早泄、遗精、多尿、腹中冷痛、闭经、白带增多、腰膝痛和产后出血等。

鲜虾

属性: 味甘, 性微温。

功效: 用于肾虚阳痿、遗精早泄、乳汁不通、筋骨疼痛、手足抽搐、皮肤溃疡、身体虚弱和神经衰弱等。

菜籽油

属性: 味甘辛, 性温。

功效: 可润燥杀虫、消肿毒。

枸杞

属性: 味甘, 性平。

功效: 滋肾、润肺、养肝、明目, 可治肝肾阴虚、腰膝酸软、头晕目眩、目昏多泪等症。

香油

属性: 味甘, 性温。

功效: 延缓衰老、保护血管、润肠通便、保护咽喉。

莴苣

属性: 味甘苦, 性凉。

功效: 利五脏、清胃热、清热利尿, 用于小便不利、尿血、胃热牙痛等症。

莲子

属性: 鲜者味甘涩, 性平; 干者味甘涩, 性温。

功效: 清心醒脾、养心安神、明目、止泻固精, 主治心烦失眠、脾虚久泻、大便溏泄、久痢、腰痛、遗精等。

板栗

属性: 味甘, 性温。

功效: 益气血、养脾胃、补肝肾, 生食还有治疗腰腿酸痛、舒筋活络的功效。

糯米

属性: 味甘, 性温。

功效: 补虚、补血、健脾暖胃、止汗, 可治反胃、食欲减少、泄泻、汗虚、气短无力、妊娠腹坠等症。

药膳疗法十 治疗下肢肿痛

中医认为，下肢肿痛是由于筋脉不通所致，治疗原则是活血化淤、消肿止痛，下面向您介绍几种治疗下肢肿痛的药膳。

●灵芝山楂饮

【材料】灵芝30克，三七粉4克，山楂汁200毫升。

【做法】将灵芝放入砂锅中，加适量清水，微火熬1个小时，加入三七粉和山楂汁拌匀即成。

【用法】每日1剂，早、晚各1次，服前摇匀。

【功效】行气活血、通经止痛，适用于跌打损伤、筋骨肿痛等。

●卷心菜馅饼

【材料】面粉、卷心菜各500克，虾皮30克，花椒、盐、葱、生姜、食用油各适量。

【做法】将面粉和好备用。将卷心菜洗净切碎加虾皮、花椒、盐、味精、葱、生姜拌匀成馅。平底锅烧热食用油，把做好的馅饼放入平底锅，用小火烙熟即可。

【用法】佐餐食用。

【功效】清心降火、行气活血，适用于气血淤滞、筋骨肿痛。

●板栗粳米粥

【材料】板栗、粳米各100克，冰糖50克。

【做法】将板栗去皮，切碎。把粳米洗净，和板栗一起放入锅中，加水适量煮烂，待熟时加入冰糖即可。

【用法】早、晚佐餐食用。

【功效】益气血、厚肠胃、补肾气、强筋骨，适用于腰膝酸软、小便频数、慢性胃炎、咳嗽气喘、跌打损伤、筋骨肿痛等症。

●天麻炖鲤鱼

【材料】天麻25克，川芎、茯苓各10克，鲜鲤鱼1条，生姜、葱各适量。

【做法】川芎、茯苓与天麻浸泡4～6个小时，然后放入洗净的鲤鱼腹中，生姜、葱蒸30分钟，按常规制作调味羹汤，浇于鱼上即成。

【用法】佐餐食用。

【功效】平肝宁神、活血止痛，适用于跌打损伤、筋骨肿痛等症。

药性药效

灵芝

属性：味甘，性平。

功效：补气养血、养心安神、止咳平喘，用于体虚乏力、食欲不振、心脾两虚、失眠健忘、咳喘气短、高血压等。

山楂

属性：味酸甘，性微温。

功效：开胃消食、消积化滞、活血散瘀，用于肉食积滞、症瘕积聚、腹胀痞满、淤血腹痛、痰饮、泄泻、肠风下血等。

卷心菜

属性：味甘，性平。

功效：可润脏腑、益气力、利尿，主治睡眠不佳、多梦易睡、小便不利等病症。

虾皮

属性：味甘咸，性温。

功效：补肾壮阳、理气开胃，老年人、孕妇、心血管病患者，肾虚阳痿、男性不育症、腰膝无力之人适用。

板栗

属性：味甘，性温。

功效：益气血、养脾胃、补肝肾，生食还有治疗腰腿酸痛、舒筋活络的功效。

天麻

属性：味甘，性平。

功效：平肝、熄风、止痉，用于治疗头痛眩晕、肢体麻木、小儿惊风、癫痫抽搐、破伤风等。

川芎

属性：味辛，性温。

功效：行气活血、祛风止痛，用于安定神经、偏头痛、症瘕腹痛、胸胁刺痛、跌扑肿痛、风湿痹痛等。

茯苓

属性：味甘淡，性平。

功效：利水渗湿、健脾和胃、宁心安神，主治小便不利、水肿胀满、痰饮咳逆、呕吐、脾虚食少、心悸不安、失眠健忘等。

鲤鱼

属性：味甘，性平。

功效：补脾健胃、利水消肿、通乳、清热解毒，主治各种水肿、腹胀、少尿、黄疸、乳汁不通等。

166

本章看点

第十章
现代疗法治疗下肢痛

对于下肢出现的症状，除了可以通过前面章节提到的中医疗法来缓解和治疗外，我们还可以通过其他方法，如运动疗法、温冷疗法、森林疗法来进行缓解，这些都是绿色环保的治病方式。

运动疗法一 治疗梨状肌综合征

对于早期梨状肌综合征者，可通过保守治疗使其得到缓解，而运动疗法就是治疗梨状肌综合征很有效的一种方法。通过运动疗法，可有效缓解梨状肌综合征引起的下肢疼痛。治疗梨状肌综合征的运动方法有很多，下面向您介绍几种：

●压腿侧腰运动

患者站立，双臂向两侧伸直，双腿分开超过肩部。屈左膝，并向后伸直右腿，臀部向身体左下方移动，上身向右前方侧屈，上下弹动 2 ~ 3 次后还原身体。两下肢交替进行，各重复 2 ~ 5 次，每日 2 ~ 3 次。

●旋腰运动

患者坐位，双腿伸直成"V"字形，做腰部旋转运动。先顺时针旋转，再改为逆时针，各旋转 10 ~ 20 圈，交替进行，并逐渐增大旋转的幅度，每日 2 ~ 3 次。

●摇椅运动

患者仰卧，双手抱膝，前后摇动身体，每次 1 ~ 3 分钟，每日 3 ~ 4 次，可逐渐增加摇动的幅度和速度。

●后伸运动

患者俯卧，双手抱头，将头颈部、胸部抬起并尽量后伸，使其离开床面，稍停片刻后放松。再将双下肢及腰部尽量后伸，使其离开床面，稍停片刻后放松。最后将头颈部、胸部、双下肢及腰部同时离开床面，仅留腹部与床面接触，让身体呈"飞燕"状，停留片刻后恢复原位，重复 5 ~ 10 次，每日 4 ~ 5 次。

●后伸腰运动

患者可通过以下两种方式锻炼梨状肌：①患者站立，双手扶墙或床头，仰头，双目上视，将腰部尽量后伸至极限，停留 1 ~ 2 秒后恢复原位，重复 5 ~ 15 次，每日 2 ~ 3 次。可逐渐增加腰部后伸的幅度；②患者双手叉腰，坐在椅子前部，抬头挺胸，使腰背部略后倾，双目上视，颈部尽量后伸，停留片刻后恢复原位，重复10 ~ 15 次，每日 2 ~ 3 次。

梨状肌综合征的运动方法

运动治疗梨状肌综合征的方法有：压腿侧腰运动、旋腰运动、摇椅运动、后伸运动、后伸腰运动。

压腿侧腰运动

双手叉腰，屈左膝，右腿向后伸直，臀部向身体左下方移动，上身向右前方侧屈，上下弹动2~3次后还原身体。

旋腰运动

坐位，双腿伸直成"V"字形，左手背伸向右侧臀下，右手扶握左膝，做腰部旋转运动，先顺时针，再逆时针，并逐渐增大旋转的幅度。

摇椅运动

仰卧，双手抱膝，前后摇动身体，并逐渐增加摇动的幅度和速度。

后伸运动

俯卧，双手抱头，将头颈部、胸部、双下肢及腰部同时离开床面，仅留腹部与床面接触，让身体呈"飞燕"状。

后伸腰运动

站立，双手扶墙或椅子，仰头，双目上视，将腰部尽量后伸至极限，停留1~2秒后恢复原位。

双手叉腰，坐在椅子前部，抬头挺胸，使腰背部略后倾，双目上视，颈部尽量后伸，停留片刻后恢复原位。

167

运动疗法二 预防膝关节肌肉萎缩

膝关节是人体下肢最重要的关节，疼痛时常给患者的生活带来极大的不便，甚至造成下肢肌肉萎缩。为预防下肢肌肉萎缩的发生，您可以经常做下列运动：

●行走运动

行走是锻炼膝关节最好的方式，通过行走，膝关节不断地做屈曲和伸展运动，下肢的肌肉也在不停地收缩和舒张，进而可以有效地预防下肢肌肉萎缩。但需要注意以下问题：①运动量不要超过自身的承受范围，以免对膝关节造成进一步伤害；②行走速度不宜太快，双足踏地要轻，以保护膝关节不受损伤。

●下蹲运动

人体在下蹲和起立的过程中，下肢肌肉可以得到很好的锻炼。其方法是：患者手扶家具、墙壁等，双膝缓慢做下蹲运动，直达双膝屈曲的极限位，然后再慢慢起立，直至双膝完全伸直，反复进行，每日 2～3 次。需要注意的是，患者在下蹲的过程中，如出现明显的膝关节疼痛感，应立即停止，以免对膝关节造成进一步损伤。

●抗阻力运动

坐在床边或椅子上，大腿位于床面或椅子面，小腿伸出床沿或椅子面。患侧腿的膝关节伸直，使大腿和小腿保持在一条直线上，然后放松肌肉，让小腿在重力的作用下使膝关节逐渐屈曲至 90°，与地面基本垂直。然后再通过大腿肌肉的收缩带动膝关节和小腿再次伸直，达到锻炼下肢肌肉的目的。为了强化抗阻力运动的效果，可在上述运动的基础上，在患侧肢体上捆绑 2～4 千克的沙袋或重物，再令患侧下肢"负重"做伸直抗阻力运动。还可将健侧肢体放在患侧肢体上，以增加肌肉收缩的阻力，再进行屈伸膝关节运动。

●被动运动

除了上述几种可以自己操作的主动运动外，自己运动有困难者，还可通过他人帮忙进行被动运动。方法是：患者平卧在床上，治疗师一手扶住患者的膝关节，另一只手握住患者的踝关节，用力屈伸膝关节，反复进行。刚开始治疗时，被动活动的膝关节可能会出现疼痛，但经过一段时间的训练后，膝关节的功能会逐渐得到改善，疼痛也会逐渐缓解。

膝关节肌肉萎缩的运动方法

预防膝关节肌肉萎缩的运动方法有主动运动和被动运动，主动运动适用于自己行动方便者，被动运动适用于自己运动有困难者。

下蹲运动

手扶墙壁，两脚分开，与肩同宽，双膝缓慢下蹲，直到双膝屈曲到极限位，再慢慢起立，直至双膝完全伸直，反复进行。

抗阻力运动

坐在椅子上，让患侧腿的膝关节伸直，使大腿和小腿保持在一条直线上，也可在患侧肢体上捆绑2～4千克的沙袋或重物以增强效果。

被动运动

患者仰卧，治疗者一手扶住患者的膝关节，另一只手握住患者的踝关节，用力屈伸膝关节，反复进行。

运动疗法三 缓解膝关节疼痛

膝关节的活动与股四头肌、腿后腱肌、小腿三头肌的三块肌肉有关。其中，股四头肌是膝关节进行伸直动作时的粗大肌肉，当膝关节疼痛使膝关节活动受限时，股四头肌就会变得细瘦；腿后腱肌是弯曲膝关节时所使用的肌肉，具有强大的肌力；仅次于股四头肌容易衰弱的是小腿肚的肌肉，即小腿三头肌。所以，对于膝关节的疼痛，要从强化股四头肌（大腿前面的肌肉）和小腿肚的肌肉（小腿三头肌）着手。

● 仰卧抬腿运动

患者仰卧，伸直双腿，将疼痛侧的腿慢慢抬高至20°～30°（注意，当腿抬高超过30°时，就不再是股四头肌的运动，而变成腹肌的运动了），保持此姿势5秒，然后慢慢放下。注意，不要一下子就放下腿，应当在腿脚碰到地板时再放松力量。这是锻炼股四头肌的运动，运动量较大，适合肌力稍强的人。

● 负重抬腿运动

坐在椅子上，在脚踝绑上1千克左右的重物（如重锤袋，或穿着滑冰鞋），然后慢慢将脚伸直，静止5秒后，再慢慢放下脚。当能轻松进行这项运动20次左右后，就每次再增加0.5千克的重物。女性以增加到3千克，男性4千克左右为佳。这种使腿在阻力下进行的运动，可使腿部肌肉得到很好的锻炼。

● 踝关节上下翻运动

通过踝关节上下翻，可强化小腿肚的肌肉。其方法是：坐在椅子上，将脚抬起，足底与地面平行，然后将脚尖尽量向上抬起；此时，小腿肚处于绷紧状态，维持5～10秒，再改为脚尖尽量向下绷紧，也坚持5～10秒。双下肢交替进行，每日3～5次。

● 踮脚尖运动

手轻轻扶在桌沿上，使身体保持平衡，然后慢慢踮起脚尖。保持此姿势3秒，再慢慢放下脚跟，每日进行10～20次。长期坚持做此项运动，会使小腿肚肌肉得到强化，也可在泡澡时加以按摩来消除小腿疲劳。

膝关节疼痛的运动方法

膝关节疼痛时，可通过下列运动来缓解，包括仰卧抬腿运动、负重抬腿运动、踝关节上下翻运动、踮脚尖运动等。

仰卧抬腿运动

仰卧，双腿伸直，将疼痛侧的腿慢慢抬高至20°～30°，保持此姿势5秒，然后慢慢放下。

负重抬腿运动

在脚踝上绑上1千克左右的重物

坐在椅子上，在脚踝绑上1千克左右的重物，然后慢慢将腿伸直，静止5秒后，再慢慢放下脚。

踝关节上下翻运动

脚尖尽量向上抬起

脚尖尽量向下绷紧

坐在椅子上，将脚抬起，足底与地面平行，然后将脚尖尽量向上抬起，维持5～10秒，再改为脚尖尽量向下绷紧。双下肢交替进行。

踮脚尖运动

手扶住桌沿

踮起脚尖

手轻轻扶在桌沿上，使身体保持平衡，然后慢慢踮起脚尖。保持此姿势3秒，再慢慢放下脚跟。

运动疗法四 治疗类风湿性关节炎

　　类风湿关节炎是一种全身性的慢性结缔组织疾病，常造成患者关节疼痛、畸形等后果。类风湿关节炎可通过下列运动疗法进行缓解和治疗。

● 弯腰运动

　　步骤一：患者站立，两脚分开，与肩同宽，双臂上举，头上抬，双目仰视；慢慢向前弯腰，双手触摸双足，坚持 1 ~ 2 秒后恢复原位，每日 2 ~ 3 次，每次各 10 ~ 20 次。

　　步骤二：患者站立，双手叉腰，双脚分开，与肩同宽；向后做腰部后伸运动，头颈部后倾至极限位后停留 1 ~ 2 秒，再恢复原位，每日 2 ~ 3 次，每次 10 ~ 15 次。

● 膝髋运动

　　步骤一：患者呈盘腿打坐的姿势，双足置于对侧小腿下，双手置于两侧膝关节上；逐渐用力压膝关节，使膝关节尽量贴近床面，以达到使髋关节外旋的目的；坚持 1 ~ 5 秒后放松，使膝关节离开床面，每日 2 ~ 3 次，每次 10 ~ 20 次。

　　步骤二：患者仰卧，将一侧下肢抬起，使大腿与床面垂直，在此位置上屈曲膝关节，使小腿与床面平行；坚持 2 ~ 3 秒后，伸直膝关节，并放平该下肢，双下肢交替进行，每日 2 ~ 3 次，每次各 10 ~ 15 次。

　　步骤三：患者俯卧，屈曲一侧膝关节成 90°，即小腿与床面垂直；坚持 3 ~ 5 秒后，伸直膝关节，恢复原位，双下肢交替进行，也可双下肢同时进行，每日 2 ~ 3 次，每次各 10 ~ 15 次。

　　步骤四：患者站立位，双手叉腰，双足站立，与肩同宽，上提大腿的同时屈膝 90°，小腿与地面垂直；坚持 2 ~ 3 秒后将小腿向前方踢出，伸直膝关节，再坚持 2 ~ 3 秒后恢复原位，双下肢交替进行，每日各 10 ~ 15 次。

　　步骤五：患者站立，双脚站立，与肩同宽，一只脚向前跨出一大步，呈"弓步"，使前腿膝关节屈曲成 90°，后腿伸直；双手压于前腿膝关节之上，向下继续用力屈曲膝关节，反复向下振动 3 ~ 5 次后恢复原位；双下肢交替做上述动作，每日 2 ~ 3 次，每次各 10 ~ 15 次。

● 趾踝运动

　　坐在椅子上，双下肢伸直，做踝关节旋转运动，先顺时针旋转 10 ~ 15 圈，再逆时针旋转 10 ~ 15 圈。双踝关节交替进行，每日 2 ~ 3 次。

腰腿病特效自疗全书

类风湿性关节炎的运动方法

类风湿性关节炎可通过运动来治疗，方法有弯腰运动、膝髋运动、趾踝运动等。

向前做弯腰运动

两脚分开，与肩同宽，双臂上举，头上抬，双目仰视，慢慢弯腰，双手触摸双足，坚持1~2秒后恢复原位。

向后做腰后伸运动

站立，双手叉腰，双脚分开与肩同宽，向后做腰部后伸运动，头颈部后倾至极限位后停留1~2秒，恢复原位。

膝髋运动

呈盘腿打坐的姿势，双足置于对侧小腿下，双手置于两侧膝关节上，逐渐用力压膝关节，使其尽量贴近床面，坚持1~5秒后放松。

趾踝运动

坐在椅子上，双下肢伸直，做踝关节旋转运动，先顺时针旋转10~15圈，再逆时针旋转10~15圈，反复进行。双踝关节交替进行，每日2~3次。

运动疗法五 减少膝关节积液

膝关节出现积液会导致关节疼痛、肿胀、活动受限等。如果是疾病引起的积液，应先治疗原发疾病。如果是创伤引起的积液，应避免膝关节的反复撞击、过度运动和超负荷运动。如果是关节退行性改变引起的积液，应注意休息，减轻关节磨损，以达到缓解疼痛、消除肿胀的目的。

● 直腿抬举运动

患者仰卧，双下肢伸直，慢慢抬起一侧下肢，抬腿的高度根据个人的情况而定；坚持 5 ~ 10 秒钟后放下，两下肢交替进行，各做 10 ~ 30 次，每日 2 ~ 3 次。在大腿肌力逐渐恢复的情况下，一方面可增加每次抬举大腿的次数或增加每日运动的时间，另一方面也可在腿上绑上重物（如沙袋、枕头等），以增加抬腿的阻力，达到有效锻炼肌肉的目的。

● 膝关节不负重屈伸运动

患者仰卧，双臂伸直，抬起大腿，使之与床面垂直，在此基础上，屈伸膝关节，运动小腿 10 ~ 30 次，或连续运动 5 ~ 10 分钟，每日 2 ~ 3 次。此动作有利于积液的吸收和肿胀的消退。

● 膝关节抗阻力屈伸运动

患者坐在椅子上，治疗师将其患侧下肢抬起，做摆动动作，以减轻运动时膝关节的疼痛。通过自然摆动小腿，使膝关节的活动度逐步加大。摆动时间根据患者的实际情况而定。然后，让患者将小腿慢慢伸直，与地面平行，坚持 3 ~ 5 秒钟后放松，反复做 15 ~ 20 次，每日 3 ~ 4 次。最后，在患者伸直小腿时，治疗师用手按压小腿，并随小腿抬起适当加压，给小腿抬起增加阻力，以达到锻炼下肢肌力的效果。治疗师下压小腿的力量基本与小腿上抬的肌力平衡，每日 2 ~ 4 次。

● 骑自行车运动

此动作属于半负重性质的膝关节运动，可以在康复器械上进行，也可以在骑自行车的过程中完成。每次骑行 10 ~ 15 分钟，每日 2 ~ 4 次，以不造成膝关节组织肿胀为标准，运动量也可因人而定。

腰腿病特效自疗全书

膝关节积液的运动方法

膝关节出现积液时,可通过运动来治疗,运动方法有:直腿抬举运动、膝关节不负重屈伸运动、膝关节抗阻力屈伸运动、骑自行车运动。

直腿抬举运动

仰卧,双下肢伸直,慢慢抬起一侧下肢,坚持5~10秒钟后放下,两下肢交替进行。也可在腿上绑上重物(如沙袋、枕头等),以增强肌肉的锻炼。

膝关节不负重屈伸运动

仰卧,双臂伸直,抬起大腿,使之与床面垂直,在此基础上,屈伸膝关节,运动小腿10~30次,也可在小腿上绑上重物,以提高治疗效果。

膝关节抗阻力屈伸运动

坐在椅子上,伸直小腿,与地面平行,坚持3~5秒钟后放松,反复做15~20次。治疗师可在患者每次伸直小腿时逐渐施加压力。

骑自行车运动

患者每次骑10~15分钟自行车,每日2~4次,以不造成膝关节组织肿胀为标准,运动量可因人而定,也可在康复器械上进行。

运动疗法六 防治膝关节滑膜炎

膝关节滑膜炎往往会造成关节肿胀、疼痛和关节腔积液，使患者的关节屈曲不灵活，同时有疼痛感。出现膝关节滑膜炎时，一方面要对症治疗，另一方面还要配合运动疗法，来缓解疼痛、消除肿胀、促进积液吸收，以达到治疗的目的。

●仰卧抬腿运动

患者仰卧，右侧膝关节弯曲，左侧膝关节伸直，缓慢抬起左腿。当左腿抬起40°～50°时，坚持5～7秒；然后继续抬腿至极限位，再坚持5～7秒后放下，双下肢交替进行，每日2～3次，每次各10～30次。也可在此基础上，在腿上捆绑1个0.5～2千克的沙袋或重物，效果会更好。

●仰卧抱膝运动

患者仰卧，双腿慢慢做屈髋、屈膝动作，当膝关节逐渐接近胸腹部时，双手抱住双膝，坚持5～7秒后放手还原，每日2～4次，每次10～30次。

●俯卧屈膝后抬小腿运动

患者俯卧，缓慢屈曲一侧膝关节，将小腿抬起，使脚跟尽可能接近臀部；坚持3～5秒后，放下抬起的小腿，恢复原位，换另一侧小腿。双小腿交替进行，每日2～4次，各做10～30次。

●踩踏板运动

准备1个高30～40厘米的小凳子，也可利用楼梯进行。具体方法是：先用一只脚踏在小凳子或台阶上，再将另一只脚也踏在小凳子或台阶上，最后退1步回到地面，反复做10～20次，或3～10分钟，每日2～3次。选择的小凳子要结实、稳固，以防被踩翻，造成危险。高龄患者由于身体调节能力差，最好不要做此运动。

●站立提腿运动

患者站立，一只手扶住桌面，单腿站立，屈曲另一条腿的膝关节，使小腿后伸；患者的另一只手在身后握住后伸小腿的踝部，并向臀部提拉该小腿，使大腿肌肉有一种被牵拉的感觉；坚持3～5秒钟后松手，使该腿恢复原位，然后换另一条腿。双腿交替进行，每日2～4次，各提拉10～20次。

腰腿病特效自疗全书

膝关节滑膜炎的运动方法

膝关节滑膜炎的患者可通过以下运动进行治疗：仰卧抱膝运动、俯卧屈膝后抬小腿运动、踩踏板运动、站立提腿运动等。

仰卧运动

两手抱住大腿

仰卧，双腿慢慢做屈髋、屈膝动作，当膝关节逐渐接近胸腹部时，双手抱住双膝或大腿，坚持5～7秒后放手。

俯卧屈膝后抬小腿运动

俯卧，缓慢屈曲一侧膝关节，将小腿抬起，使脚跟尽可能接近臀部，坚持3～5秒后放松。两腿交替进行。

踩踏板运动

上台阶

下台阶

高30～40厘米的台阶

找1个30～40厘米高的台阶或结实的小凳子，先用一只脚踏上，再将另一只脚也踏上去，最后退1步回到地面，反复做10～20次，每日2～3次。

站立提腿运动

手握住小腿踝关节，向臀部提拉

单腿站立，一手扶住桌面，另一手在身后握住后伸小腿的踝部，向臀部提拉，使大腿肌肉有一种被牵拉的感觉，坚持3～5秒钟后放松，两腿交替进行。

172

173 运动疗法七 治疗踝关节扭伤

踝关节扭伤会使局部组织出现明显肿胀、疼痛和活动受限等，治疗时应局部冷敷，或使用绷带、小夹板等进行固定，使损伤的组织处于相对静止状态，以利于尽快康复。在踝关节扭伤的中晚期，疼痛、肿胀的现象已明显缓解，治疗原则应由"静"转为"动"，即选择合适的运动疗法进行治疗。

● 踝关节屈曲运动

坐在椅子上，将患足抬起，做屈伸运动 10 ~ 40 次，每日 2 ~ 4 次。此运动可帮助缓解扭伤后关节的粘连，促使其恢复正常功能。刚开始做此运动时，可能会由于疼痛和关节僵硬等原因，屈伸范围和角度都较小，随着踝关节功能的恢复，可逐渐增加踝关节的活动范围。如果患者自己无法活动，可由他人帮忙进行被动运动，但要注意根据患者自身的情况确定踝关节做屈伸运动的幅度。

● 踝关节旋转运动

患者坐在椅子上，将患足抬起，先顺时针旋转踝关节，再逆时针旋转踝关节，各进行 20 ~ 30 次，每日 2 ~ 3 次。患者也可坐在椅子上，双足夹住 1 个篮球或足球，用双脚反复转动该球，达到运动踝关节的目的。通过踝关节的旋转运动，可以减轻踝关节肌肉萎缩的程度，帮助恢复踝关节的功能，防止因长期卧床而形成的下肢静脉血栓。

● 弓步旋转运动

患者站立位，一足向前迈一步，前足掌着地，膝关节屈曲成"弓步"。患者双手扶膝，以踝关节为轴心，先做顺时针旋转 5 ~ 10 圈，再做逆时针旋转 5 ~ 10 圈。两踝关节交替做 5 ~ 15 次，每日 2 ~ 4 次。

● 水中运动法

准备 1 个洗脚盆或浴盆，盆中注入 40 ~ 50℃的温水，也可将活血化淤的药材置于水中，用文火煮沸，待温度降到 40 ~ 50℃时，再将患足泡于水中，以增强治疗效果。通过水的传导作用，踝关节的血液循环会逐渐通畅，达到舒筋、活血、止痛的效果。患足在水中还可进行踝关节屈伸、内外翻和旋转的动作。每日泡足和运动踝关节 10 ~ 20 分钟，每日 2 ~ 3 次。在此基础上，还可以配合水中按摩，强化治疗效果。

踝关节扭伤的运动方法

运动疗法对治疗踝关节扭伤非常有效,通过踝关节的屈曲、旋转,以及利用药物和水的温度,可以达到舒筋、活血、止痛的目的。

踝关节屈曲运动

坐在椅子上,将患足抬起,做屈伸运动。随着踝关节的恢复,可逐渐增加踝关节的活动范围。

踝关节旋转运动

坐在椅子上,双脚夹住1个篮球或足球,用双脚反复顺时针和逆时针转动该球,可帮助恢复踝关节的功能。

弓步旋转运动

站立,一足向前迈一步,使膝关节屈曲成"弓步"。双手扶膝,以踝关节为轴心,先做顺时针旋转,再做逆时针旋转。

运动疗法八 矫正O型腿

正常人的下肢看起来应该是直的，即当两侧踝关节内侧并拢时，双侧膝关节也应该能够靠拢。而当双侧膝关节之间的距离在 2 厘米以上时，就称为 O 型腿，又叫膝内翻，民间俗称"罗圈腿"。O 型腿可通过下列运动来矫正：

●站着矫正O型腿

站立位，两脚分开，与肩同宽，一只手扶住桌面或墙。背部挺直，身体重心放在距离桌面或墙较远的那只脚上，抬起脚跟，施力 5 秒再放松 5 秒，然后换另一侧脚进行，左右各做 5 次。

●坐着矫正O型腿

在桌子前放 1 把椅子，两脚并拢坐在椅子上，双手放在桌面上，让身体保持稳定，背部挺直，在地上铺 1 块 30 ~ 40 厘米长的毛巾。先用一侧的脚趾抓住毛巾，慢慢拉到脚边，当拉到毛巾的另一端时算作 1 次。然后换另一侧脚来进行此动作，左右各做 3 ~ 5 次。

站着矫正O型腿

做此动作时取站立位，经常坚持，可有效帮助患者矫正 O 型腿。做此运动时，注意力要集中在脚踝的上方和小腿部的肌肉上。

手轻轻扶住桌面以稳定身体

膝关节微微弯曲

脚跟抬起，身体重心放在此脚的脚尖上

坐着矫正O型腿

此运动不仅可以矫正 O 型腿，对于矫正脚趾外翻也很有效，但必须长期坚持才能见效。

双手放在桌面上来稳定上身

双腿并拢

用脚趾抓住毛巾

运动疗法九 舒缓小腿肌肉

当小腿肚僵硬和疲劳时，可通过下面的运动来舒缓小腿的肌肉。下面3个动作为1组，这些动作每做1次就应变换1次前后脚的组合，左右各做8次。此动作对矫正O型腿也有很好的效果。

●准备动作

取站立位，双手置于腰部，背部挺直。两脚前后交叉，脚尖朝向身体外侧。

●呼气时的运动

先吸一大口气，然后一边慢慢呼气，一边弯曲膝关节，同时身体重心下移。在感觉快没有气之前停止动作，再把剩下的气全部呼出。

●吸气时的运动

以弯曲膝关节的姿势吸气之后，再慢慢呼气，双膝逐渐回到原来的姿势。

准备运动

运动开始前，要先保持站立位，做好运动的准备。

眼睛直视前方

背部挺直

双手置于腰部

一脚置于另一脚前，且两脚尖朝外。

呼吸时的运动

这项运动最重要的是要配合呼吸进行，呼气时身体重心下降，吸气时身体重心上移。

边呼气身体重心边往下降

边吸气边使身体慢慢回复到原来位置

自制热毛巾 缓解下肢疼痛

当有膝关节疼痛、神经痛和风湿痛等症状时，可以通过自制的热毛巾热敷疼痛部位，以使患处从外到内暖和起来，从而达到缓解疼痛的目的。需要注意的是，关节部位有肿胀、发热现象时禁止热敷。

●热毛巾热敷的优点

1. 温度可以自己来调节。

2. 可以让身体从外到内暖和起来，达到消除疼痛的目的。

3. 可使精神达到放松。

●注意事项

1. 不能直接接触患部。

2. 毛巾的湿度要把握好，不可拧得太干。

3. 不要封紧塑料袋的口。

4. 热敷后感觉疼痛加剧时，要立即停止。

●如何热敷

热敷之前要先确定疼痛部位没有肿胀和发热，热敷时要以半月板为中心，热敷整个膝关节。方法是：用热毛巾覆盖整个膝关节，每次热敷15分钟，待毛巾渐渐变凉之后再换另外1条毛巾，再热敷15分钟。

自制热毛巾

自制热毛巾时，毛巾的湿度和温度一定要把握好。具体制作方法为：

❶ 准备2～4条小毛巾，1个塑料袋

❷ 把小毛巾弄湿之后，轻轻拧一下。拎着毛巾一角时，会有些微的水滴出即可

❸ 把湿毛巾叠好放进塑料袋，不要封口，放入微波炉中加热1分钟

❹ 从微波炉中取出毛巾，用干毛巾包裹，利用包裹的毛巾数量来调整热度

用姜热敷 缓解寒冷引起的下肢疼痛

对于慢性疼痛和寒冷引起的膝关节疼痛，可以用姜热敷疼痛部位。在这个过程中，姜的药效起了很重要的作用。有些人由于自身体质的原因，不适合用此种疗法，所以在用姜热敷患部之前，应先试着把姜放在手臂内侧，确认是否过敏。

●用姜热敷的优点

1. 可以有效促进新陈代谢。

2. 可以一次性热敷大范围，因此只要知道穴位大概的位置即可。

3. 不必高温热敷，就有很好的疗效。

●注意事项

1. 不要直接接触患部，必须用纱布包起来。

2. 不能重复使用，最多只能用 2 次。

3. 如果皮肤有肿胀现象就不能使用。

●如何热敷

首先，用手心触摸患部，确认是否发热，还要确认疼痛的部位是否肿胀，当疼痛部位没有发热或肿胀时，才可用姜热敷。方法是：把用纱布包裹的热姜放在疼痛部位，热敷 10 ～ 15 分钟。

第十章　现代疗法治疗下肢痛

用姜热敷

把做好的热姜用纱布包好，放在下肢疼痛部位，热敷 10 ～ 15 分钟。

如果热敷 5 分钟后，皮肤有变红或发痒的现象，说明皮肤对姜过敏，要立即停止

泡澡疗法 缓解疲劳引起的下肢疼痛

对于下肢慢性疼痛或由于疲劳而引起的疼痛，可通过泡澡来温暖患部，如果能在泡澡过程中配合使用沐浴剂，并结合按摩，效果会更好。

●泡澡的优点

1. 配合使用沐浴剂，能收到意想不到的效果。

2. 可以让身体长时间保持暖和。

3. 结合伸展操和按摩，效果会更好。

●注意事项

1. 浴室和换衣服的地方，室温要大致相同。

2. 泡澡次数并不是越多越好，每天泡澡 3 次以上，反而会更疲劳。

3. 下肢突然疼痛时，不要立即泡澡。

●如何温暖患部

在浴缸中注入约 40℃的温水，稍微弯曲膝关节浸泡在热水中。在这个过程中，可轻轻按摩疼痛部位，能有效舒缓腿部不适。浸泡 10 分钟后，从浴缸中出来，用 20℃左右的冷水淋浴约 1 分钟，并用冷水集中冲洗疼痛部位。然后再泡澡 5 分钟，重复以上动作 4 ~ 5 次。

泡澡过程中结合按摩

在泡澡过程中如果能对疼痛部位进行按摩，效果会更好。

按摩疼痛部位

使用沐浴剂

冷敷疗法 缓解突发性疼痛

在下肢刚刚开始疼痛的时候，用冰块或冰袋进行冷敷，可以缓解和防止突发性的疼痛，并有效抑制因发热而引起的肿胀。

●冷敷的优点

1. 可以缓解和防止突发性疼痛。

2. 可以抑制发热引起的肿胀。

3. 身体局部舒缓之后，精神也会稳定下来。

●注意事项

1. 对患部进行冷敷后如果仍然疼痛，要立即停止。

2. 冷敷时要随时注意自己的感觉，不可过度冷敷。

3.1 天冷敷的时间总计不能超过 1 个小时。

●如何冷敷

把冰块放入塑料袋中，在塑料袋中洒一些盐，以延长冷敷的时间。然后封紧袋口，再用毛巾包起来，敷在患部。冷敷 15 分钟之后，休息 5 分钟，重复此动作 2 ~ 3 次。另外，可用手帕等把罐装冷饮包起来，放在患部进行冷敷，还可使用冷却型贴布进行冷敷。

可用于冷敷的物品

我们身边的许多东西都可用作冷敷的工具，可用作冷敷的物品及其使用方法分别是：

可用于冷敷的物品	使用方法
冰块或冰袋	用塑料袋和毛巾包裹后冷敷患部
冷冻饮料	用手帕等包裹后冷敷患部
阴凉处或小溪中的小石头	用手帕等包裹后冷敷患部
冷却型贴布	直接贴在疼痛部位

第十章　现代疗法治疗下肢痛

肌内效贴布疗法

　　肌内效贴布是一种有着伸缩性的特殊贴布，由透气的棉质制作而成，它不含乳胶及药性，一般不会引起皮肤过敏，也不会遇水而脱落，可连续贴上三四天，而且撕去贴布后也不会在皮肤上留下残留物。这种方法是由一位日本医生于 1973 年发明的，后来广泛应用于支撑软组织、消肿及缓解疼痛，从而促进身体的自然康复。

●肌内效贴布的原理

　　肌内效贴布可增加皮肤与肌肉之间的间隙，促进淋巴及血液循环，减少引发疼痛的刺激物质，进而减轻肌肉紧张及疲劳，支撑损伤的肌肉组织。配合正确的部位和贴法，便可达到缓解疼痛、促进康复及增强运动功能等效果。

●肌内效贴布的作用

　　1.恢复肌肉正常功能的恢复：使异常紧张的肌肉恢复正常，并强化较弱的肌肉。

　　2. 促进血液循环：血液循环减弱，身体特定部位就容易产生淤血，从而压迫到神经。

　　3. 抑制疼痛：贴布可刺激皮肤和肌肉，达到止痛的效果。

　　4. 矫正错位的关节：肌肉的异常紧张会拉扯骨头，使关节产生错位，而贴布可让筋膜、肌肉的功能恢复正常，从而矫正错位的关节。

●如何使肌内效贴布达到最佳功效

　　要使肌内效贴布达到最佳功效，使用者必须先正确诊断身体受伤部位，并且掌握良好的贴布操作技巧和身体不同部位的贴法。

●注意事项

　　1. 如果一下子撕掉贴布背面的纸，贴布就会纠结成一团而难以贴牢，所以要慢慢地撕去贴布背面的纸。

　　2. 要贴贴布的皮肤部位必须擦拭干净，也不要涂抹化妆水或乳液等。

　　3. 贴在皮肤后如果有拉扯感就表示贴得太紧了，此时应揭开贴布，重新贴松一点。

　　4. 贴布虽然有抗水性，但洗澡后最好仔细擦干。

贴布的 4 种基本类型

　　肌内效贴布有 4 种基本类型，可根据关节运动方向、肌肉走向与粘贴的部位而使用不同的贴法。它们的制作方法如下图所示：

"I" 字形贴布：可直接使用。

"Y" 字形贴布：用剪刀纵向剪 1 刀后使用。

"X" 字形贴布：从贴布两端用剪刀各纵向剪 1 刀。

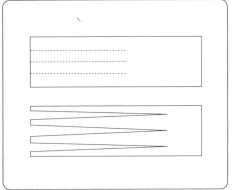

熊掌状贴布：按同一个方向用剪刀纵向剪 3～4 刀。

180

贴布疗法一 改善 O 型腿

O 型腿常常给患者造成疼痛，这是由于股骨和胫骨之间的软骨或半月板磨损之后，关节腔变小，在这种情况下弯曲膝关节时，股骨和胫骨会相互摩擦而引起疼痛。此时，患者可以使用肌内效贴布来改善疼痛，长时间坚持使用还会逐渐改善 O 型腿的状况。

●使用的贴布

"I"字形贴布：30 厘米长的贴布 1 条。

"Y"字形贴布：30 厘米长的贴布 1 条，切口 25 厘米长。

●准备活动

贴布前先要伸展要贴部位的肌肉。方法是：身体站直，上身前倾，确保大腿的肌肉已经伸展开。

改善O型腿的贴法

O 型腿患者可用"Y"字形贴布和"I"字形贴布，从内外两侧像要把大腿包住般地贴住，每 2～3 天更换 1 次。

在大腿外侧贴上"Y"字形贴布

在臀部外侧下方，贴上没有切口的那一端。一边用手指压住，一边把右半边的贴布贴到膝关节外侧，把左半边的贴布贴到膝关节背面外侧处。

在大腿内侧贴上"I"字形贴布

在大腿内侧根部往下 4 根手指宽的部位到膝关节背面的内侧，贴上"I"字形贴布。

贴布疗法二 改善风湿性关节炎

风湿性关节炎常常给患者带来无尽的痛苦，这是由于关节发炎后，会逐渐影响到软骨和骨头周围组织，造成关节活动不利。而肌内效贴布可促进患者局部的血液循环，帮助患者提高身体的自愈力，缓解风湿关节炎引起的下肢疼痛。

● 使用的贴布

"Y"字形贴布：40厘米长的贴布1条，切口20厘米长。

"Y"字形贴布：25厘米长的贴布1条，切口7厘米长。

● 准备活动

伸展要贴的部位的肌肉，方法是：坐在床上，用力把脚伸直，直到大腿到脚的肌肉伸展开。

改善风湿性关节炎的贴法

风湿性关节炎患者贴贴布时要围绕膝关节往上并往下贴，可分2步：从足弓至小腿部位，从臀下至膝关节。

从足弓至小腿部位贴40厘米长的"Y"字形贴布	从臀下至膝关节贴上25厘米长的"Y"字形贴布

把40厘米长的"Y"字形贴布没有切口的那一端贴在脚底足弓附近。然后脚背伸直，开口端朝膝关节方向贴，贴布开口要夹住小腿前面，朝膝关节半月板外侧的方向贴上去。

身体挺直，把25厘米长的"Y"字形贴布没有切口的那一端贴在大腿后面、臀部往下4根手指宽的部位。然后身体前倾，把贴布贴到膝关节上方。"Y"字形的两端要贴到膝关节内外两端。

图书在版编目（CIP）数据

腰腿病特效自疗全书 / 赵鹏, 于雅婷主编. -- 南京:
江苏凤凰科学技术出版社, 2016.6
（含章·健康养生堂书系）
ISBN 978-7-5537-3432-3

Ⅰ.①腰… Ⅱ.①赵… ②于… Ⅲ.①腰腿痛 – 治疗
Ⅳ.①R681.505

中国版本图书馆CIP数据核字(2014)第137127号

腰腿病特效自疗全书

主　　　编	赵　鹏	于雅婷	
责 任 编 辑	樊　明	祝　萍	
助 理 编 辑	冼惠仪		
责 任 校 对	郝慧华		
责 任 监 制	曹叶平	方　晨	

出 版 发 行	凤凰出版传媒股份有限公司
	江苏凤凰科学技术出版社
出版社地址	南京市湖南路 1 号 A 楼，邮编：210009
出版社网址	http://www.pspress.cn
经　　　销	凤凰出版传媒股份有限公司
印　　　刷	北京富达印务有限公司

开　　　本	718mm×1000mm　1/16
印　　　张	22
字　　　数	250 000
版　　　次	2016年6月第1版
印　　　次	2016年6月第1次印刷

标 准 书 号	ISBN 978-7-5537-3432-3
定　　　价	45.00元

图书如有印装质量问题，可随时向我社出版科调换。